100种珍本古医籍校注集成

简 便 良 方

清·游光斗 辑

赵 艳 于华芸 刘沂凤 校注

U0349907

中医古籍出版社

图书在版编目（CIP）数据

简便良方／（清）游光斗辑；赵艳，于华芸，刘沛凤校注．－北京：中医古籍出版社，2012.6

（100种珍本古医籍校注集成）

ISBN 978－7－80174－910－9

Ⅰ．①简…　Ⅱ．①游…②赵…③于…　Ⅲ．①单方(中药)－汇编－中国－清代②验方－汇编－中国－清代　Ⅳ．①R289.5

中国版本图书馆 CIP 数据核字（2010）第 194607 号

100种珍本古医籍校注集成

简便良方

清·游光斗　辑

赵　艳　于华芸　刘沛凤　校注

责任编辑	李艳艳	
封面设计	陈　娟	
出版发行	中医古籍出版社	
社　　址	北京东直门内南小街 16 号（100700）	
印　　刷	北京金信诺印刷有限公司	
开　　本	850mm×1168mm　1/32	
印　　张	14.125	
字　　数	345 千字	
版　　次	2012 年 6 月第 1 版　2012 年 6 月第 1 次印刷	
印　　数	0001～3000 册	
书　　号	ISBN 978－7－80174－910－9	
定　　价	28.00 元	

《100种珍本古医籍校注集成》编委会

名誉主编 房书亭

主　　编 刘从明

副主编 郑　蓉　杜杰慧　郝恩恩

编　　委（按姓氏笔画为序）

于　峥　王小岗　王洪武　王　梅

王惠君　朱力平　刘恩顺　刘　婷

许　霞　孙志波　杨　健　李成龙

李志庸　李艳艳　李德杏　吴炳银

邱　功　张效霞　张　磊　陈　曦

庞连晶　郑　玲　贾小凡　贾萧荣

徐小鹏　黄　涛　黄　鑫　曹　瑛

阚湘苓

序 一

中医药是中华民族的瑰宝，在我国各族人民长期的生产生活实践和与疾病作斗争中逐步形成并不断丰富发展，为中华民族的繁衍昌盛做出了重要贡献。作为中国特色医药卫生体系的重要组成部分，至今仍在维护人民健康中发挥着独特作用。中医药天地一体、天人合一、天地人和、和而不同的思想基础，整体观、系统论、辨证论治的指导原则，以人为本、大医精诚的核心价值，不仅贯穿于中医药对生命、健康和疾病的认知理论和防病治病、养生康复的临床实践，而且深刻地体现了中华民族的认知方式、价值取向和审美情趣，具有超前性和先进性。随着健康观念变化和医学模式转变，中医药越来越显示出其宝贵价值、独特优势和旺盛的生命力。

中医药古籍作为保存和传播中医药宝贵遗产的知识载体，记载了几千年来医药学家防病治病的临床经验、方药研究成果和医学理论体系，是不可再生的珍贵资源，是中医药学继承、发展、创新的源泉，具有重要的历史、文化和科学价值。但是由于种种原因，中医药古籍的保护、整理与利用状况令人担忧。这些珍贵的典籍有的流失海外，国内已不存；有的尘封闭锁，不为人所知所用；有的由于多年的自然侵蚀和保管条件缺乏而面临绝本的危险。抢救和保护好这些珍贵的历史文化遗产已刻不容缓。

国家十分重视中医药古籍的保护、整理和利用。《国务院关于扶持和促进中医药事业发展的若干意见》明确指出，要做好中医药继承工作，开展中医药古籍普查登记，建立综合信息数据库和珍贵古籍名录，加强整理、出版、研究和利用，为做好中医药古籍保护、整理和利用工作指明了方向。近年来，国家中医药管理局系统组织开展了中医药古籍文献整理研究。中国中医科学院在抢救珍贵的中医药孤本、善本古籍方面开展了大量工作，中医古籍出版社先后影印出版了大型系列古籍丛书、珍本医书、经典名著等，在中医古籍整理研究及出版方面积累了丰富的经验。此次，中医古籍出版社确立"100 种珍本古医籍整理出版"项目，组织全国权威的中医药文献专家，成立专门的选编工作委员会，多方面充分论证，重点筛选出学术价值、文献价值、版本价值较高的 100 种亟待抢救的濒危版本进行校勘整理和出版，对于保护中医药古籍，传承祖先医学财富，更好地为中医药临床、科研、教学服务，弘扬中医药文化都具有十分重要的意义。衷心希望中国中医科学院、中医古籍出版社以整理研究高水平、出版质量高标准的要求把这套中医药古籍整理出版好，使之发挥应有的作用。也衷心希望有更多的专家学者能参与到中医药古籍的保护、整理和利用工作中来，共同为推进中医药继承与创新而努力。

中华人民共和国卫生部副部长

国家中医药管理局局长　王国强

中华中医药学会会长

2010 年 1 月 6 日

序 二

中医药学以临床疗效为基础，在累代实践、认识的观察链条中凝结着珍贵的生命科学知识。这些知识记载在中医药古籍文献中，如震惊世界科技界并获 1992 年中国十大科技成就奖之一的青蒿素就是受距今 1600 多年前晋代医家葛洪《肘后备急方》中记载启示研制成功的。因此可以说，中医药学的创新离不开古医籍文献。换句话说，中医药古籍文献是中医药学发展的源头活水。要想很好地发掘利用中医古文献，其前提就是对其进行整理研究。然而，大量古医籍未得到应有的整理和出版，中医古籍中蕴藏的丰富知识财富未得到充分的研究与利用，极大地影响了中医学的继承发展以及特色优势的保持与发挥。为使珍贵中医典籍保存下来，并以广流传，服务于中医临床、科研及教学，中医古籍的整理、研究及出版具有非常意义。

《国务院关于扶持和促进中医药事业发展的若干意见》指出，中医药（民族医药）是我国各族人民在几千年生产生活实践和与疾病作斗争中逐步形成并不断丰富发展的医学科学，为中华民族繁衍昌盛做出了重要贡献，对世界文明进步产生了积极影响。新中国成立特别是改革开放以来，党中央、国务院高度重视中医药工作，中医药事业取得了显著成就。但也要清醒地看到，当前中医药事业发展还面临不少问题，不能适应人民群众日益增长的健康需求。意见明确提出:"做好中医药继承工作。开展中医药古籍普查登记,建立综合信息数据库和珍贵古籍名录,加强整理、出版、研究和利用。"

中医古籍出版社承担的"100种珍本古医籍整理出版项目",是集信息收集、文献调查、鉴别研究、编辑出版等多方面工作为一体的系统工程,是中医药继承工作的具体实施。其主要内容是经全国权威的中医文献研究专家充分论证,重点筛选出学术价值、文献价值、版本价值较高的100种亟待抢救的濒危版本、珍稀版本中医古籍以及中医古籍中未经近现代整理排印的有价值的,或者有过流传但未经整理或现在已难以买到的本子,进行研究整理,编成中医古籍丛书或集成,进而出版,使古籍既得到保护、保存,又使其发挥作用。该项目可实现3项功能,即抢救濒危中医古籍,实现文献价值;挖掘中医古籍中的沉寂信息,盘活中医药文献资料,并使其展现时代风貌,实现学术价值;最充分地发挥中医药古代文献中所蕴含的能量,为中医临床、科研及教学服务,实现实用价值。

当前,中医药事业正处在战略发展机遇期,愿"100种珍本古医籍整理出版项目"顺利进行,为推动中医药事业持续健康发展、弘扬中华文化作出应有的贡献。

中国中医科学院首席研究员 曹洪欣

2011年3月6日

校注说明

《简便良方》六卷，清游光斗辑，刊于道光五年（1825）。游氏，字紫垣，清道光年间人，籍贯安浦县（今江西禾安县西南）。刘荫棠序曰："先生非长于医者，而官汴数年，刻以济人利物为己事。"作者念及穷檐小户，求治维艰，倘遇急症辄束手无措，故于鸣琴之暇，博采群方，芟繁就简，旁参《灵枢》、《素问》、当世医书及耳目所听睹之效验医方，汇成一帙，名曰《简便良方》。

是书以民间单方、验方为主，疾以门分，证以类别，指诀精明，使人一览，了然心目。卷一列急救诸方，用治刀枪、自缢、溺水、服毒等危急病症；卷二列女科大概，记载妇人经、带、胎、产诸医方；卷三为幼科用方，多辑自陈复正《幼幼集成》；卷四为集方，分为补养、发表、涌吐、攻里、表里、和解、理气、理血、中风、祛寒、泻火、除痰、消导、清暑、湿肿、润燥、收涩、杀虫十八大类，除列述每个方剂的方名、主治及处方外，并宗汪昂《医方集解》阐明方义；卷五为疮疡科，除列有疮、疡、疔、疖等医方外，尚有治疗梅毒、软下疳等性病医方多首；卷六为眼科，收录内障、青盲、目胞病变等内服、外用医方多首。

全书共列病证千余种，囊括了内、外、妇、儿、五官各科常见病证，每一病证前简述病因机理、辨证要点、治疗原则而提纲挈领，次列方药，共载方三千余首。书中除收载部分前贤医方外，多为简便廉验效方，所用之药亦寻常易得，一症多方便于选择，以方便乡村贫民延医乏力而取用，对于医学普及及穷乡僻地之疾病防治产生了一定的积极作用。当然，书中所收载的有关"咒符"、"转女为男法"等内容，值得商榷，希望读者阅读过程中能够辨证对待。

据《全国中医图书联合目录》，本书仅有清道光五年（1825）刻本、清光绪二年（1876）刻本，分别藏于中国科学院图书馆和江西中医学院图书馆。本次点校以清道光五年（1825）汴城树本堂藏本为底本，以清光绪二年（1876）刻本为主校本。作凡例说明如下：

1. 本次点校工作谨依底本，但底本明显有误，或其义难通者，据校本择善从之，并适当运用理校法。

2. 原著中冷僻的难读字，采用拼音加直音的方法注音；疑难词句，加以注释；典故注明出处，说明寓义。如遇有俗写字、异体字、古今字、错字、别字及缺笔残字，径予改正，不再出注，如"煖"改作"暖"、"快子"改为"筷子"、"石羔"改为"石膏"等。

3. 本书采用横排、简体、新式标点符号。原书竖排时，表示上文所用的"右"字，现均改为"上"字；表示下文所用的"左"字，均改为"下"字。

4. 底本每卷卷首均有总标题，今予全部保留，以存其旧。总目文字往往省略，故与正文标题不完全一致，为保持原貌，今不据正文标题改总目，但系总目明显有误者，据正文改，并于当页出注。

5. 为保持原著风貌，对书中涉及国家禁用的动、植、矿物药，不作删改，仅供参考；对原书使用的旧制计量单位，亦不作改动。书中药名，系古今用字不同者，均据《中国人民共和国药典》（2005年版）及《中华本草》予以径改，不再出注，如"山查"改为"山楂"、"斑毛"改为"斑蝥"、"萆麻子"改为"蓖麻子"、"淡豆食"改为"淡豆豉"、"菉豆"改为"绿豆"、"硵砂"改为"硇砂"等。

6. 遇原书佚文脱字而无法确定者，以"□"标出，页末出注，存疑待考。

本次点校整理工作，承蒙中国中医科学院朱建平研究员、山东中医药大学郭君双教授悉心指导，并得到中国中医科学院邱玏、江西中医学院叶明花鼎力帮助，特此致谢。

校注者

刘　序

　　今将举宇宙之大，无一人焉或罹于疾苦，而仁者之心，快矣！然必欲宇宙之大，无一人焉或罹于疾苦，而仁者之事，难矣！于万难之中而求无难之术，意者，其惟医乎？顾吾见今之业医者，脉理未分，症候莫辨，负药囊而出，载药囊而归，贸贸然①自以为有补于世，而不知世之受其病者已不可胜数，呜呼！此事肱三折②，谈何容易也！无己则莫如集古方。安浦紫垣先生，非长于医者而官汴数年，刻以济人利物为己事，鸣琴之暇，旁参《灵枢》、《素问》及耳目所听睹，试诸当世而效者用勒为成书，岂为业医者计哉。抑以古之人工苦心良，师其意而行之，厥疾或可以立瘳也。吾读其书，吾并得以想其政，其曰：治兼内外则政之达乎此，复达乎彼，可知也；其曰：方备正奇则政之用其经，复用其权，可知也；其曰：不费数钱而能起沉疴于旦夕，则政之不事张皇而自措一邑于安堵，又可知也。读紫垣之书，因以知紫垣之政；服紫垣之政，不当广紫垣之书乎？有志于斯者，为之翻刻，为之传播，由乡而国，而天下，无一人焉不读是书，即无一人焉或罹于疾苦，是仁者之所难而紫垣直揿③券获矣，快

---

　　①　贸贸然：蒙昧不明。《礼记·檀弓下》注："贸贸，目不明貌。"

　　②　肱三折：肱，手臂。指多次折断胳臂，在治疗过程中，就能逐渐变成一个好医生。比喻处事遭受挫折多，就会富有经验，而成为这方面的行家。典出春秋·左丘明《左传·定公十三年》："三折肱，知为良医。"

　　③　揿：音"闪"，shǎn。持，握。

何如哉！快何如哉！今者紫垣引疾归非疾也，殆将以一己之疾奠宇宙于无疾耳。他日纳民寿域驱民福林，其视居官时拯一灾除一病，上下掣肘，欲酬①其愿而卒不可得，相去正复何似紫垣。是余言必谓余为知医者也，然而余非长于医者也。

道光七年岁次丁亥清和月②谷旦③

赐进士出身翰林院庶吉士

勅授文林郎知祥符县事加五级

愚弟刘荫棠苻林氏拜撰

---

① 酬：通"酬"。

② 清和月：农历四月的俗称。明·卢象升《与蒋泽垒先生书》之四："家大人于清和闰月初二日抵白登公署。"一说指农历二月。清·袁枚《随园诗话》卷十五："张平子《归田赋》：'仲春令月，时和气清。'盖指二月也。小谢诗因之，故曰：'首夏犹清和，芳草亦未歇。'今人删去'犹'字，而竟以四月为'清和'。"清·胡鸣玉《订讹杂录·清和月》："二月为清和。张平子《归田赋》：'仲春令月，时和气清。'谢灵运诗：'首夏犹清和。'今以四月当之。"

③ 谷旦：晴朗美好的日子。旧时常用为吉日的代称。

杨　　序

　　昔范文正公①云：不能为良相，必为良医。张宣公②闻有秘方必手自抄录。二公皆勤业，彪炳载在史册而犹留意青囊③者。物斯人于在宥④，遂时时以利济为心也。顾医之言意，古所谓良医者，如秦国之称和缓⑤，季梁之遇庐氏⑥，虢子之值越人⑦，今日已不复见。而穷乡僻壤贫无赀⑧者，又难以延医，即延之而庸庸者，不仅无益而又害之，此余所慨焉叹息者也。游君紫垣以名孝廉出宰中州，有仁声画政，公余集良方若干，分为六帙，间有抱沉疴新恙者，依方治之，无不立瘳，是真《金匮》之秘书，

---

　　①　范文正公：范仲淹（989～1052），字希文，北宋名臣，政治家，文学家，军事家，谥号"文正"。
　　②　张宣公：张栻（1133～1180），字敬夫，又字乐斋，号南轩，南宋湖湘学派主要传人，与朱熹、吕祖谦齐名，史称"东南三贤"，卒谥宣公。
　　③　青囊：古代医家存放医书的布袋，又借指药囊。后世常以青囊称医术、医生。
　　④　在宥：在，自在；宥，宽仁。《庄子·在宥》："闻在宥天下，不闻治天下也。"
　　⑤　和缓：指秦国的两位医生，和、缓是医生的名字。典出《左传·成公十年》与《左传·昭公元年》。
　　⑥　季梁之遇庐氏：季梁，又称季氏梁、季仕梁，春秋初期杰出的政治家、军事家、思想家，开儒家学说先河的重要学者，李白誉其为"神农之后，随之大贤"。"季梁之遇庐氏"典出《列子·力命》。
　　⑦　虢子之值越人：虢子，虢太子；越人，扁鹊。典出《史记·扁鹊仓公列传》。
　　⑧　赀：通"资"。《苍颉篇》："赀，财也。"

3

《灵枢》之雅言，是因急怂恿付诸剞劂①，俾斯人共跻②仁寿而不闻疼痛呻吟之声，当亦。游君之所示而予区区济世之心亦藉以夕望③，是为序。

时道光岁在乙酉清和月谷旦
赐进士出身兵部侍郎巡抚湖北地方提督军务杨懋恬撰

---

① 剞劂：音"基绝"，jī jué。刻镂的刀具，引申为雕版刻印。
② 跻：音"基"，jī。登。
③ 夕望：即希望。

自　　序

　　窃念穷乡僻境罕遇良医，即间有能手，又多为有力者争迎，而穷檐小户往往请治维艰，当遇急症辄束手无措，罔知救治，甚为可悯！爰是博采群方，芟繁就简，择其经验尤良者汇成六帙，颜曰《简便良方》。是集也，治兼内外，方备正奇，一切不费数钱之药而能立起沉疴于旦夕间者，靡不具载。原为乡村贫民延医乏力而便于取用而设，凡塾师业士及农工卜算之流，稍知字意能识句读者，各置一函以备稽考，即可执症以寻方，即可因方以治病，济己救人于卫生之道，未必无补。若夫居官保赤，念切恫瘝①以此刷布传播板存汴城树本堂。上体昊天好生之德，下免斯民夭札之伤，是亦旁敷仁政之一端耳。

　　道光乙酉秋七月既望知阳武县事游光斗书于署东之槐荫轩

---

　　① 恫瘝：音"洞关"，dòng guān。恫：病痛；瘝：病，疾苦。《尚书·康诰》："恫瘝乃身。"

目　　录

简便良方卷之三幼科

简便良方卷之三幼科续编

简便良方卷之四集方

简便良方卷之四补遗

简便良方卷之四奇异怪症

简便良方卷之五疮科

简便良方卷之一

救急诸方

金刃伤未透膜者

乳香　没药各二钱　研烂，以童便一盏、黄酒半盏同煎，温服，然后用敷药。

军门止血方

参三七　白蜡　乳香　降香　血竭　五构子①　牡蛎各等分为末，敷立愈。

又方

原蚕蛾炒为末，敷之。

杀伤，血飞射不止

用松香末七两　枯矾　生矾各两半　为末，掺伤处，绢扎血住疼止。

又方

乌贼鱼骨或龙骨为末，敷疮口，血即止。

杀出肠者

用小麦煎浓汁，待冷喷患人背上，则肠渐入。

---

①　五构子：盐肤子的异名，又称盐趺子。为漆树科植物盐肤木的成熟果实。味酸、咸，性凉，生津润肺，降火化痰，敛汗止痢。主治痰嗽、喉痹、黄疸、痢疾等证。《本草求原》："治下血、血痢，功同五倍。"

刀伤血不止

用紫藤香即降香锉末敷之，血即止，且无瘢痕。

又方

人指甲灯上烧焦，为末，撒上，血止生肌如旧。

又方

用石灰一升　大黄末四两　同炒成红色，掺上即愈；或用包建烟①之纸烧灰，待冷敷上即合口。

又一方

用霜后桑叶，取屋上阴阳瓦②二片，合桑叶在内，烧灰存性，研末，掺与伤处，三日全愈，其桑叶灰藏久更好。

凡箭头入肉及一切针铁入肉

用久腌肥肉，去皮切碎，并锉象牙屑、人指甲，共为末，拌入碎肥肉，极匀，厚敷伤处四围，箭头、针物即出，后以刀枪药敷之。

凡刀伤磕损及烂入寸许

千年石灰　轻粉　血竭　白蜡研末，掺之，外以疮科膏药贴之。

又方

单用古矿石灰末敷之。

---

①　建烟：旱烟丝的一种。据秦武域《闻见瓣香录》记载，旱烟丝有建烟、衡烟、蒲烟、兰花烟、油丝烟、青烟六种。

②　阴阳瓦：即小青瓦，又名蝴蝶瓦，是一种青灰色弧形瓦，古时广泛用于房屋建筑。

金刃伤及磕损血出不止，疼痛难忍

葱白、砂糖等分研为泥，封疮口，其疼立止，又无疤痕，应验如神。

又金刃伤大兴李正祖西平传

龙眼核剥净外面光皮只用其仁，研极细末，填敷伤口即止。西平氏云：此方在西秦①及巴里坤②军营救愈多人，龙眼核治金刃伤之功效，查《本草纲目》及别集俱未记载，可知世间有用之材，自古迄今湮没者多矣，曷③胜慨惜！

刀伤急治方

柿饼捣烂涂之，血止，伤口自合。

又打伤神方

白蜡一两　藤黄三钱　麻油溶煎，涂伤立愈，此方止血、止痛，兼治烫火伤皆妙。

刀枪十分重伤

参三七七分　轻粉八分　血竭一钱二分　象皮一钱，到末，煅④去油　乳香　没药各一钱二分，去油　白蜡一钱二分　千年石灰六分降香一钱，到末　冰片一分　为末，敷伤处，止血、生肌、住痛，神效难尽述，真仙方也。

---

① 西秦：十六国之一。陇西鲜卑族（一说属赀虏）酋长乞伏国仁所建，盛时有今甘肃西南部和青海一部。

② 巴里坤：古称蒲类国；元代属别失八里行省东境，始称巴尔库勒；清康熙三十六年（1697）改巴尔库勒为巴里坤；现隶属新疆哈密地区。

③ 曷：音"河"，hé。《说文》："曷，何也。"曷胜，即何胜，金·王若虚《赠昭毅大将军高公墓碣》："逮其成长，事与心违，曷胜风树之悲，顾瞻松楸，未尝不流涕太息。"

④ 煅：音"虾"，xiā。火气盛，此处为烤干之意。

凡救缢死

不得截断绳索，急以衣物裹手，紧抵谷道，缓缓抱解、放卧，令一人踏其两肩，以手提其发，不可使头垂下，一人微微捻正喉咙，以手擦胸上，一人摩擦两手足，若已僵缓缓强屈之，又轻轻按其腹，再以物抵紧其粪门，勿令出气，复用二人将笔筒或苇筒对两耳内不住口吹气，或用鸡冠血滴入喉鼻中，男公鸡，滴左；女母鸡，滴右，如此一饭之久，便可活。转活后用肉桂五分、陈皮八分、厚朴一钱、半夏一钱、干姜五分、甘草三分及粥食之，勿谓尸身已冷，忽略不救，虽旦至暮，犹可救活。

水溺一宿者

尚可救，捣皂角以绵纳下部内，须臾水出即活。

又

屈溺人两足搁于生人肩上，以溺人背贴生人背，担走往来，生人略屈背摇之，水吐出，以老姜擦牙，即活。但捞起时急急将口撬开，横衔筷子一只，使可出水，水既出不可久久倒悬，宜放平令卧，以笔管吹两耳，或俯卧凳上，脚后稍高，醮[1]擦脐中，其水自流出。

夏月溺水

将溺人肚皮横负牛背之上，两边使人扶住，牵牛缓缓行走，腹中之水自然从口中并大小便处流出，或用锅一口，将溺人覆于锅上亦可令水出，再用生姜汤灌之即活。

冬月

急将溺人湿衣解去，为之更换。一面炒盐用布包熨脐，一面厚铺被褥，取灶内不热草灰多多铺于被褥之上，令溺人覆卧于

---

[1] 醮：同"蘸"。

上，脐上垫以绵枕一个，仍以草灰将浑身厚盖之，灰上再加被褥，不可令灰入目中，其撬口、衔筋、灌生姜汤、吹耳鼻谷道等事俱照夏天法。

方初救起之时，胸前尚暖

速令生人脱贴身裹衣为之更换，屈其两足，倒担身上，将尸微微倒侧之，令其腹内水流出，若水往外流，即有生机。一面用粗纸燎烟熏其鼻窍片时，即用皂角末吹入鼻孔，即喷嚏而生。

又方

以鸭血灌之可活。

救五绝方

一曰自缢，二曰溺水，三曰墙壁压，四曰魇魅，五曰冻死。皆用半夏研细末，冷水为丸，如豆大，纳鼻孔中即甦①。

又法

男用公鸡，女用母鸡，剪冠血滴口鼻中。

又法

取韭菜捣汁灌鼻中，若加皂角末、麝香同灌更快捷。

救服砒信

无名异即签子，漆匠用以煎桐油收水气者　研末吞下而活。会稽邵铭三先生云：一人常称无名异善解砒霜，其友不信，请面试，先服砒霜，后服无名异，果无恙。

又方

取生螺研冷水服。

---

① 甦：通"苏"，苏醒。

又方

捣乌桕树①根、叶汁服。

又方

知觉早者，大兰②根、叶捣汁灌之，无兰处速研生绿豆水灌之。

凡服砒霜未久

取鸡蛋一二十个，打入碗内，搅匀，入明矾末三钱，灌之，吐则再灌，吐尽即愈。若服久已入腹不能吐出，即用四两重黑铅一块井水于石上磨出铅汁，旋磨旋灌，尽则愈。即先吐，亦宜再用铅水服之，以尽余毒。

又方

取热鸭血灌之，立解。

又服信仙方，百治百效

用薜荔③为末，清水一盏，投之立安，仙方也。

又方

用热豆腐浆灌之，亦效。

---

① 乌桕树：疑为乌桕树，又称乌桕木、鸦柏，大戟科植物。其根皮或树皮称为乌桕木根皮，味苦、微温、有毒，入肾、肺、胃、大肠经，功能泻下逐水，消肿逐瘀，解毒杀虫。《本草备要》载"泻热毒，疗疔疮，解砒毒"。

② 大兰：瞿麦异名，为石竹科植物瞿麦或石竹的地上部分，味苦，性寒，归心、肝、小肠经，功能利小便，清湿热，活血通经。《日华子本草》："叶，治小儿蛔虫，痔疮，煎汤服。丹石药并眼目肿痛及种毒，捣敷。"

③ 薜荔：音"必利"，bì lì。载于《本草拾遗》，又名木莲、爬墙虎、石壁莲。味酸，性凉。功能祛风除湿，活血通络，解毒消肿。主治风湿痹痛，泻痢，尿淋，水肿，疟疾，痈疮肿痛，跌打损伤等。

6

治砒毒

白明矾一块，水一碗，用银簪顺打起沫不可逆打，吹去沫，又打又吹，沫尽后饮下，吐出即解矣。

初刎时气未绝身未冷

急用丝线缝合刀口，掺上桃花散，多掺为要。急以绵纸四五层盖刀口药上，以女人旧布裹脚，将头抬起，周围缠绕数转扎之。患者仰卧，以高枕枕在脑后，使项略曲而不直，刀口不致开裂，冬夏避风。待患者气从口鼻出，以姜五片、人参二钱、川米一合煎汤或虚粥①，每日随便食之，接补元气。三日后急解去前药，再用桃花散掺刀口上，仍即缠扎，扎二日急用浓葱汤，软绢蘸洗伤处，挹②干用抿脚③挑玉红膏放手心上，捺④化搽于伤口，再用旧棉花薄片盖之，外用长黑膏贴裹，周围交扎不脱。近喉刀口，两旁再用黑膏长四寸、阔三寸竖贴，膏上两头粘贴好，肉庶⑤不脱落。再用绢条围裹针线缝头，冬月三日、夏月二日，每用葱汤洗浥⑥换药，自然再不疼痛，其肉渐从两头长合，内服八珍汤调理。双颡⑦俱断者百日，单颡断者四十日而愈，此法曾救强盗郭忠皂、隶沙万、又顾兴，俱双颡齐断危极者，三人全活，单颡断者十余人。

---

① 虚粥：薄粥。

② 挹：音"易"，yì。同"舀"，此处引申为将水揩干。

③ 抿脚：旧时妇女梳头时抹油等用的小刷子称为抿子，抿脚指小刷子的根部。

④ 捺：音"那"，nà。按，摁。

⑤ 庶：庶几，连词，表示在上述情况之下才能避免某种后果或实现某种希望。

⑥ 浥：音"易"，yì。沾湿。

⑦ 颡：音"嗓"，sǎng。喉咙。

桃花散

石灰半升，同大黄一两半和炒，石灰变红色去大黄，筛细末掺损上，纸盖。余方见诸疮门

服盐卤

将常用擦桌布洗水灌之，使吐即解。

又方

多以生豆腐浆灌之，亦效。

又方

以鹅鸭杀取热血，淋向口内，吞下吐出即解。

中黄金毒者

食鹧鸪肉解之。

中白银毒者

以黄连、甘草解之。

又误吞铜钱者

多食荸荠，铜即化成水。

又误吞针铁

方云：铁脚威灵仙，砂糖和酒煎，一口吞下去，铁见软如绵。

又误吞金奇方

用竹刀扦①白驴血一茶盅，乘热灌下去，其金立出，不必伤驴命。

---

① 扦：音"千"，qiān。方言，插。

又误吞五金

啖锡糖半斤，其金从大便出。

服铅粉

以麻油调蜜，加饴糖，服即解。

猝然墙上等物压死，心尚温者

将本人扶住端坐，令一人持其头发，稍放低，用半夏末吹鼻，醒后以姜汁、麻油灌之，再以干荷叶烧灰，热童便调下三钱，日进三服。

跌死打死之人

只要身体绵软皆可救活，要亲人呼而扶之坐于地上，先弯曲其两手两足，再轻轻移靠亲人怀中，紧紧抱定，坐在一只腿膝上，抵住粪门不要泄气，急取童便灌一、二碗，马尿更妙，随用当归三钱、川芎二钱、熟地七钱、白芍一钱、桃仁去皮尖，一两、红花一两、山楂一两、生大黄一两、童便一大盅。夏月加黄连五分。水煎，乘热灌之。若不能吞，用竹管吹入，待腹中药行有声，更要抵住粪门，恐其气从下泄以致不救，如此一顿饭久，方可听其解出大便，多是瘀紫，解后方可睡下，然后调理。如瘀紫未尽，不妨再服，至解出如常粪即止。

打伤跌仆及牛马触撞

用乌鸡一只，连毛杵一千遍，苦酒①三碗和匀，以新布摊患处，将膏涂布上，觉寒振欲吐，徐徐取下，如前再用鸡一只，以愈为度。

跌打呕血不止

用干荷花为末，每用酒服一茶匙，连服数次，其效如神。

---

① 苦酒：醋的别名。

接骨神方 东平展子明传

公羊角一个，火上炙焦一层刮一层　黄米面荞麦面亦可　榆树皮白里不拘数　花椒七粒　杨树叶无亦可　共为末，酽醋熬成稀糊，用青布摊贴，再用长薄柳木片缠住，时刻闻骨内响不绝，俟定即接。牛马跌伤及树株皮风刮折者，以此药照法治之俱效。

复元羌活汤

治从高坠下，恶血留于胁下，疼痛不可忍者。不问伤在何经恶血必留于胁下。

柴胡　当归各五钱　瓜蒌根　穿山甲炙，各二钱　甘草　红花各二钱　桃仁五十粒，去皮尖　大黄酒浸，一两　每服一两，加酒煎方内无羌活，而以名方也。

又跌打骨折者

蜜和葱白捣匀，厚封，再酒调白及末三钱服，效。

跌打损伤方

四川提督军门吴英言：昔得秘方治跌打损伤极效，虽重伤濒死，但有一丝之气者，立甦。前任福建副将时，军中有二弁①相鬭②，皆死致重伤，其一则死。驰往视之，其一惟心头有气，尚微暖，亟命以药灌入，觉胸间喀喀有声，不移时张目索食，翌日遂能起行。自后屡著神效。其方或于重阳日，或于十一月，采野菊花，连叶、枝，阴干，每用菊花一两，加童便、无灰酒各一碗，煎同服。

---

① 弁：音"便"，biàn。原指古时的一种官帽，通常配礼服用。赤黑色布做叫爵弁，是文冠；白鹿皮做的叫皮弁，是武冠。此处指武官，因武官戴皮制的弁，后专指低级武官。

② 鬭：音"豆"，dòu。通"斗"。战斗，争斗。《一切经音义·苍颉篇》："鬭，争也。"

跌打损伤气绝不能言

急以韭汁和童便一盏灌之。

又方

苏木　白麻皮　细木耳各二钱　焙焦色，木耳更要焦，共为末，黄酒同黑糖调服，后将酒饮醉，避风睡一宿，愈。

跌打、墙壁压伤神验方

川麻一分　木香二分　红花三分　甘草四分　研末，黄酒送下，均生用。

跌仆至重，面青气短欲死

宫粉①一钱　和水服，即安。

跌打损伤

生半夏　松香等分　研末，水调服，立愈。

跌打骨断

螃蟹半斤捣烂，热酒冲服，真是仙方。

坠马血瘀胸腹唾血

用藕根为末，酒服一匙，一日二服。

闪拗手足

用生姜、葱白捣烂，和面炒热，敷之。

折伤筋骨疼痛

用雄鸡一只刺血，随人酒量，或一二碗，和鸡血饮，痛立止；或用老鼠屎烧为末，急裹患处，即止。

---

① 宫粉：即铅粉。又称定粉、胡粉。

方脑破骨损

用蜂蜜和葱白捣匀、厚封，立效。

接骨仙丹

凡肉破骨损筋断者通用此方。

当归　川芎　白芍　熟地　防风　骨碎补　五灵脂　广木香　地骨皮各五钱　瓜儿血竭　乳香　没药各一钱　以上十二味，用夜合花树根皮五钱，同药入壶内水煮，加烧酒，随多少，入药同煮，一炷香久，取汁温服，神效。

被汤火

切勿浸以冷水及尿泥激之，其热气遇冷则入之愈深，火毒攻心即速之死矣。宜急以盐水扫之，然后用药敷为妙。方用蚌壳烧灰存性，研末，入冰片少许，从四面扫之，渐入于中，此急救最验之方。

又方

用生老姜数斤打碎，连姜带汁敷患处，干即换之，其痛立止，肉白即愈。

又方

大黄末、桐油和敷，止痛生肌神效。

又

陈石灰末，麻油调敷。

汤泼火烧

茶叶嚼烂敷，立愈。

又方

嚼生芝麻涂，痛即止。

汤火伤

急觅水中大蚌置瓷盆中，将其口向上，置无人处，其口自张开，用冰片三分、当门麝三分为末，以匙挑冰、麝一二分倾入蚌口内，肉悉为浆，再入冰、麝少许于浆内，用鸡翎蘸扫伤处，先从四边扫起，每日用二三枚，痛处自减，及火气已退，将用下蚌壳烧灰研末，入麝少许，从边围扫起，即愈。

又方

杭粉①为末，同妇人所用好头油调涂。

又方

旧葫芦瓢烧灰敷。

又方

多年陈酱敷，但愈后有黑癮②。

火药烧伤及烫伤极重，诸药不效者

牛口刺根③捣汁，用鸡翎刷上即愈，真仙方也。

又方

鸡子清调大黄末涂之，烧黄柏末亦可，一方以冷酒淋之亦妙。

烫火伤闷乱不省人事

急以蜂蜜调汤灌之，若至重者，急以好熟酒多壶入盆内，令

---

① 杭粉：即铅粉。又称定粉、胡粉。

② 癮：音"印"，yìn。古通"印"，痕迹。

③ 牛口刺根：即大蓟，又名马蓟，牛口舌。为菊科植物大蓟的地上部分或根。味甘微苦，性凉，归心、肝经，功能凉血止血，行瘀消肿。主治吐血，咳血，便血，外伤出血，疮疡肿痛等。《福建民间草药》记载其可治疗"汤火烫伤。"

患者浸其中，仍以酒淋洗，虽至重不死。

又烫火初伤时

即以食盐研末，米醋调匀，频涂不绝，暂时虽痛却能护肉不坏，然后用药敷贴。

女儿火烧手且駸駸[①]至掌

即以酸醋升余涂浸之，出醋尚痛，少时痛止，不痛、不脓、不疤痕，奇方也。

神治烫火伤久经效验

凡烫火伤烂皮已脱去，惟有鲜肉，或臭烂不堪，诸药不愈者，用猪毛一篮入锅内煅之，俟猪毛消化成黑液取起，冷定，加大黄数钱共研末，再加冰片一分，香油、茶油、蜡烛油俱可调搽，至神至验之方也。

火药烧坏者

先以好酒洗净，次用鸡蛋黄熬油，入大黄末调搽，即愈。

箭镞铅弹伤

干苋菜捣烂和砂糖涂之，镞弹自出。

被鸟枪打伤，铅子在内，命危旦夕者方

用天竹黄三钱，如无真者以真胆星代之　雄黄二钱　刘寄奴　红芽大戟　麒麟竭　乳香各三钱　归尾一钱五分　朱砂　儿茶各一钱　琥珀　麝香各三分　轻粉　水银各三分　上十三味共为末，调服一钱，吃酒数杯，睡一时，汗出即愈。忌凉水、生冷、烧酒三日。

---

① 駸駸：音"亲亲"，qīn qīn。迅疾之意。《说文》："骎，马行疾也。"《广雅》："駸駸，疾也。"

暑月热倒

急扶在阴凉处，切不可与冷水饮，急取路上热土盖在脐上，以多为佳，仍拨开作窝子，令众人出热小便于其中，即甦。

又方

用大蒜数颗打烂，取汁和热土少许灌入口内，如牙闭撬开灌之，但得下咽即活，神方也。凡走热路宜常带大蒜，随吃一二瓣即不患热病。

又方

用芝麻半升炒黑色，摊冷，研细末，以新汲水调灌亦醒。

冻死有微气者

切不可以大火烘之，急用大锅炒暖灰，以袋盛，熨心上，冷即换之，候目开，即以温酒及清粥缓缓灌之，若不先温其心便以火炙，则冷气与火争，必死。

冬月溺水之人及被冻极之人

虽人事不知，但胸前有微温皆可救，倘或微笑，必急掩其口鼻，切不可骤令近火，但一见火则必大笑，不可救矣。方用大毡或薰荐①卷之，以索②系定，放在平稳处，以二人相对，脚搋令滚转往来后四肢温即活。后用生姜带皮同陈皮捣碎，共一两，用水熬服之，自活。

魇死

不得用灯火照，并不得近前急唤，原有灯者存灯，无灯者不可用灯，但重咬其足跟及大拇趾，速呼其名及呸唾其面，再灌以姜汤必活。如或不醒者，略移动卧处，徐徐唤之即醒；或用笔管

---

① 薰荐：以禾秆编成的席子。

② 索：绳子。《说文》："草有茎叶可作绳索。"

吹两耳；或用皂角末如豆许，吹入两鼻内，得嚏则气通，三四日者尚可救；或急取梁上尘，纳鼻中即活。睡卧无病猝死为魇死。

极醉如死者

先宜解散其发，以冷豆腐摊于发根，即以温茶入盐少许灌之，渐醒，方用樟树子和乳香研汁滴入口中，或芥子二杯细研，井花水调，灌之。

伤酒头痛、呕吐、懒食

宜服葛花、白术、茯苓、猪苓、泽泻、白蔻、砂仁、神曲、干姜、木香、青皮、陈皮，服后取汗立愈。

救中恶死

凡中虚、中痰、中寒、中瘟、中暑等症，忽然昏倒，人事不省者，皆类中风而非中风，名曰尸厥。中风者必口眼歪斜，肢体偏废，不仁不举。

凡中恶猝死者，或先病，及睡卧间忽然而绝，皆中恶也。用韭黄心于男左女右鼻内刺入六七寸，令目开，血出即活。视上唇内边有如粟米粒以针挑破，方用皂角末或生半夏末如豆大，吹入两鼻中，或用绵蘸好醋入鼻孔内，须捉其两手勿令惊，须臾即活。

厥证

忽然昏沉，口不能言，眼闭手撒，喉中痰响，急用启迷丹救之。方即人参、生半夏各三钱、菟丝子五钱、茯神、菖蒲、皂荚各一钱、甘草三分。加生姜煎热灌之，自活。

猝然昏倒，身冷无痰，名气厥，若身温有痰者名中风

皂角末吹鼻取嚏而甦。

男妇一切中风、中痰、气厥、阴症、虚寒、竭脱凶危之候

16

宜用回生艾火，能收散失之元阳回归气海，真有起死回生之功。其法以生姜切为纸厚薄片，大如指甲，贴尾间穴脊骨尽处、命门穴在腰脊间，前正对脐，以艾茸捻紧如绿豆大，安姜片上点灼、灸之，每穴三壮为度。又另以姜片贴脐下阴交穴，如前灸之穴在脐下半寸。凡一时药不应手，事在危急者宜之。

治破伤风

凡皮肉伤破，复被外风袭入经络渐传入里，口噤，咬牙，反张，吐沫，身凉，伤反平陷如故，其毒内攻，不急救必死。先用万灵丹发汗方见诸疮门，次以玉真散疮上贴之，得脓为效。

玉真散

南星　防风　白芷　天麻　羌活　白附子各三钱　为末，每服二钱，热酒调，更敷伤处，连进二服或加热童便更妙。

镇风散

治破伤风诸药不效，事在危急，用之必效。鱼鳔胶微焙　杭粉焙黄　皂矾各一两，炒红色　朱砂三钱，另研　共研末，每服二钱，热酒调服。

破伤风

鸽粪尖者，炒，二钱　白麦面一两，炒　苎麻不拘分两，烧存性　共为末，如头肿如斗大或垂死者，黄酒调药灌之即生，屡验。

又方

手、足十指甲香油炒黄为末，黄酒冲服，汗出即愈，真奇方也。

又方

槐子一合炒黄，好酒一碗煎热，汗出愈。

又方

老鹰一只烧存性，为末，酒送下。

山岚瘴毒

犀角　羚羊角　雄黄各一钱　麝香三分　共为末，水调服。凡饮食内俱宜用蒜，此避瘴之要法也。

中瘴疠毒

水煮犬肉空心恣食，饮酒数杯，随去溲溺，少候清利其胀渐退。昔洞庭贺泽民按察云南时分，巡腾越等处，因染瘴疠，腰股发热，有监生①杀犬煮而馈之，食即愈，盖犬肉能治瘴也。

中煤毒一时昏倒

急用清凉水灌之，即醒。

误食六畜肉毒

取向东壁上陈土水调服。

中牛马肉毒

甘草煎水一大碗或煎酒服，取吐，倘口渴决不可饮水，饮水即死。

食河豚鱼毒

急以粪汁解之，或饮麻油吐之。

又方

槐花炒黄，干胭脂等分水调服。

又方

白茅根汁冷饮之。

---

① 监生：明清两代称在国子监读书或取得进国子监读书资格的人。

绿豆甘草煎汤　能解百毒。

解鳝鱼毒

食生蟹即解。

食鳖毒

饮靛水即解。

又鳖与苋菜同食，腹生小鳖

饮白马尿即化。

解桐油毒

食柿饼即解。

解硫磺毒

乌梅一两，砂糖五钱水煎服。

解断肠草毒

生吞鸡蛋二三个即消。

解野菰菌子毒

饮粪汁一杯令吐。

又方

随即饮尿一碗亦解。

又方

偷油婆①三四个捣烂，冲开水服，酒亦可。

---

① 偷油婆：蟑螂之异名。又名蜚蠊、菜婆虫。为蜚蠊科动物美洲大蠊、东方蜚蠊、澳洲蜚蠊的全体。味咸，性寒，功能散瘀化积解毒，主治积聚、小儿疳积、痈疮肿毒等证。《分类草药性》载其"治一切饮食诸毒"。

又方

黄土和水饮下之。

解食沙虫水毒

莴苣菜捣汁饮之。

解烧酒毒

多食绿豆粉即解。

解瘴疠毒

急以瓷瓦有锋者或刺额上，或刺眉丛，或刺两臂膊，出血一升即解。血红多者轻，血紫少者危。

又避瘴气神效方

白术、陈皮、茯苓、半夏、黄芩、栀仁、山楂、神曲、连翘、前胡、苍术、生甘草，生姜引，煎服，凡游宦不服水土者并效。

解炼酒毒

用犀角磨水饮之。

解麻蒙迷药

用冷水化盐，灌之即醒。

过食鸡蛋停滞

饮好醋少许即消。

又方

食豆豉水亦消。

过食猪肉

山楂肉煎水饮即化。

20

中附子毒

用黄土调水一碗，饮即解。

虫蜞入腹

黄土和水饮下之。

中蛊毒

令尝白矾不涩、食黑豆不腥即是中毒。浓煎石榴皮汁饮之，或热茶化胆矾半钱探吐出恶毒，或米饮调郁金末三钱令下。

甘草黑豆汤

能解误中一切食物毒及百药毒。

甘草一两　黑豆一大碗　水煎服。

恶蛇咬伤

顿仆不可疗者，香白芷为末，麦冬去心浓汤调下，顷刻伤出黄水，待肿消皮合仍用此药渣涂之。

又方

马兜铃根即青木香　水磨敷，仍煎汤饮，吐妙。

蛇咬伤

细辛　白芷各三钱　雄黄一钱　研末，每服一钱，酒送下，外用白芷熬水洗。

又方

急于伤处上下紧缚使毒不走散，随浸粪缸内，食蒜、饮酒令饱，使毒不攻心；或矾石、甘草等分，冷水服二三钱，更捣蒜敷患处，加艾圆灸之，此方兼治百虫咬伤。

诸蛇咬伤

用好醋先饮一二杯，以绳扎伤处两头，再用五灵脂五钱　雄

黄二钱五分　为末，酒调二钱服。

又方

贝母为末，酒调，尽醉，少时咬处出黄水，水尽则肿消，后以雄黄末掺之。

又方

生姜捣烂敷之，干则再换。

又方

用烧酒淋洗去毒，以人粪敷之。

又青口蛇咬伤

雄黄末一钱　生矾二钱，勺内溶化，将筋头蘸热药点伤处，冷则易之，连点七次，内用解毒紫金丹磨服更妙。方见诸疮门

蛇入口中

刀破蛇尾，生椒二粒裹之，须臾即退出。

蜈公咬伤

嚼大蒜涂之。

又方

头发烧烟熏之。

又方

取大蜘蛛吮伤处即愈。

又方

生鸡血涂之，或雄鸡尿敷之立愈。

蝎子咬伤

用鸡蛋一个轻敲小孔合咬处，痛立止；或用白矾、半夏末，醋调敷。

22

毒蜂蜇伤

用麻油搽之。

又方

用热酒淋洗。

人口咬伤

用糖、鸡屎涂咬处，痛立止。

又方

用栗子嚼烂敷之。

又方

鳖甲烧灰敷之。

被人咬伤

热水净去牙毒瘀血，口嚼生白果涂之，如痛用麻油纸燃烟熏即止。

又方

童便浸一二时去牙黄，嚼白果涂之。

治虎咬伤

用韭白捣汁饮之，渣并涂之。又或虎爪伤用地蚕捣烂敷之。

治疯犬咬伤

长流水洗，血净，白果肉嚼烂涂之。

又方

用白矾纳入裹之。

又方

咬后即立溪河将伤处挤洗，血尽，多饮姜汁则毒可解，宜封扎疮口勿使受风。

又狗咬奇方

蚯蚓数条，槌烂敷患处，再用蒜打烂敷，即好。

又方

疯犬、蛇伤，以人粪涂，新粪尤效，诸药不及此。

虎字符 治癫狗伤人

取无根水，用新羊毛笔搅匀，于咬处写一虎字，即勾上连圈，七圈，圈着虎字，又于字中细圈百十数，自愈。如至五七日，头顶生出红毛一根，即拔去之。虎字符列后屡经屡验。

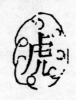

疯犬咬伤

急用番木鳖半个，碎切　斑蝥七个，去头足翅，若咬一日加一个　糯米一撮　慢火炒脆，去斑蝥取米，研末，好酒调服，取下恶物。多日凶者头上有红发三根，拔去之。若仍凶，腹内有狗声者，再加木鳖一个，用斑蝥二十一枚，如前制法服，后以黄连、甘草解之。三月不可听锣鼓声，再发，难治，终身不得食羊犬肉。若常犬咬伤，烂嚼杏仁敷之。

疯犬咬伤

生斑蝥七个，去头翅足　杭粉一钱　同研，空心，酒调服，一时小便行出血片白脂，乃恶物也，如便疼，煎甘草尾汤饮之。

壁虎咬伤

桑叶煎浓汁，调白矾末涂之。

蝎螫伤

井底泥敷痛处，干则易之，一时无泥，以新汲水青布蘸水随痛处搭之。

24

身体上部

偏正头风

川乌半生半熟　白芷　川芎　炙草各三钱　研末，薄荷汤下。

又方

川芎　白芷　石膏各三钱　茶送下立效。

又方

硫磺□①钱　川椒三分，去黑子研细末　拌匀熔成一小饼，左疼塞左鼻，右疼塞右鼻，正疼左右塞，青涕流尽即愈。

又熏鼻方

藁本　细辛各五分　白芷一钱　辛夷八分　为末，分作四分，用纸四条卷实点着以烟熏鼻，日二次，愈。

雷头风

头面疙瘩肿痛，憎寒发热状若伤寒，荷叶一片　升麻　苍术各五钱　水煎温服。

头风畏冷

陈荞麦面作饼，乘热贴于头上患处，用绢扎好出汗，风毒俱收入饼内，二次愈。

头痛

用核桃肉、葱白、细茶、生姜各等分捣烂，水煎热服，取汗即愈。

---

① □：剂量脱失。

偏正头风

用生萝卜汁二匙，仰卧注鼻中，能令二十年头风立止。

又方

用白僵蚕为末，和葱汁一匙调服。

头痛不论新久，但夏月欲重绵包裹者效

闹羊花　槿树花末，各一钱　大风子用肉去油，五分　共研，每服六分，葱酒调服。

头目眩晕

白果三个，去壳，生，打烂　冲开水服，三次即好。

脑漏奇方

香炉盖上烟子研末，每早服八分，开水点生姜汁送下，服三次即愈。

洗须方

骨碎补八两　明矾三钱　红花六分　烧酒三斤浸，每日泡洗一二次，常洗无卷、断，能令黑发不白。

又染须方

红花一两，香油泡一日，用青布缝手指样大筒子数个，将红花寔①入其内，安于小碟内燃之，上以粗碗覆，转令烟熏聚其上，用鸭翎扫下，再以鸡蛋四五枚煨熟，去白取黄，铜勺内炒搅，其油自出，以油和烟灰，干润则宜，每用一稻米大搽于指上，细细擦须上，但手法宜熟，庶不粘于脸上，顷刻发黑而光，染后不得以手理须，宜留神，此急染神方也。

---

① 寔：音"实"，shí。放置。

又方

石灰　铅粉　净绿豆粉各等分　用陈安化茶①熬浓汁，拌匀染发上，甚效。

搽牙乌须不老神方

细辛六钱　熟地炒　白蒺藜去刺　故纸　五味炒　没石子黑黄者佳　地骨皮去粗皮　旱莲草　枸杞　青盐湿草纸包，放火中微煨共各一两五钱，为细末，罐贮勿令出气，每日清晨人之元气统聚于口，切勿漱水吐出，惟以指蘸药擦齿上下周遍，滚水含漱徐徐咽下，总不间断，固齿乌须功效如神。

头发枯槁

木瓜浸油梳头。

又方

发黄用羊屎烧灰和猪油涂之，日三次，夜一次，即黑。

无发

甜瓜叶捣汁涂之立生。

又方

摘柏叶阴干作末，和麻油涂之。

聤耳

桃仁炒，研末　绵裹日日塞之。

又耳常出脓

用六味地黄丸八两，防风煎汤，早晚吞三钱。

---

①　陈安化茶：指产于湖南安化县的陈年安化黑茶。

又方

用金花胭脂塞之。

又方

鸡冠血滴耳内，数次愈。

蜓蚰入耳

香油和鸡血滴入，即出。

蚁入耳中

穿山甲烧，研末　调水灌入自出。

百虫入耳

雄黄以草纸卷，烧烟熏之。

又方

花椒末一钱　醋半盏　浸良久，少少滴入，虫自出。

又方

莴苣汁、姜汁、韭汁、人乳、小便、麻油滴入，虫亦出。

又方

鸡肉塞耳中引之，亦出。

耳中有核如枣核大，痛不可忍

用烧酒滴入，侧卧半时，即可箝出。

耳流脓

枯矾末吹耳中。

又方

猫屎烧灰吹耳内立愈。

耳内出血

龙骨末吹入即愈。

耳鸣耳痒，流水风声

生乌头一个　乘湿削如枣核大塞耳，早塞夜易，三五日便愈，不然久则成聋。

耳猝聋闭

蓖麻子一百粒　大枣十五枚，去核　共捣烂，入头男胎乳作锭如枣核形，丝绵裹塞之，觉耳中热为度，一日一换，二十日瘥。

聤耳出汁

韭菜汁日滴三次。

化耳薰方

雄黄一钱　轻粉八分　硇砂三钱　冰片五厘　共为末，用笔点。

须边疽有数年不愈者

猪、猫头上毛各一撮烧灰，加鼠粪一粒为末，清油调涂，立愈。

痄腮肿痛

赤小豆浸软，杵末，水调涂，立消。

小虫入耳

麻油数点滴入耳中，虫自出。如蜈蚣入耳，以香肉安耳边，虫闻香亦出。如夜暗虫入耳中，切勿动手，逼虫内攻，但以耳向灯光，虫见光自出。

邪风口歪

皂角五两，去皮研末，陈醋和之，左歪贴右口角，右歪贴左口角，干复换之。

诸虫入耳

猫尿滴耳内即出。取猫尿法：生姜擦猫鼻，尿自出。

耳聋奇方

全蝎三个去头足，焙，研末冲酒服。

又方

老鼠胆滴耳内。

新久耳聋

甘遂末绵包塞耳内，口嚼甘草，咽数次即通，但二物相反切不可相近。

肾虚耳聋

乌雄鸡一只，治净，无灰酒四斤煮，食三五只，神效。若肾热耳聋流血，又当用肾热汤。方见内治集方门

年久耳聋

用不去油巴豆一个，斑蝥三个，麝香少许，以葱汁、蜂蜜和捻作锭，如麦粒形，用丝绵包置耳中，响声如雷，切勿惊惧，待三七之后耳中有脓水流出，方可去锭，奇效无比。

鼻渊脑漏神方

洒漆布一块，白鸽翎去硬管取两边毛一两，将鸽毛卷入布内烧灰存性，每灰一钱加冰片七厘，患者仰卧轻吹入，每夜吹一次，五次即愈，戒房事百日，神效无比。

又方

白芷一两　苍耳子炒　辛夷仁各一钱半　薄荷五钱　为末，葱泡茶清调，食后服，以鹅不食草塞鼻自止。

鼻血不止

用倾银紫土，新礶碾细，以火酒调敷囟门，立止。

30

鼻血、吐血、上下诸血证

百草霜①须乡间烧茅草锅底者取之，烧木柴灰者不用以糯米汤调服，每一二钱，三服立愈。

鼻血如注，顷刻至数升，无药可解

急解患者头发放盆内，以井水浸之，立止。

又方

乱发烧灰吹鼻中，左鼻出血以线扎左中指根，右鼻出血以线扎右中指根。

又方

栀子烧灰吹鼻内。

又方

韭菜汁一杯、童便一杯和服。

鼻血不止

柏子烧灰冲酒服，再用甘草打烂贴足心。

又方

大蒜打烂作饼贴足心。

又方

熟地黄塞鼻即止。

又方

白及末唾津调涂鼻上、山根上，用水调服亦止。

---

① 百草霜：载于《本草图经》，也名月下灰(《补缺肘后方》)、锅底墨(《普济方》)，为稻草、麦秸及杂草燃烧之后附于锅底或烟囱内的烟灰。味苦、辛，性温，入肝、肺、脾胃经。功能止血，消积，解毒散火。主治衄血，便血，吐血，食积，口舌生疮等证。

口臭难闻

真藿香常嚼口中即解。

又

每夜临卧含荔枝肉一个，次早去之。

又方

用密陀僧醋调漱口。

冒风失音

炒槐花夜间仰卧嚼吞。

猝然失音

橘皮煎水服。

又

生姜汁常吞。

又

人乳合竹沥温服。

声音不开

陈皮、甘草和砂糖炒，水服。

又

陈皮　生姜一钱　冰糖一两　煎水服。

又

杉木炒枯，趁热淬水去渣，将水煎核桃服。

暴失声音

雄猪板油一斤炼成油，去渣，入白蜜一斤再炼，少顷冷定成膏，不时挑服一匙，其音渐清，常服润肺。

牙痛

炒黑豆煮酒常漱口内，数次即止。

又方

生老姜瓦焙干为末，同熟明矾擦之。

又方

白蜡一钱　枫树皮七钱　煎水含口内，三五次即止。

又

全蝎二个　石膏三钱　共煅枯存性，擦牙立止，不可吞下，以茶漱口。

牙根肿痛

五倍子一两，瓦焙研末　每用五分敷患处，吐涎即止。

又方

马齿苋嚼汁含之。

牙根连面颊肿痛

雄黄三钱　杏仁十二个，去皮　轻粉五分　水粉①三钱　黄丹三钱
共炒为末，猪胆汁调敷肿处。

风牙痛

荔枝一个剔开，填盐满壳，连核煅研擦之。

虫牙痛

雄黄末和枣肉为小丸塞牙缝。

---

①　水粉：中药粉锡的别名。鲁迅《朝花夕拾·琐记》："衍太太却决不埋怨，立刻给你用烧酒调了水粉，搽在疙瘩上，说这不但止痛，将来还没有瘢痕。"

又方

瓦片煅红放韭子一撮，清油数点，待烟起以筒吸，引烟至痛处，虫出为效，烟尽再熏。

牙齿不生

雌、雄鸡屎各十五颗焙研，入麝香少许，先向牙根，以针破血出，敷之，十日即生。

牙龈肿烂出臭水

芥菜杆烧存性，研末敷之。

擦牙固齿

火煅羊胫骨为末，人飞盐二钱，日日擦之。

又方

柏油、薤饼研末擦牙，终身不落。

取牙疼

白马尿浸茄根三日，炒末，点牙即落。

风火牙疼

元参　升麻　细辛　石膏各三钱　煎服，忌煎炒。

虫牙

花椒二粒　巴豆一粒　搥烂，绵包咬虫牙上，不可吞下。

一切牙痛

青盐　牙硝　樟脑　硼砂各五分　为末，擦牙上即止。

齿衄血

五倍子一个烧研擦齿。

又方

松木节一小片咬疼牙即止。

34

牙痛神方

明矾 雄黄精各三分 冰片一分 牙硝一钱 研细末,以半分擦患处,流涎即愈,极验无比。

又方

不论风火虫牙皆治,生草乌、雄黄、胡椒、麝香、蟾酥各等分为末,绢包噙痛牙上,疼立止,又治蝎蛇咬伤,以盐水调敷,药到痛止。

牙龈肿痛

瓦松① 白矾各等分 水煎漱,立效。如臭烂,芥菜根烧末,频敷即愈。

牙宣露痛

丝瓜藤阴干烧末擦效。

牙痛

其牙喜寒恶热宜清胃散。方见内治集方门

牙缝出血

五倍子烧存性,研末搽之。

又方

百草霜末掺之。

牙疳

毡片不拘红白,烧灰 枯矾各一钱 取尿桶底上白霜一钱五分,

---

① 瓦松:首载于《新修本草》,又名屋上无根草、瓦花。为景天科植物瓦松、晚红瓦松、钝针瓦松及黄花瓦松全草。味酸、苦,性凉,有毒,入肺、肝经。功能凉血止血、清热解毒、收湿敛疮。主治吐血、鼻衄、疔疮痈肿等。

烧过研末搽之。

舌肿不消

醋和百草霜敷舌上下。

重舌肿胀

铁锈锁烧红，打下锈末，水调一钱噙咽。

木舌肿强

糖、醋时时含漱。

又方

地鳖虫炙，五枚　入盐五钱　为末，水煎乘热含吐，痊乃止。

舌肿破及小儿口疳

黄连　黄柏五分　冰片一分　青黛一钱　焙干为末，吹舌上。

治舌肿垂出如蒲扇

蒲黄为末，擦之即收，加干姜更妙。

舌猝肿如猪胞满口，不治须臾死

百草霜要烧杂草者和酒涂舌下即愈。

又方

刺鸡冠血浸纸捻，蘸蓖麻子油，燃熏之。

舌胀出口外名蜈蚣毒

雄鸡血一小盏，浸之即收。

双单乳蛾

本人头上有红点，烧三艾火即消，有红发摘去。

又方

人指甲烧灰吹喉内。

又方

马钱子一个，去毛极净，用瓷锋细细刮下四分之一，以管吹入喉内，须臾即破，出脓血，以皂荚叶煨水漱之，此方百发百中，但去毛宜净耳。

治咽喉肿痛

墙上蛛窝五六个焙为末，吹入即消肿止痛。

治咽喉十八种症

青石　青黛　朱砂　白硼砂各一两　胆矾　人中白煅　元明粉各五钱　冰片三□①　山豆根二钱为末，用二三厘吹喉内，神效。

缠喉风秘

常熟赵氏祖传缠喉风药甚效，而方极秘，昔日赵氏子与友章某饮，询其方不答，酒次赵喉间忽痛不可忍，乃大声曰为求牙皂角来，来则细捣，以好酸醋调末入喉，四五次痰大吐，痛立止。章数以告人，传者遂众。用皂角末醋调涂外颈上，干则易之，其乳蛾即破而愈。

喉中生肉如桃、如云，层层而起

用绵裹筋头蘸食盐点肉上，五六次自消，宜服桔梗汤。

桔梗　黄连加倍　枳实炒　前胡　连翘去心　陈皮　防风半夏　柴胡　南星　白附子　牛蒡子炒，研　赤芍　莪术　元参甘草各等分　煎服。

喉闭急症

鸭嘴炙，胆矾研极细，酸醋调灌，吐出胶痰即愈。

---

① 　□：剂量脱失。

又方

红花捣汁服一小升，干者浸汁服。

急痹、缠喉风，不省人事，牙关紧闭

白矾五钱　巴豆去壳，三枚　将矾入铫①内慢火熬化，入巴豆于内，候干，去巴豆取矾，研末，吹少许入喉，顽痰立出而愈。

又方

燕巢土　雄黄各等□②　研末，烧酒调敷喉外旁，即愈。

双单蛾肿闭

冰片　麝香　皂角刺各三分　为末，吹入，加山豆根，射干花、根更神效。

又方

艾叶汁口含良久，肿自消，用根汁亦良。

又

山豆根汁含咽即开。

咽喉内生疮，鼻孔亦烂，若作喉风治立死

白霜梅一个，烧，存性　枯矾一钱　穿山甲炙，一钱　为末，吹喉中，神效。

喉疮已破，疼痛难食

猪脑髓蒸熟，醋和食之。

喉闭乳蛾

鸡肫皮勿洗，干烧为末，竹管吹之，立愈。

---

①　铫：音"掉"，diào。煎药或烧水用的器具，形状像比较高的壶，口大有盖，旁边有柄，用沙土或金属制成。

②　□：此处疑脱"分"字。

喉痹肿痛

铁秤锤烧红，淬菖蒲根汁一杯，饮之。

又方

桃树皮煮汁三碗，服之。

喉痹已破，疮口不收

猪脑髓蒸熟，入姜、醋食之。

喉痹肿痛，药不可下

蛇床子烧烟于瓶中，口含瓶嘴，吸烟吞之。

咽喉肿痛，不能下食

白面和醋涂喉外肿处立愈。

又方

黄柏研末，和酒敷之。

缠喉风痹

雄黄磨新汲水一盏服。

又方

苍耳一把　生老姜一块　研汁入酒服之。

喉中结块，不通水食，危甚欲死

百草霜蜜和丸如芡实大，以新汲水调一丸灌之，二丸即愈。

又方

红色蚯蚓十四条，捣烂涂喉外，再以一条着盐化水，入蜜少许，服之。

鱼骨鲠喉

独头蒜塞鼻中，自出。

又方

糯米、糖为丸，如弹子大，吞之。

又方

韭菜一条，开水泡熟，不可切断，搓成丸，如李核大，水吞，若不下即吐出。

又方

取猫涎，或水中养蓄活鸭倒挂取涎，令患者仰卧，灌之，骨自化。

又方

金凤花子炒末吹入即下。

又方

食橄榄即下，榄核磨水，饮亦下。凡橄榄作舟楫，鱼触着即死，物之相畏如此。

鸡骨鲠喉

五倍子末掺入喉间即化。

又方

苎麻根汁灌之。

又方

或服水仙花根汁，或服玉簪花根汁，或鸡毛烧灰水服。

误吞针入喉

旧笤帚烧末，每服三钱，黄酒下，针即化。

又针入肉

乌鸦翎数根炙焦黄色，研末，酒调服二三钱。

又方

以磁石吸引自出。

误吞竹木屑及芒刺

铁秤锤烧红淬酒饮之；或用芝麻炒研末，滚水调服。

又方

旧锯烧红淬酒一盅，乘热饮，效。

上疳

上疳者，喉疳、牙疳、口疮等症也，百用百验如神。

轻粉三分　朱砂　雄黄各七厘半　冰片二分　为细末，吹入口内，无有不效，临吹先用薄荷汤或茶漱过口。

针物不出或在咽喉

用蝼蛄即拉姑　捣如泥敷上，三五次即出。

猪骨哽喉

或艾叶煎酒服，或栗子内衣烧灰服，或虎骨研末服，或将狗倒吊取涎服，或象牙末吹之，或鸡冠子煎汤咽下。

竹木刺入眼内

白头蚯蚓掐断滴血入目，刺即出。

误吞铜钱、金银钗环、铁钉之类

多食米糖，其物自出。

又方

橄榄烧灰研末，水调下，其物即出，此方经验极多。

误吞铁钉

砂糖拌象牙末服。

诸骨哽喉

用玉簪花根切片八钱，各随所犯之肉为引，煎汤服之即愈。若吞铁骨之物入肠中，不能转动觉坠者，多食青菜、猪油，自然送入大肠，从大便而出。

久嗽不止

猪腰子二个，入椒七粒煮食。

又方

大萝卜一个，糯米糖二两，萝卜一层，糖一层，铺堆，煮水食。

又方

蜂蜜、生姜汁各半盅，服效。

咳嗽有血

小儿胎发烧灰，入麝少许，酒下，男用女发，女用男发。

年深喘哮

鸡蛋略敲，浸尿缸中，三日煮食。

身体中部

吐血不止

白及二两，为末　每服二钱，米汤调服。

吐红奇方

老生姜一块重一两，捣极细如粉，胡桃肉一酒盅，温水泡去皮，和姜同捣极细，入盖碗内，夜间静坐，至夜深极倦思睡即和衣就枕睡，至大熟，家人将药冲滚水入碗，用箸调匀，俟可咽时唤醒端坐，令其速速连渣服尽，仍睡，二服痊愈，永不再发。

吐血方

凡吐血切不可服药，只自己小便一味可以除根。朝晨起身将隔夜小便溺去，稍食米食、点心，静坐一室，不可说话，亦不可起立，惟闭目静心，用藕五七片微捣泡汤，置壶内徐徐饮之，俟欲小便用碗盛受，乘热吃下，嚼南枣三枚自不恶心，吃后便可照常办事，忌葱、姜、椒、蒜半月，可除根，每逢节气照前先几日饮之。

元霜膏　治下血、吐血、咳嗽、虚劳神效。

乌梅汁　梨汁　萝卜汁　柿霜　白砂糖　白蜜各四两　生姜汁一两　赤苓末八分　款冬花乳汁浸，晒干　紫菀末各二两　共入砂锅熬成膏，为丸，每服三钱，卧时噙咽。

劳咳奇方

一切骨蒸痨热服之如神。

当归　熟地各三钱　川芎　芍药各二钱　用柳树根一两，酒炒，水煎服。

治虚劳咳嗽

一切劳怯，但脉有神无不效应。

箭头砂一两　明雄黄五钱　共研细末，单层绵纸包固，选未曾行经十二、三岁童女身体壮实无病者，将药贴放童女脐内，汗巾拴缚一周岁，取下称药比前多重三钱余者更妙，即刻拴于病人脐上，先备人乳十余碗，候病者口干发燥饮之，渴止乳亦止，然后解去脐上之药，其病自去，再用补药养，十人九活。

久咳一连数十声

生姜汁半合　蜜减半　蒸热，服五七次愈。

老人喘嗽

核桃肉去皮　生姜各一两　研膏，蜜丸，二钱一颗，每卧时嚼一丸，姜汤下，气促难卧，服此立定。

又方

每早食豆腐浆数次。

三子养亲汤

治老人痰喘咳嗽，气急胸满，极能调和胸胃。

紫苏子、萝卜子、白芥子晒干，纸上微炒，研细煮汤，随饮食啜之。

一切咳嗽

酣①梨一个刺五十孔，每孔纳胡椒一粒，面裹煨熟，待冷去椒食梨。

呕瘴喘急奇方

大鲫鱼一尾，本人小便浸之，令鱼呼吸入腹，一时取出，纸包煨熟，去肠将肉吃尽，三次即愈。

吼喘咳嗽

柏子仁三钱，研　蜂蜜二两　调匀，饭上蒸三次，露过冲开水服。

咳嗽痰血

涎唾中有少血散漫者，此肾经相火炎上之血也；若血如红缕，从痰中咳出者，此脉络受热伤之血也；若咳出白血，浅红色似肉、似肺者必死；又咯出痰中有血丝，属肾经；咳嗽有血，属肺经；呕吐成盆成碗者，属胃经；自两胁逆上吐出者，属肝经；溺血属小肠经；下血属大肠经；牙宣出血属胃、肾虚火。

青黛　瓜蒌仁去油　海石炒　黑山栀炒黑　诃子肉等分　蜜丸，嗑化，嗽甚加杏仁。

---

① 酣：熟。《古今韵会举要·覃韵》："酣，熟也。"

独圣散

治多年咳嗽，肺痿咯血红痰。

白及三两　为末，每服二钱，临卧糯米汤下。台州狱吏悯一重囚，囚感之云：吾七犯死罪，遭刑拷，肺皆伤损，得一方，用白及末米饮调服，其效如神。后日凌迟剖其胸，见肺间窍穴数十皆白及填补，色犹不变也。

消咽太平丸

治膈上有火，早间咯血，两颊常赤，咽喉不清。

薄荷十两　川芎　防风　犀角　柿霜　甘草各二两　桔梗三两
蜜丸。

还元水 饮自己溺名轮回酒

治咳血、吐血及产后血晕，阴虚久嗽，火蒸如燎。

童便一大盅　取十一、二岁无病童子，不茹荤腥，清澈如水者，去头、尾，热饮之，或加藕汁、阿胶和服，有痰加姜汁。北齐褚澄曰：血症火嗽，饮溲溺百不一死，服寒凉药百不一生。

犀角地黄汤

治胃火热盛，吐血、嗽血、便血。

生地两半　白芍一两　丹皮　犀角角尖尤良，各二钱半　每服五钱。陶节庵加当归、红花、桔梗、陈皮、甘草、藕汁，主治同。

反胃噎疾

用千捶花即凿柄木烧灰酒服。

又方

鲤鱼一尾，童便浸一夜，炙焦，研末，同米煮粥食。

又方

干柿三个连蒂捣烂，酒服甚效。

又方

牛涎以水调服二匙。取涎法：以水洗牛口，用盐涂之，涎即出。

又方

羊屎五钱，童便一大盅，去渣三次服。

噎食不下

凤仙花子一合，酒浸三夜，晒干为末，酒丸绿豆大，每服六丸，温酒下，不可多服。

又方

用尿坑内砖，火焙干为末，黄酒冲服，每服三钱。

翻胃噎膈

老生姜数斤，将粗麻布包裹、绳扎缚，置不见天粪窖底浸四十九日，或浸七日，不须水洗，在露天掘一地坑三尺，将姜安放，仍以原土盖之，七日取出，挂透风檐下，勿令日晒及着雨水，七日将姜放瓦上烈火煅存性，每斤只得灰一钱三分，为细末，一分一包，用纸包好，每日五更用无灰老酒一杯调服一包，服二十一日即愈，不宜以他药杂之。

噎膈回食

抱过鸡蛋壳四五个，烧灰冲酒服。

又方

姜汁、韭汁、萝卜汁、竹沥各等分，黑驴尿冲服，神效。

又方

水牛咽喉白牛更妙　阴干，研末，胡椒汤下。

又方

油透木梳一个烧灰为末，酒调一盅服下，半日即能饮食，此方救人无数。

噎膈反胃回食，水谷不进，立刻回生，应验如神

伏天粪坑中蛆愈大愈好，捞出以长流水洗净，用桶瓦二个盛蛆在内，盐水和泥将瓦两头封固，木炭火煅一炷香，煅蛆至黄色，如未黄入砂锅内再焙黄，最忌铜、铁器。每服黄蛆一钱半，研末　细松萝茶七分五厘　广木香一分五厘　制豆蔻四分五厘　共研极细末，五更时空心温烧酒半茶盅调服，不饮者用水、酒调服，切忌面食、荤腥数日。

翻胃初起神方

大枳壳两半个，去瓤　真阿魏七分　杏仁去皮尖，十四粒　共打烂，入枳壳内，合口，绵纸包，线扎紧，入滚水内大火煎半日，去药，焙壳为末，烧酒送下，二服即愈，病久者难见效。

噎食、转食奇方

黄鳝鱼一大条，用黄酒量鱼大小煮，干为度，连皮带骨用砂锅焙，存性研末，每服三钱，黄酒调服三服见效，宜淡饮，食渐次，先吃稀粥，忌一切思虑恼怒、荤腥、椒、酒、房欲，若转食用靛花①水送下。

胃气痛

火硝水煮干为末一钱，烧酒一杯温服。

心胃气痛

花椒二钱打烂，开水泡，服后饮酒数杯，立刻痛止。

又方

生芝麻一杯炒为末，冲酒服。

---

① 靛花：即青黛。《简便单方》称为靛花。

又方

草果　元胡　灵脂　乳香　没药各六分　为末，酒调服。

腹痛

硫磺　胡椒各二钱　研末冲酒服，此方属寒痛可用。

又方

白芍三钱　甘草二钱　俱生熟各半，煎服立止。

食积痞块

全蝎三个焙末，牛肉四两同捣肉丸，蒸熟食，数次全消。

十种膨胀

多年旧鼓皮一两，焙为末，酒调服。

嘈虫嘈气

黑丑　白丑各一钱　槟榔五钱　为末，黄砂糖调水，空心服。

腰痛奇方

刀豆壳烧灰冲酒服。

大肠下血

茯苓　条芩　椿根皮　桑白皮　石榴皮　陈茶叶等分，煎服。

又方

青州柿饼三个烧灰，滚水调服。

又方

大荸荠五六个，连皮　黑豆一酒杯　砂糖二钱　煎，连汤吃二次，愈。

怔忡痰厥

腊月大雄猪胆一枚，将明矾研细末入胆内，盛满为度，阴干，研极细，每一钱加飞过朱砂三分，无根水服三铜钱边即愈，所谓三铜钱边者即一刀圭之意，极言其少也。

怔忡病

柏实煮酒饮，久久自愈。

痰火症

麻油三两　牛黄五钱　明矾一两　研末，浸油内，痰火发时服一二匙，痰自下。

哮吼症

将瓦放炭上烧红，放鹁鸽①屎于瓦上成灰，好酒送下二钱。

哮症

哮有虚有实，热哮、盐哮、酒哮皆虚症，寒哮遇冷风而发，热□②伤暑而发，治各不同。

治虚哮方

麦冬　桔梗各三钱　甘草二钱　水煎，一服即愈。

治实哮方

百部　甘草各二钱　桔梗三钱　半夏　陈皮　茯苓各一钱　水煎服。

除哮根方

海螵蛸火煅为末，黑砂糖拌匀调服，大人五钱，小儿二钱，一服除根。

---

① 鹁鸽：鹁，音"博"，bó。一种可以家饲的鸽子，身体上面灰黑色，颈部和胸部暗红色。
② 此处疑脱"哮"字。

呃逆

黄蜡烧烟熏口即止。

又方

烧酒一杯，井水一杯和服。

又方

橘皮去瓤，二两水煮服。

又方

纸捻刺鼻中，得嚏即止。

干呕

生姜频嚼。

胃冷

吴茱萸热汤泡七次，焙干，加干姜为末，水冲服。

胃气痛不能俯仰

生韭菜或根捣汁饮。

心气痛

大川芎一个为末，烧酒调服。

又方

旧毡袜后跟一对，烧灰酒服。

猝然心痛

老姜末一钱，米汤下之。

又方

桃仁七粒，去皮尖，研碎，温水化服。

又方

高粱根煎汤服效。

又方

山羊屎七颗，油头发一团，烧灰，酒化服。

又仙方

诀云：一个乌梅两个枣，七个杏仁同碎捣，男酒女醋饮下之，不害心疼直到老。

食积心痛

神曲一块，烧红，淬醋二次，水调服。

心腹冷痛

布裹胡椒末安放痛处，用熨斗频熨，出汗即止。

一切腹痛

羌活一两　葱白十根　老姜二两　麸和炒热，布包熨腹，冷再炒。

又方

白芍、甘草生熟各半，煎服。

蛔厥心疼

乌梅二个　川椒十四粒　煎服，立愈。

又方

一切心疼，不拘大小、男女，马兜铃一个烧为末，温酒服，效。

急心气疼

胡桃　红枣各一个　将枣肉夹入桃肉，纸裹煨熟，姜汤一盅，细嚼送下，永不再发。

又

韭汁半杯服下即愈。

二贤散

治脾家冷积，食后胸满，兼治一切痰气。

橘皮一斤，柑橙皮勿用　甘草四两　盐花四两　水五碗，慢火煮干，焙为末，每服二三钱，白滚水冲服。昔有人得此疾百药不效，家人偶合橘皮散，因取尝之似相宜，遂连日服之，一日忽觉一物坠下，大惊目瞪，自汗如雨，须臾腹痛，遗下数块如铁弹子，臭不可闻，从此胸次廓然，其疾顿愈，盖脾之冷积也。

小腹痛，诸药不效

妇人油发烧灰，酒调服三钱，即愈。

腹中硬块

臭椿树皮去粗皮只用白皮，二斤，切碎，水熬去渣，文武火熬成膏，摊布上，先以姜搓去患处垢腻，再以火烘热膏药，贴痞块上，其初微痛，久即不痛，一张即好，永不再发。贴膏药时微撒麝香少许，然后贴上，后膏药周围出水即愈。此方已验多人，即胀满腹硬贴一二张，无不愈者，真仙方也，孕妇忌用。

治痞块神方

川芥子二斤　穿山甲八两　真桐油二斤　先熬油，次入山甲，次入菜子，俟爆止，去渣，入炒黑黄丹八两收之，离火再入麝香一二钱，七日后方可用，用时汤化，不可用火烘，若再加阿魏四两更妙，此膏效难尽述，有力者多熬，救人为妙。

治痞秘

不问远近，服之内化无形，不可轻视。

大黄　皮硝各一两　水红花子　急性子各五钱，研末　白鸭一只，去毛、肠、脏，不可经水　将药研匀装入鸭腹，用线缝好，盛入砂锅，加无灰酒两大碗，封盖严密，文武火炙干，将鸭翻掉炙黄色，去腹内药，用布拭鸭腹内干净，作二三次吃，吃完即愈。

52

腹痛不吐不泻

雄黄、白矾、槟榔，煨服即愈。

九种气疼

千年石灰一两　生、熟白矾各五钱　共为末，姜汁为丸，或姜汤、或烧酒送二钱，神验无比。仁人君子修合以济世，价廉而功德无量。

又方

艾叶十片揉碎，在铜勺内炒，用箸拨动，将盐卤豆腐店不曾加水者半小杯倾入艾内，焙干为末，烧酒一杯送下，即愈。此方随制随服，隔夜不效，真仙方也。

胸胃肚腹痛

香附醋炒　蟾肚　郁金酒炒　元胡索各一钱,酒炒　木香二钱为末，酒送下，水亦可。

急救阴症腹痛瀛海淳朴堂刊施

䃃①二钱,研末　滚烧酒一杯送下，立刻痛止。预将生黄豆令患者嚼之，不知豆味者是，但痛时以物抵腹稍宽者亦是。

心疼小腹疼，面指发青，乃阴症也

左盖龙即白鸽屎一大杯，研细，热酒一茶盅调匀，澄清温服。

寒火相结，小腹疼痛，俗名阴寒，此方屡验

枯白矾一大块　枣肉一两　带须葱白五段　胡椒按病人一岁一粒用男孩儿所吃之乳和，捣放肚脐上，一柱香时痛即止，忌生冷。

---

① 䃃：音"连"，lián。红色的磨刀石。《说文·石部》："䃃，厉石也，一曰赤石。"

腹胀黄肿

葫芦不去子烧存性，饭后温酒下，滚水亦可，每服必一个。

中满腹胀

不着盐水猪血洒去水，晒干为末，酒服。

中满鼓胀

陈葫芦瓢一个，酒数斤，放瓢于火上炙热，入酒浸之，如此三五次，将瓢烧末，每服三钱，黄酒下。

水蛊腹大摇动有声

赤豆一碗，白茅根一把，水煮豆食，以消为度。

小腹坚大如盘，胸满食不消化

酒曲末滚水冲服一茶匙，日三次。

水胀四肢浮肿

黄瓜一个破开，连子以醋煮极烂，空心服。

腹中痞积

牛肉四两切片，以风化石灰一钱擦上，蒸熟，时常食之。

腹内虚冷水泻

完生椒四十粒，以米浆水浸一宿，空心滚水吞下，久服暖脏腑。

九种气痛

当归　元胡　乳香　没药　五灵脂　甘草　研末冲酒，每服二钱。

又方

附子　黄连各一钱　白芍五钱　煎服，神效无比。

54

腰痛

猪腰子一副去筋膜，入破故纸、杜仲末，扎好，以黑豆三合放腰子在中，入盐二两煮熟，去药，将腰子空心嚼吃，三服即愈。

肾虚腰痛其痛悠悠缓缓即是肾虚

杜仲酒浸，炙干，捣末，酒下。

腰痛佝偻不能步履

杜仲炒断丝　肉苁蓉酒洗,去鳞甲　巴戟　小茴　补骨脂　青盐各等分　共研末，猪腰子二个，竹刀切开，散药在上，仍合住，外包以熟面，煨熟，好酒下。

腰腿中湿冷痛疼，年久不愈屡验方

当归　熟地　白芍　牛膝　石斛　茯苓各一钱　川芎　木瓜肉桂　防风　独活各五分　木香　炙草各三分　姜、酒引，煎服。

锉闪腰疼

神曲一块如拳大，烧红淬酒二碗，饮即愈。

腰痛

丝瓜子仁炒焦，擂酒服，以渣敷之。

又方

丝瓜根烧存性，为末，每服二钱，温酒下。

猝然腰痛

黑大豆半斤，水拌炒热，布包熨之。

腋下瘤瘿及撑脾如鸭蛋形

长柄葫芦烧存性，研末擦之。

又方

嫩菊花叶作团带湿夹腋下。

胁痛

地肤子研末，酒服二匙。

腋下狐臭

生姜常擦，臭自解。

又方

陈醋和石灰敷之，可解。

又方

实心热面包子一个，一切两块，密陀参①研末，敥②在包上，两胁夹之。

又

用青钱常擦两腋。

身体下部

疝痛难忍及囊肿如斗，肾子痛者

雄黄　甘草各一两　白矾二两　为末，每用一两滚水冲洗患处，良久再暖再洗，候汗出痊。

疝灵散

治偏坠七疝，肾肿疼连小腹难忍，服之极验。

龙眼核　荔枝核二味先焙，打碎　小茴香各等分　共研末，每

---

① 密陀参：即密陀僧。

② 敥：音"燕"，yàn。以手散物。

56

服二钱，升麻煮酒空心送下。

肾子大小偏坠

棉花子煮汤入瓮内，将肾囊坐入瓮口一二次，散其冷气自愈。

又方

姜一大块、光粉①一块捣极烂，涂肾囊上，仰卧，少顷大热，切勿动手，听其自落，两次即可除根。

又方

治偏坠小肠气痛。

取多年煮肉菜砂锅底一个，打碎，入锅内麻油一斤，煎至焦枯，火起烟尽为度，起锅冷定，将砂锅底研细末，蜜丸，每服三钱，黄酒下。

疝气神效方

荔枝核四十九枚　陈皮九钱　硫磺四钱　共为末，盐和面为丸，于痛时空心酒送四钱，神效。

热淋血淋

生地　车前草叶各三钱　煎服，效。

又方

干柿三枚，烧灰研末，陈米煎汤下。

老少尿床

白纸铺席上，遗尿纸上，取纸晒干烧灰，酒服。

梦泄遗尿

韭菜子一杯、糯米二酒杯煮粥，连服三次。

---

① 光粉：铅粉的别名。见明·李时珍《本草纲目·金石一·锡粉》。

又方

韭菜子每日空心生吞三十粒，盐汤下。

白浊

荞麦炒焦为末，鸡蛋白和丸梧子大，每服五十丸，盐汤下，一日三服。

又方

陈冬瓜仁炒焦为末，每日空心服五钱，米汤送下。

膀胱疝气

大茴香　青皮　荔枝核各等分　炒黑研末，每一钱，酒调服。

又方

茴香炒热做二包，更换熨之。

二便关格不通

皂荚烧灰研末，粥饮送下三钱，立通。

大便闭塞

猪胆汁灌入肛门，即通，神效。

又方

大葱一根去头，以皂角刺研末，蜜少许，将葱蘸蜜粘皂角末入粪门内，即通。

大便不快，里急后重

桃仁三两，去皮　吴茱萸二两　入盐一两同炒熟，去茱萸、盐，每嚼桃仁五七粒。

燥结

轻粉五分　砂糖一蛋黄大　捣丸如梧子大，每服五丸，临卧温水送下。

58

小便闭胀，不治杀人

葱白三斤，切炒　帕盛二个，更换熨小腹上，气通即便。

癃淋

马齿苋打汁饮。

又淋痛方

川蜀葵花根洗、剉，煎水服之，如神。若淋血加车前子一钱。

疝气偏坠

槐子用盐炒焦为末，空心冲酒服。

夜多小便

燕子窝泥取下，烧红，淬，开水服，即止，小儿三次即好。

肾子偏坠作痛

大黄和醋涂之。

又方

五倍子一个入食盐少许，纸包以水浸湿，文武火煨熟为末，酒调服。

又方

丝瓜叶烧存性，鸡蛋壳灰各三钱，温酒服。

又方

元胡索、胡椒为末，酒调服。

肾子肿痛

牛屎烧灰酒和服。

又方

荔枝核烧研，酒服二钱。

肾肿如斗

荔枝核　青橘皮　茴香等分　烧研末，酒服二钱。

小便不通

莴苣菜打碎敷脐上，即通。

又方

田中大螺蛳三个，打碎敷脐上，效。

又方

杏仁七粒，去皮尖，炒黄为末，米汤化服。

又方

葱白连叶打烂，入蜜调敷外肾。

又方

猪胆一个，连汁，开一孔笼住阴头，一二时即通。

又方

金针菜煎水，多食亦通。

又方

芒硝一钱研末，龙眼肉包之，细嚼咽下，立通。

小便不时

雄鸡尾毛烧为末，水酒服一茶匙。

又方

白果十四枚，七生七煨，兼而食之。

小便常出，下焦虚冷

羊肺一具切作羹，入羊肉少许，和盐食，即止。

小便石淋

石竹花捣为末，酒服一茶匙，一日三服。

热淋涩痛

干柿、灯心水煎，日饮数次。

又方

白菜根半斤、水三碗，煮二碗，冷饮，日三服。

又方

马齿苋汁服亦效。

小便滴沥

大蒜一个，纸包煨热，露一夜，空心新汲水调下。

小便尿血

乌梅烧灰存性，醋涂小丸，每服四十丸，黄酒送下。

又方

人指甲五分　头发一钱五分　煅，研末，每服一钱，空心酒下。

又方

黑豆一升炒焦为末，热酒淋之，去豆饮酒。

下焦结热而成血淋实热，血鲜；热极，血黑；而凝痛者，为血淋，不痛为溺血。

小蓟　蒲黄炒　藕节　滑石　木通　生地　栀子　淡竹叶　当归　甘草各等分。

大便不通

牛屎一个捣烂，冲开水服。

又方

麝香包肚脐，一二时即通。

又方

沉香、木香、槟榔、乌药、枳壳、大黄、枣仁，煎服。

小便不通

土狗子①一个焙干研末，黄酒送下。

又方

葱数根捣烂敷脐上。

又方

旧麦草帽一顶，煎水服即通，大便闭同治。

大小便俱闭

大麦杆烧灰，冷水调服。

脱肛奇方

冰片一分　螺蛳一个　将冰片入螺蛳口内，肉化成水，鸭毛刷上即收。

男子淋症

何首乌　蒲公英　金银花各三钱　白木槿花几朵　熬水，入酒服。

夜梦遗精

鸡君子②内皮焙研末，空心冲酒服。

---

① 土狗子：蝼蛄之异名，又称地狗、土狗。为蝼蛄科动物非洲蝼蛄和华北蝼蛄的全虫。味咸，性寒，小毒。功能利水通淋，消肿解毒。

② 鸡君子：鸡肫之异名，味甘平、性涩、无毒。有消食导滞之功，用治食积胀满、呕吐反胃、泻痢、疳积、消渴、遗溺、牙疳口疮以及利便、除热解烦。

又方

韭菜子早晨冲酒服，奇效。

缩阴症

硫磺三钱研末冲酒服，阳物即出。

下淋遗精

川荜拨一两　久煎，临卧服，渣再煎服。

老人大便难通及诸虚秘涩又不可行导药，服此最效最稳

苏子、胡麻子各半合，研烂，入水再研，取汁煮粥食，解下结粪，渐得通利。

脚软乃肾虚

杜仲一两　寸断去丝　半酒、半水煎服，即愈。

噤口痢

五谷虫洗净，瓦焙干，研末，黄砂糖调新汲水服。

小儿痢疾

鸡蛋一个，煮熟取黄，以生姜汁和食，忌茶。

红白痢奇方

胡椒一岁一粒打碎，又大鲫鱼一个，去头尾连骨肠，入椒末捣浓敷脐上，奇效仙方。

又方

陈皮　橘皮　生姜各二钱　食盐一钱　煎服。

又方

萝白菜切细，加生木耳末四五钱，同醋拌服一茶盅，效。

噤口痢神方

鲜大附子一个切片，贴无根火上，俟热贴病人脐上，冷再

换，立愈。取无根火法：以矿石灰一围，洒以水，自有热气出。

又方

石莲子肉—两　木香三钱　为末，米汤下，每服一钱。

泻痢奇方

麝香三分　木鳖子半个　研末，米汤作饼，敷脐上即止。

治痢神方

此方至平至常，功效最神最验。

陈细茶叶　陈皮　生姜各二钱　食盐—钱　水煎服，不拘红白俱愈。

又方

无论新久痢一贴即愈。

油当归—两　枳壳三钱，面炒　黄芩五钱　水煎服，忌荤腥。

香参丸　治痢极效，百发百中。

木香二两　苦参三两，酒炒　生甘草八两　熬膏，每服三钱，温水下。

久痢

柿饼一枚，白矾一块，煅末，黄酒调服，三服即愈。

又方

陈石榴皮焙研末，每服二钱，米汤送下，神效。

脾经受湿，痢下血

苍术三两　地榆炒，—两　每一两煎。

红痢

滑石　甘草　红曲等分　水煎。

64

白痢

滑石　甘草　干姜等分　水煎。

泻痢脱肛

罂粟壳蜜炙，三两六钱　诃子煨，去核，一两三钱　肉豆蔻五钱，各包，煨　木香二两四钱　肉桂八钱　白术　当归六钱　白芍一两六钱　生甘草一两八钱　每服四钱，此虚寒脱肛之剂。

休息冷痢百方不验者，一服即痊，即三五年、十数年不愈者，无不神效

方用鸦胆子一味治之，此物闽省、云贵本草诸书虽未收入，而药肆皆有，其形似益智子而小，外壳苍褐色，内肉白而有油味，至苦，其仁如米大。取完整不碎者，大人四十九粒，小儿减半，用天圆肉①包之，小儿一包三粒，大人一包七粒，紧包，空腹吞下，以干饭食压之，俟大便行时，有白冻如鱼脑者即冷积之根也，如白冻未见，过一二日再进一服，或加数粒，此后不须再服，须戒鸭肉一月，荤酒三日，永不再发。

太医院刊行痢症经验万稔奇方

黄连　黄芩　白芍各一钱二　枳壳　槟榔　厚朴各八分　当归　地榆　甘草各五分　青皮　红花　桃仁各六分　山楂一钱　木香二分　此方兼红白，如单白无红，去地榆、桃仁加木香三分；滞凝不下者，加酒炒大黄二钱。

又方

黄连一钱　黄芩　白芍各一钱二分　槟榔四分　厚朴　当归　地榆　甘草　青皮　陈皮各五分　桃仁六分　山楂一钱　木香二分

---

① 天圆肉：桂圆肉。

此方延至半月外者服之。

又方

黄连　黄芩　白芍各六分　陈皮　厚朴各三分　红花二分　木香　地榆各三分　当归　甘草　人参　白术　此方延至一月外者服之。

休息久痢

豆腐醋煎，久食即愈。

又方

屡验无比。

藕节　荷叶蒂各七个　臭椿树皮　冬青叶　侧柏叶　地榆各七钱　用河水、井水各一半煎好，露一宿，尽力温服几碗。

噤口痢汤药入口即吐

黄连三钱，姜汁炒　吴茱萸一钱，盐汤泡　加糯米一撮煎浓，但得三匙，下咽即不复吐矣，神效。

各种痢证宜于幼科治痢各方互相参用，其法乃备。

下血危笃不可救者

干丝瓜一条烧灰研末，槐花烧灰为末，每丝瓜末一钱、槐花五分，米饮调服。

便血验方

极老苦荬菜①阴干一大把，水煎一碗，空心服。

粪后下血

艾叶、生姜煎浓汁，服三合。

---

①　苦荬菜：载于《救荒本草》，又名苦荬、黄花菜、墓头回，为菊科植物苦荬的全草。味苦性寒，可清热解毒、消肿止痛。

又方

丝瓜烧灰酒调服。

肠红

臭椿树皮根_{东行者，三钱}　皂角　侧柏叶　小竹叶　地榆炒黑，各一钱　水煎温服，屡验如神。

又方

川芎_{三钱}　当归_{五钱}　煎服。自汗、手足冷加人参。

猝泻鲜红

小苏叶根捣汁，温服一升。

肠风脏毒

柿饼烧灰，冲滚水服三钱，神效。柿与蟹相反，忌同食。

又方

苦楝子炒黄为末，蜜丸，每服二钱，空心米汤下。

脱肛奇方

蝉蜕为末，菜油调敷肛门，立收。

小便闭结不通药不能效者

食盐一两温水调服，良久以指入喉中探令吐，一吐即通。

赤白浊不止_{淋病在溺窍，属胆肝；浊病在精窍，属膀胱。}

莲须　黄连　黄柏　益智　砂仁　半夏　茯苓_{各一两}　猪苓_{二两}　甘草_{二两}　为丸，水下。

便下脓血

乌梅一两去核，烧为末，每二钱茶调服。

酒积酒毒下血

栀子焙干为末，新汲水调服二钱。

又方

酒煮鲫鱼常食。

粪前下血

石榴皮醋炙，研末，每服二钱，茄梗煎汤下。

粪后下血

艾叶同生姜煎浓汁，每服一杯。

又方

用鸡冠花并子炒，煎服。

又方

乳油发、侧柏叶、鸡冠花俱烧末，酒调服。

水泻不止

黄瓜叶捣烂，调米汤下，即止。

又方

高粱子炒焦，熬水服。

又方

白糖调热烧酒服，立止，若腹痛不可用。

又方

车前子　泽泻　厚朴姜汁炒，各一钱　为末，滚水调服，立止。

尿床

猪尿胞一个，猪肚一个，糯米一茶杯，先入尿胞内，再将尿胞入肚内，同五味三钱煮食。

五更溏泻一二次经年不愈方

五味子二两　吴茱萸五钱，汤泡　共炒为末，每服二钱，米汤下。

玉露霜

老人脾泻最宜五更泻是脾泻。

白术二两，炒　陈皮两半　莲肉　薏仁各四两　糯米　陈米　绿豆各三两，炒熟　加糖霜一斤，为末，每服一烧酒杯，滚水调服。

烧枣丸通州马荆襄传

治泄泻不止，虽至面黑气息奄奄者，亦立效回生，并治五谷不化。

沉香　木香　公丁香　花椒　官桂　干姜　砂仁　赤小豆各等分　研为末，煮红枣肉为丸，仍以红枣肉包之，再以面裹煨熟，须看火色，俟黑烟转为蓝烟即取出，米汤送下。

萃仙丸

专治遗精。

沙苑蒺藜八两　莲须　芡实　山萸肉各四两　枸杞　川断　覆盆子　杜仲　菟丝子各二两　龙骨五钱　金樱子膏十两　蜜五两为丸，每服五钱，清晨盐汤送下。

无梦遗精

韭菜子一两，炒，研　每酒服二钱，并治白浊、盗汗。

梦泄

雄猪肚一个　杜仲半斤　线缝固，煮烂去药，连汤食尽，并治腰疼神效。

男子阳强，茎中掣痛，挺胀不堪

甘草梢□①两　黑豆一碗，煎汤服，此方兼能解百药毒，解毒

①　□：剂量脱失。

69

用全甘草。

男子强中

阳强不倒，精自流出名曰强中，不急治之必发大疽而死。

阳盛实热，服生地、黄柏、知母、龙骨加大黄；若胃虚食少者，服黄柏、甘草、缩砂仁，病去后宜服补药。

阳痿不举

取屋檐雄麻雀和蛇床子捣丸，临事酒吞，神效。

又方

母猪腹内子肠新瓦焙干为末，每服一钱，烧酒一盏送下，每服可管一月。

又方

大附子一个，重一两五六钱者　鸦片五分　硫磺末二钱　穿山甲二片，炙黄，同硫磺为末　将附子开一孔，剜空入三味于其内，用好酒半斤，将瓦罐盛，贮入附子，用绵纸封罐口，文武火煮，将干取出，捣如泥成膏，上膏药时入麝香三厘贴脐上，应验无比。

周 身 部

吕祖铁拐杖

白茯去皮，乳拌　天冬去心　熟地炒　各一片为末，蜜丸，每服三四钱，酒下。除百病，易容颜，如童子须发不白，身体不倦。

半身不遂

金凤花四五两，泡甜酒服，十日即愈。

满身麻木

楝树子烧末，每服三五钱，黄酒下即止。

中风不省人事

柏叶一把　连根葱一把　打细，入无灰酒一大杯，煎去渣，温服。

中风不语

龟尿点少许于舌下，即出声能语。以镜照龟，其尿即撒。

疟疾

生姜汁入砂糖少许，碗贮，露一夜，清早东方未明时向东饮之，勿令人知。

又方

向东桃叶七片　白酒半碗　和蒸，露一宿，私取向东饮之，俱屡试有验。

久疟

牛膝煎汤频服。

邪气疟

黑牛尾烧末，酒服一茶匙，一日三服。

虚寒久疟

黄狗肉和五味子食。

双单疟

常山、草果、当归、打碎入脐中，即愈。

脾寒摆子①

牛膝根二两　烧酒泡服，渣打烂包手脉筋上，男左女右。

又方

红车前草煮酒服。

疟疾良方

枳壳　厚朴各二钱　陈皮　砂仁　法半夏　焦山楂　神曲
谷芽　麦芽各一钱　常山五分，酒透过　姜枣引，空心凉服。

疟久不愈者，用此截之初起不可用截法

常山三钱　草果　槟榔　知母　贝母各一钱　乌梅二个　姜三
片，枣二枚，半酒半水煎，未发前二时冷服，热服则吐。

截疟七宝饮

治久疟不止，脉浮大者脉沉细禁用。

常山　草果煨　槟榔　青皮　厚朴　陈皮　炙草各三钱，未
发先一时服。

三日或间日疟二三年不愈者

一服即愈，屡验如神。

当归　半夏各五钱　常山　槟榔二钱半　红枣半斤，去核　好酒
一斤，井水一斤，同药入砂锅内煮烂，露一宿，次日清晨将药、
枣微温服，连枣作几次吃完即愈，忌鸡肉、鸡蛋一月。

截疟神方仪徵杨赓起军门家传秘方

青蒿四两　青皮一两　川贝七钱　槟榔　厚朴　神曲　半夏各
一两　甘草二钱　共为末，姜汁为丸，朱砂为衣，未发前三个时
辰，每服三钱，姜汤、白汤俱可下，勿经妇人手。一方去甘草加

---

　　① 摆子：疟疾，俗称"打摆子"。

72

常山五钱亦效。

又膏药方

生姜四两捣极烂如泥，牛胶三两，将胶熬化投姜泥内搅匀，先以生姜大块遍擦背心上下，剪布一长块如背脊之宽长，将膏摊上贴之，即愈。

疟疾

狗蝇①七个，黄蜡皮子包，临发时凉水送下。

又方

黑枣去核，同姜研成圆子，临发时开水送下。

久疟不愈，腹中结块名疟母

鳖甲醋炙　白术　黄芪　川芎　白芍　槟榔　草果　厚朴　陈皮　甘草等分　姜、枣、乌梅引。

筋骨挛痛

羊胫骨浸酒，常服。

骨节风痛

松节二十枝、酒十斤，浸三日，每服三四杯，日四五服。

黄疸初起

杨柳枝煮浓汁服。

治三十六黄

茵陈蒿一把同生姜捣烂，于胸前日日擦之。

---

①　狗蝇：一种寄生狗体的虱蝇，可入药。宋·周密《齐东野语·小儿疮痘》："小儿疮痘……用狗蝇七枚，擂细和酷酒少许调服。"明·李时珍《本草纲目·虫二·狗蝇》："狗蝇，生狗身上，状如蝇，黄色，能飞；坚皮利喙，嗷哑狗血。冬月则藏狗耳中。"

黄沙走胆①

老丝瓜烧灰冲酒服。

又方

黄刺果②根煨水酒服，神效，服后须食肉以补之。

夜出盗汗

桑叶研末，米汤调服。

感冒风寒

白芷、陈皮、厚朴、桔梗、枳壳、川芎、当归、半夏、芍药、茯苓、苍术、肉桂、干姜、甘草，煎服，姜、枣引。

筋骨疼痛

浮萍草五钱　菖蒲　当归各三钱　泡甜酒服。

又方

铲下骡子蹄壳烧焦为末，酒服三钱，痛即止。

周身发痒

胡麻子　威灵仙　何首乌　石菖蒲各三钱　甘草一钱　泡酒服。

风湿麻木

当归　白芍　熟地　川芎　白术　荆芥　防风各二钱　煎服，

---

①　黄沙走胆：以消瘦乏力、身目发黄、腹大如鼓、时常使人暴病而亡为特点的肝病。《四川百草堂验方抄本》："黄痧走胆周身黄，金钱草是救命王，炕干为末冲甜酒，草药更比官药强。"

②　黄刺果：金樱子之异名，为蔷薇科植物金樱子的干燥成熟果实，味酸、甘、涩，性平，归肾、膀胱、大肠经，功能固精缩尿、涩肠止泻，用于遗精滑精、遗尿尿频、崩漏带下、久泻久痢。

酒饮。

骨瘘

何首乌一斤　牛膝半斤　蜜为丸，每服五钱，酒下。

转筋霍乱

令人以温水蘸手拍打手弯、腿弯数十下，有青红脉突起，或针刺其上，出黑血即止。

霍乱方

高粱扫帚上穗子连梢一大把，煎汤温服，立愈帚宜用有穗者。

又方

藿香叶　陈皮各一钱　水煎服。

简便痧方

患痧大抵腹痛，亦有并不痛者，但昏沉胀闷莫可名状，医未能识，急取田中生芋艿①洗嚼，如非痧则生涩难食，若是痧则甘美异常，再食一枚脱然起矣，屡验，腹痛者同治。

阴症神方即阴痧症

白明矾一钱　胡椒二分　芒硝一分　为末，盐、醋调和，摊男左女右手心，紧合阴处，盖暖，出汗即愈。

绞肠痧腹大痛

透生明矾三钱，用开水半盅、井水半盅和服，即止。

又方

先自两臂捋下，令恶血聚于指头，针刺手指近中处一分半，

---

①　芋艿：芋头之异名，为天南星科植物芋的根茎，味甘、辛，性平，归胃经，功能健脾补虚、散结解毒。《药性切用》载："生捣，泻热解毒，熟食甘美充饥。"《随息居饮食谱》谓："生嚼治绞肠痧。"

血出即安。

霍乱吐泻

治法甚多，然有寒热二症，多未分别言之，万一误用杀人多矣！仓促犯此，脉候未审，切勿轻投偏寒、偏热之剂，惟饮阴阳水为最，开水一盅、井水一盅，和饮最效。

霍乱上吐下泻

糯米粉一合　水二杯　淡竹沥一杯　调，顿服。

又方

盐梅煎水频饮，或陈艾一把水煎服。

又方

梁上倒垂尘，开水冲，澄清食之。

霍乱干呕

薤①一把，水煎服。

霍乱吐泻，四肢逆冷

黄牛屎半块，水煮服。

霍乱腹痛

大蒜涂足心。

又方

枣一枚　木瓜五钱　桑叶三片　水煎服。

又方

桃叶三把，水煮，作两次服。

---

① 薤：薤白的象形字。翁辉东《潮汕方言·释草本》云："薤之为物，豆白如葱，三片成束，古制字薤，肖其形也。"

路中中暑

大蒜和路上土研末，井水调服，下咽即醒。

又方

扁豆叶汁饮之立效。

自汗盗汗醒出为自汗，阳虚；睡中为盗汗，阴虚

五倍子或何首乌研末，津调涂脐中，布带缠之。

又方

治自汗，浮小麦二钱，米汤调服，代茶亦可。

又方

治盗汗，韭菜四十九根煮汁，卧时顿服。

附扑汗法

白术　藁本　川芎各一两半　米粉半斤　为末，袋盛周身扑之，治汗出不止。

又方

龙骨、牡蛎、糯米为粉，扑之。

阳虚自汗

牡蛎煅　炙芪　麻黄根根能止汗，各一钱　浮小麦百粒　煎服。

阴虚盗汗

柏子仁去油，二两　人参　白术　半夏　五味子　牡蛎　麻黄根一两　麸五钱　枣肉丸，米汤下四钱，日三服。

自汗

黑豆磨成浆入锅内熬结成皮，每一二张用浆送下即效，吃黑豆浆亦有益。

盗汗

鸡蛋五个，将壳轻轻敲破，勿破内之白皮，浸童便内一昼夜，用冷水渐渐细火煮熟食之，二次愈。

又方

莲子七个　黑枣七个　浮麦一合　马料豆①一合　水煎服，三次全愈。

玉屏风散治自汗。

黄芪炙　防风各一两　炒白术二两　为末，每服三钱。

中风、中痰、中暑、中气

生姜汁一杯，童便和，灌下。

气虚浮肿

香附子一斤，童便浸三日，焙干为末，作丸，每服三钱，米汤送下。

痫疾俗名猪婆疯

朱砂　雄黄各二钱　天竺黄五钱　胆星一两　麝分半　共为末，先用麻黄、甘草、款冬花各五钱煎汁，去渣熬成膏后，下前药末和为丸，如芡实大，每服一丸，薄荷汤化下。

羊痫风

甜瓜蒂七个，研细　白矾一钱　无根水调，送下痰即止，过五日再服一次，愈。

羊头风俗名羊纤风

黑羊屎焙为末，每一钱，糖汤下。

----

① 马料豆：野黑豆之异名，味甘、性微寒，功能补益肝肾、健脾利湿、解毒。

猪羊等风发之昏倒，不省人事

鳔胶切片，微焙　杭粉焙黄　皂矾炒红色，各一两　朱砂三钱，另研　为末，每服三钱，酒调。

失心癫狂

真郁金七两　白矾三两　为丸，每服三钱，白汤下。

狂跳邪语

陈细茶　白矾各三钱　饭捣为丸，朱砂一钱为衣，发时服三钱，水下。

伤寒仙方 不拘男女老少皆宜

元参三两二钱　水煎热服，被盖出汗而愈，小儿减半，初起者用之。

人瘟家不相传染方

雄黄研细，水调，以笔浓蘸入鼻窍中，与病人同床亦不传染，神方也。

祛邪散

治癫邪恶候

生白矾三两　黄丹半两　为细末，于瓦上烧一伏时，每服半钱，乳香汤下。

黄疸尿赤

头发烧灰，水服一钱，日三次。

黄胖病

马兰头①根杵汁半碗,冲酒服之,每日一服,半月即愈。

黄疸取黄法屡验

扛连纸②一张,裁为四条,笔管卷如爆竹式,将一口用糊粘固,外用黄蜡一两溶化,将纸筒四围浇匀,勿使蜡入内。令患者仰卧,将蜡筒套在脐上,再用面作圈护住筒根,勿令倒,勿令泻气,筒头点火,烧至筒根面处剪断,另一筒再点,看脐中有黄水如鸡蛋清者取出,轻者熏四五筒,重者二七筒,或七七筒,总以取尽黄水为度,神方也。

黄疸如金

晴明天气清晨,勿令妇人、鸡、犬见,取东引马兰头根细如箸、若钗骨者一握,切细,水一升煎,空心服,服三五日,其黄离离如薄云散开,百日方能平复。黄散动时,可饮酒一杯则更易散。忌热面、猪、鱼等物。

十种水病,肿满喘促不得眠

蝼蛄五枚　即北人呼为拉拉呼者,焙干为末,以饭汤调半钱服,二日进一服,渐渐加至一钱,以小便通为妙。

水膨方百发百中,可除患根

红芽大戟一两, 杭州者佳　连珠甘遂　芫花醋炒　淡泽泻各一两

---

① 马兰头:马兰异名,为菊科植物马兰的全草或根。味辛、性凉,归肺、肝、胃、大肠经。功能凉血止血、清热利湿、消肿解毒,主治吐血、衄血、黄疸、水肿、淋浊等。

② 扛连纸:又名青丝扣、将乐纸。产于福建将乐县,该纸制作精细、光润幼洁、坚实洁白,以经久不碎不蛀见长,宋元麻沙版图书用此纸长达200年。《将乐县志》载:"将乐纸,清初即已运销江右、湖广等地。"

葶苈五钱，另研　先将前四味研末，后加葶苈和匀，酒煮，糊为丸，每二三钱，其药引汤液俱先夜煮好，候用，次日五更空心服。第一日煎商陆汤送下，取黄水；第二日煎灯心汤送下，取黄水；第三日煎麦冬汤送下，取腹水；第四日用田螺四枚煎酒送下，取腹水；第五日用大鲫鱼二尾煎酒送下，取五脏六腑水，皆尽；第六日木通汤送下；第七日栀子汤送下，膨消肿散。忌食盐、酱、房事，再服善后之药，七日毕，方服盐、酱法。

开盐酱服药方

赤芍　白术　白苓　泽泻各等分　研末，鲜鲫鱼一尾去肠肚，入盐、麝少许，将药入鱼腹焙干为末，每服二三钱，僵蚕汤送下。

治水臌验方

裕州庠生龚方遂云：水臌者，乃寒茶、冷水积聚所成，溢于皮肤是为。水臌非外感风寒乃内因脾胃虚寒也，惟攻去积聚，使水从大便出，则小便利而病去矣，补益之药只可随使，于病愈之后断不可遽施，正病之时此屡验之论也。

雷音丸

治水臌神效。

巴豆二两，去仁取皮，可得皮三四钱，微炒黄色，万不可用仁一粒　蓿砂仁一两，炒　大黄二钱，半生半熟　干姜三钱，炒黑　木香三钱　牙皂角二个，去筋，炒　甘遂一钱五分　共研末，蜡醋打面糊为丸，如绿豆大，锅底烟煤烧杂草者佳为衣，每早姜汤空心下三四十丸，每服可泄水一二次，日服日泻日消，大便渐实，小便渐长，服至水尽为度。但须量人老、少、壮、弱泻之，多寡加减药之丸数，兼治酒积、食积俱获奇效，尤宜戒盐酱一百日，甘遂与甘草相反，忌同用。

水肿秘方

田螺四枚，去壳　大蒜头五枚，去衣　车前草三钱，用前子亦可
同捣为膏，作一饼覆脐中，用手帕缚之，少刻小便利且多，水从
小便而消矣。

气膨气蛊

白萝卜汁浸砂仁，炒干，连浸连炒数次后将砂仁为末，每服
一钱，米汤下，数次愈。

中满臌胀

陈葫芦瓢三五年者一个，以糯米一斗作酒，待熟，以瓢于炭
火上炙热，入酒浸之，如此三五次，将瓢烧存性研末，每服三
钱，酒下神效。

消滞丸东平展子明传

治一切酒食、痰胀、肿痛、积聚、痞块、癥瘕，此方消而不
响，响而不动，药品寻常，功效甚速。

黑丑　南木香醋浸，各二两　五灵脂　槟榔各一两　共为末，
醋丸，每服一钱，渐加至二钱，姜汤下。

杂 治 类

夜多噩梦

卧时将鞋一仰一覆，则无噩梦。

预禳①时疫

立春后庚子日，煮蔓菁汁即诸葛菜②，举家并服，可免时疫。

又

六月六日采马齿苋晒干，元旦日煮，盐、醋腌食，一年免疫。

又方

马骨一块装红布小袋佩之，男左女右。

嗜茶面黄

食榧子七个以面色改为度。

断酒不饮

地蚕③焙为末，温酒调服，永不好饮。

又方

白母猪乳饮之。

食瓜果过伤

即以瓜果之皮解之。如过食西瓜，即以西瓜皮煎煮汤；如过食荔枝，即以荔枝皮煎汤解之，诸果同此。

食酸齿软

嚼核桃解之。

---

① 禳：音"瓤"，ráng。去除，《荆楚岁时记》："采艾以为人，悬门户上，以禳毒气。"

② 诸葛菜：芜菁之异名，又名蔓菁。唐·韦绚《刘宾客嘉话录》："三蜀之人，今呼蔓菁为诸葛菜，江陵亦然。"

③ 莞花：芫花之异名。

竹木刺入肉

牛膝嚼烂，厚敷即出。

又方

蝼蛄捣烂涂之，其刺即出。

治鼠害

椿树叶　冬青树叶　丝瓜根、叶　四季烧烟熏于室中，鼠悉避去。

治蛟虫

鳖甲打碎，土炒　莞花①　苦参　藜芦　川乌　为末，枣肉和作大丸，每夜烧一丸。

治臭虫

青盐煎水浇洗床帐，臭虫永绝。

又方

蟹壳烧烟熏之。

又方

木瓜切片铺席下。

治猪牛时症

皮硝　青矾　雄黄各一钱　冰片二分　麝香一分　为末，竹管吹鼻中。

又猪瘟症

牙皂　细辛　花椒　雄黄　白芷　朱砂　苍术　为末，吹入

---

① 地蚕：蛴螬异名。《本草纲目·虫部》："断酒不饮：蛴螬研末，酒服，永不饮。"

鼻中，加麝香不宜灌。

又牛瘟

枇杷叶、十皮①去毛　韭菜　青木香　金银花　煎灌，奇效。

验痨病有虫否

乳香烧烟熏病人手，男左女右，以袖帕掩手上，良久有毛从掌中出，白者易治，红者难治，黑者不治，无毛者非虫症。

误吞豆入气嗓

土狗数个，打烂敷外喉肿下，其豆自出。

痣疮②

酸干水③煨、滚，入韭菜一大子，洗即愈。

又方

茄根煎汤，日日点洗。

救火灭方

左手捏三山诀，持鸡蛋一个，右手捏剑诀向蛋上，将咒语默念空写七遍，即投之火中，自灭。一个不灵，连用七个即灭，咒语曰：敷施发润天尊。

烟熏欲死

生萝卜嚼汁咽，立爽。

食物醋心

嚼胡桃肉，姜汤下，立止。

---

① 十皮："十"当为"实"之误，十皮指枇杷果实的皮。
② 痣疮：痔疮。
③ 酸干水：酸泔水。

贪食茶叶、壁泥、木炭、石灰、生米等物

此症皆属有虫。

炒芝麻一碟，拌雄黄末三分，初服白汤下，三日后只吃芝麻，半月而愈。

颊车开不能合

醉饮，睡中用皂角末吹鼻，嚏透自合。

远行两脚肿痛，用之可行千里

细辛　防风　白芷　草乌　为末，掺在鞋底内，行路再不作肿。

皮衣生虫

用硫磺末撒入毛内，断不生虫。

又方

焰硝①撒入亦不生虫。

又方

砂仁末置皮毛内，俱不生虫。

又方

凡皮毛衣物于不用之时即用衣包，紧密包裹无令透风，自不生虫。

治汗斑

轻粉五分　密陀僧　硫磺　雄黄　蛇床子各二钱　为末，醋调，搽患上。

又方

密陀僧　雄黄为末，各一钱　以生老姜蘸末擦患上，立愈。

---

① 焰硝：芒硝之异名。

鬼击欲死

乌鸡血滴口中令咽，仍破开此鸡，贴于心坎，冷乃弃之路旁，将鸡血涂心坎亦甦。

又方

雄黄末吹鼻中，或醋滴鼻中。

简便良方卷之一补遗

补　　遗

七厘散费中堂刊施此方

专治金刃、跌打伤损、骨断筋折、血流不止者。

先以七厘散冲烧酒服之，量伤之大小复用烧酒调敷。如金刃过重或食喉割断不须鸡皮包扎，即以此药掺之，定痛止血立时见效。此方得自军营，实有起死回生之功，价廉而功大，用以救人功德无量，居官者尤宜预制收贮，救一人之生即全两二人之命，而案牍之烦亦可省矣。

朱砂一钱二分　麝香　冰片各一分二厘　乳香　没药各一钱半
血竭一两　儿茶一钱四分　红花一钱五分　共为末，瓦罐收贮。

跌伤打伤，手足断折

急以杉板夹住手足，不可顾病人之痛，必须急为扶正凑合妥当，倘苟不正，此生必成废人，故必细心凑合端正而后以杉板夹之，再用接骨之药，则完好如初。

方用羊踯躅①　大黄　当归　芍药各三钱　丹皮二钱　生地五钱　土狗十个　土虱②三十个　红花三钱　自然铜末一钱　先将药煎，后入自然铜末，调服，一夜骨合而愈。

---

① 羊踯躅：闹羊花之异名。
② 土虱：又名地虱、土元、地鳖虫、土鳖虫。性味咸、寒，有小毒，归肝经。功能破瘀血、续筋骨，用治筋骨折伤、瘀血经闭、癥瘕痞块。

中蛇虫毒

身必直撺，舌必外出，眼必细开一缝。用雄黄一两研末，入水飞过，取水一碗加食盐少许，炖滚，灌之，以鸭翎探吐，必吐出恶痰碗许而愈。

治砒信毒

如初服未久，毒未入脏，急用生甘草三两煎汤，加羊血半碗和匀，饮之立吐而愈；若饮之不吐，砒毒已入于脏，速用大黄二两　生甘草五钱　白矾一两　当归二两　水煎汤数碗，饮之，立时大泻即生。

治虎伤

急用猪肉贴之，随化随易，速用地榆一斤为末，加三七根三两、苦参末四两和匀掺之，血即止而痛即定。

火烧汤泼

大黄　生甘草各五钱　当归四两　黄芪　茯苓各三两　荆芥炒黑　黄芩　防风各三钱　水煎服。

疯犬咬伤

取青砖上青苔和牛粪捶烂敷之，先于伤处艾灸三壮，即愈。用蒜片盛艾于上灸之，再用酒下杏仁数十粒尤妙。

蛇伤灸法

用独蒜切片遮患上，艾灸三壮，再饮雄黄酒数杯。

孙真君乌须方

干桑椹一斤，饭锅蒸熟，晒干　生何首乌一斤　为丸，二味朝夕吞五钱，自然乌黑矣。

盖二味原是乌须之圣药，能日日服之，延生不老，岂特须发之黑哉！或少加白果尤妙，不必加熟地，药愈多，其功转不大效。首乌连皮用者取其皮引入人之皮毛耳，无椹用桑叶二斤可也。

岐伯曰：须白乃肾水枯、任督血干也。用地日汤最妙，兹又一方。

用桑椹半斤，取汁一碗，以骨碎补一两为末，浸之，晒干火焙亦可，再浸以干为度，再用生赤何首乌　熟地焙为末，各二两青盐一两　没石子①雌雄各四对长者雄②，圆者雌当归一两　各为细末，每日擦牙者各七七，左右各如数，一月之间即黑如漆。

盖桑椹专能补阴黑须，而又佐之熟地、首乌，岂有不黑之理，但苦不能引入须根，今妙在用碎补、没石直透齿肉之内，引入须根，此方所以巧而奇也无桑椹以桑叶一斤代之。忌萝卜，不可食。再用乌须补肾以通督任，则上下相资。

吾见长生不老岂仅髭髯有不重臻于少年之时乎，今并传之。

桑椹　生赤首乌切片，蒸九次为妙　南烛叶③各一斤　俱用饭锅蒸熟他铁锅不可蒸　熟地一斤　麦冬半斤　花椒去壳皮，二两，以四两取米二两　白果一两　白术一斤　为丸，久服，并且长生不老，无桑椹以桑叶代之。

雷真君曰：予有乌须二方。

一丸方用熟地　山药各二斤　白术　麦冬　桑叶各一斤　山茱

---

①　没石子：没食子异名，载于《海药本草》，又称墨石子、无食子。为没食子蜂科昆虫没食子蜂的幼虫寄生于壳斗科植物没食子树幼枝上所产生的虫瘿。味苦、性温，入肺、脾、肾经，功能涩肠固精、止咳、止血、敛疮。

②　者雄：底本原脱，今据光绪二年本补。

③　南烛叶：载于《开宝本草》，为杜鹃花科植物乌饭树的叶或枝叶。味酸、涩，性平。归心、脾、肾经，功能益肠胃，养肝肾，主治脾胃气虚，久泻；或肝肾不足，腰膝酸软，须发早白。

萸　黑芝麻各半斤　巴戟　白果各四两　为末，蜜丸，每日早晚各服五钱，加万年青六片更妙。

一煎方熟地　生赤首乌　桑叶各一两　白果二钱　黑芝麻五钱，炒，研碎　山药一两　万年青半斤　花椒一钱　水煎，加酒一茶杯，再加桔梗五分，早服头煎，晚服二煎，夜服三煎，四剂即黑如漆。二方同用，永不再白，气血虚者十剂必效。

乌须方虽多皆不能取效于旦夕，今有奇方，不须十天即为乌黑

熟地三两　何首乌三两，用生不用熟，用红不用白，用圆不用长　黑芝麻一两，炒　万年青二片　桑叶二两　白果三十个　桔梗三钱　为末，不可经铁器，为丸，每日早饭后一两，十日包须乌黑。

美须髯，润颜色

当归　川芎各一钱　白芍　何首乌各三钱　熟地四钱　白果五个　桑叶七片　水煎服。

此方妙在白果引至唇齿，桑叶引至皮毛，何首乌引至发髯，则色泽自然生华而相貌自然发彩矣。

面生粉刺

虽无大碍，然书生、娇女有此欠丰致。

轻粉　黄芩　白芷　白附子　防风各一钱　为末，蜜为丸，每日洗面时多擦数次，临睡时又重洗面而擦之，三日消痕灭迹。

眉落不生

桑叶七片　日日洗之，一月重生如旧，须落亦然。

心惊不寐非心病，肾病也

茯苓　茯神　熟地　山茱萸　当归　麦冬各三两　菖蒲三钱　远志二两　生枣仁一两　黄连　肉桂五钱　白芥子一两　砂仁五钱　蜜为丸，每服五钱，或酒或水俱可下。

终年头似痛而非头痛非风也，肾水不足而火邪冲之

当补肾而晕自除。

熟地　葳蕤①各一两　山茱萸四钱　山药　元参　川芎　当归各三钱　五味子　麦冬各二钱　水煎服，二剂愈。

健忘而又遗精

莲须　芡实　麦冬　生枣仁　当归　山茱萸各二两　山药四两　熟地五两　五味子　远志　菖蒲　柏子仁去油，各一两　为末，蜜为丸，早晚滚水送下五钱半料，两症俱痊。此方治健忘之功居多，有力者加人参尤妙。

见色思战，入门倒戈非肾病，心病也

熟地半斤　山药　山茱萸　茯苓　枸杞　白术各四两　肉桂　附子　五味子　远志　枣肉　柏子仁　杜仲　故纸各一两　麦冬　鹿茸一副　巴戟　苁蓉各三两　砂仁五钱　蜜为丸，服。巴戟最强阳而且止精。

见色倒戈

枸杞三两　熟地八两　黄芪五两　白术八两　肉桂二两　山茱萸　肉苁蓉各三两　巴戟　麦冬　覆盆子各五两　五味子一两　为末，蜜丸，每日半饥酒送下一两，一月后房事即改观，但不可传与匪人耳，或加附子三钱。

强阳不倒

岐天师曰：此症若用黄柏、知母二味煎汤饮之，立时消散，然而自倒之后，终岁经年不能重振亦是苦也。

用元参　麦冬各三两　肉桂三分　水煎服，即倒，他日仍可重整戈，再图欢合。

---

① 葳蕤：即玉竹。

阳痿不振

岐天师曰：此乃剥削大过，日泄肾中之水而肾中之火亦消亡所致。

用熟地一两　山茱萸四钱　远志　巴戟　苁蓉　杜仲各一钱　肉桂　茯神各二钱　枸杞三钱　白术五钱　水煎服，一剂起，二剂强，三剂妙，老人尤佳。

张真人曰：阳倒不举，方用熟地一斤　肉桂三两　覆盆子三两　黄芪二斤　巴戟　柏子仁去油　麦冬各三两　当归六两　白术八两为末，蜜丸，每白汤送下一两，自然阳旺坚强矣。

男女贪欢精脱而死或脱于男女身上，或脱于小便之时

人参多用为妙　附子少用　黄芪三两　熟地　麦冬各一两　五味子三钱　水煎服。

又方

人参不拘多少　附子三钱　白术　生枣仁各一两　菖蒲　半夏各一钱　服。

男女交感乐极精脱而死

切不可惊走下床，仍须抱住不可离炉，男脱则女以口哺送其热气，女脱则男以口哺送其热气，一连数十口，呵之则必悠悠然阳气重回矣，再以人参附子汤灌之。送气之法：先须闭口，提关元之气上来，尽力哺于口中，送下喉去，可救垂绝于俄顷。若贫者不能得参，急用黄芪四两　当归二两　附子五钱　水煎服，亦有生者。

又方

凡交感脱精用人抱起坐之，以人之口气呵其口，又恐不能入喉，急以笔管通其两头入病人喉内，使女子呵之，不必皆妻妾也，凡妇人皆可，尽力呵之，虽死去者亦能生，妙法也。

气喘、久嗽及肺痈

元参　生甘草　麦冬各一两　金银花八两　当归二两　水煎服，神方也，或加白芍三钱亦妙。

久嗽不已将成痨病，服诸补肺药俱不效当用服气之法

用童女十二三岁者呵其气而咽之，每日五更时令童女以口哺口，尽力将脐下之气尽送病人口中，病人咽下一口即将女子推开，不可搂抱在怀，恐动相火。每日只可咽一二口，自然服药有功，多则恐女子致病，且呵气时切戒不可动欲，欲心一动非特无益而又害矣。

老年服气秘术

凡人年至六十以上，气血渐衰，老病易出，草木无情之药，何济于事？即血肉之品亦不足以补其真阴凡人阳常有余，阴多不足，惟取无病童女十三岁以上者，搂卧察其呼吸之气，彼吸我则呼之，彼呼我则吸之，彼此往来，呼吸相应，则女子之元气真阴直透达于老人之脏腑而潜受其溉，萌于无穷矣。此服气之妙，不可思议，《易》所谓枯杨生稊①，正此义也。

齿落复生

雄鼠脊骨全副头尾余骨俱不用　骨碎补三钱，炒　麝香一分　熟地身怀之，令干，三钱　细辛　榆树皮各三分　当归　杜仲各一钱青盐二钱　各药俱不可经铁器，一经铁器则不验矣，各为极细末，鼠脊骨用新瓦焙干，不可烧焦，亦为末，瓷瓶盛之，每日五更时不可出声，将药擦在无牙之处三十六擦，药任其自然咽下不

---

① 枯杨生稊：稊，音"提"，tí；通"荑"，植物的嫩芽。枯萎的杨树又长出了芽，旧喻老人娶少妻或比喻老年得子，出自《周易·大过》："枯杨生稊，老夫得其女妻。"

妨，不可用水漱口，日间、午间擦之亦如前数更妙，一月而齿复生矣。

固齿神丹

雄鼠脊骨一副　当归　细辛　青盐各一钱　熟地　榆树皮骨碎补各三钱　杜仲二钱　为末，裹在绵纸成条，咬在牙床上以味尽为度，一条永不齿落矣。然药皆断不可经铁器。

头汗敛法乃肾火有余而肾水不足

桑叶一斤　熟地二斤　五味子三两　麦冬六两　蜜为丸，每服水下五钱。

每饭头汗如雨此胃火胜而非肾火也

元参　麦冬　天冬　生地各一斤　五味子　酸枣仁各半斤　为末，蜜为丸，每日白汤送下一两。

耳聋

孙真人曰：用珍珠一个，外用龙骨末一分，以蜜调之，丸在珠上，又用朱砂为衣，绵裹塞耳中，一月后取出，耳不聋矣。再服六味丸一料。

喉门肿痛，日轻夜重，痰如锯声非热症也

熟地一两　山茱萸四钱　麦冬　五味子　牛膝各三钱　茯苓五钱　水煎服，下喉一声响亮，火热俱消。

喉痛日重夜轻

山豆根　桔梗各三钱　半夏　甘草各一钱　一剂愈。

腰痛肾病也

杜仲一两　故纸五钱，俱盐水炒　熟地　白术各三两　胡桃二两为末，蜜丸，每服一两，饥时滚汤送下。

腰痛不能俯仰

单用白术四两，酒、水各二碗，煎饮，白术最利腰脐。

治腰痛如神

白术 薏仁各三两 芡实二两 水煎服。

吐红

孙真人曰：予有吐血神方，生地黄汁一碗，无鲜者用干者煎汤半碗 调三七根末三钱 炮姜灰五分 一剂即止，衄血亦可治。

治胆怯不敢见人

熟地一两 山茱萸 芍药 当归 茯神各五钱 柴胡 白芥子 生枣仁 肉桂各一钱 煎服。

治水泻

白糖调热烧酒服，立止。

治水泻不止

单用车前子一两，饮之即止。脾胃虚寒者，不用此方。

治痢疾以补正气为先，荡邪为后

油当归三钱 白芍二钱 枳壳 槟榔 甘草各一钱 水煎服。

疟变痢

党参 鳖甲炙，各一两 白术 白芍各三两 茯苓 当归各一两 柴胡 枳壳 槟榔各一钱 水煎。

阴虚脾泻岁久不止，或食而不化，或化而溏泄

熟地 山茱萸各五钱 五味子 车前子 肉桂各一钱 白术一两 山药三钱 茯苓四钱 升麻三分 水煎服。

下利不已，五更时泻四五次

熟地 茯苓 党参各三两 芍药四两 山茱萸二两 肉桂 附

96

子　五味子各一两　吴茱萸五钱　蜜为丸，每空心服一两，此方治脾胃两虚如神。

久疟连年，止而又发

熟地　何首乌　鳖甲　白术　当归各五钱　甘草　柴胡　半夏各一钱　肉桂五分　山茱萸四钱　水煎服。重补正而□①治邪也。

久汗

黄芪二两　当归一两　五味一钱　桑叶七片　水煎服。

怔忡不寐心血少也

人参　丹参　麦冬　当归各三钱　甘草　五味子　菖蒲各一钱　茯神　生枣仁　熟枣仁各五钱　水煎服。此方妙在生、熟枣仁而以诸补心之药为佐，盖枣仁生用使其日间不卧，熟用使夜间不醒也，何必虎睛、琥珀、丹砂②之多事哉？

---

① 　□：此处疑脱"轻"字。
② 　丹砂：原作"丹妙"，今据《石室秘录·卷一·正医法》改。

简便良方卷之二

女科大概

方中间有应用人参或以参须代之，无力者竟以党参代之可也。

夫男女者均禀天地之气以成形，成形之后男则气血俱足，女则气有余而血常亏也，至于受病，外感内伤之症未尝不同，但女则有调经、胎前、产后之治，此所以更立一科也。

谨按：经云：女子二七而天癸至，月事以时下，乃有期候，得其常候者为无病，可以勿药，苟失期候而或多或少，或淡紫或闭不行者，不可不调也。

调经种玉汤

当归身八钱　川芎四钱　熟地二两　香附六钱，炒　白芍六钱　茯苓　陈皮　吴茱萸　丹皮　元胡索各三钱　煎服。

若过期而色淡，加官桂、炮姜、艾叶；若先期色紫者，加炒黄芩，俱用生姜为引。经至之日服起，每日一服，经止不必服，即当入房必成孕矣。

种子要论

《素女》论云：男有三至，女有五至，如男至而女未至，女至而男未至，皆不能成孕。又如阳精先至，阴血后弅①，则精裹血而成女，阴血先至阳精后冲，则血开裹精而成男，故卜书云：阴包阳丹桂发芽，阳包阴红莲吐蕚。

---

① 弅：通"参"，《广韵·覃韵》："参，俗作弅。"

何谓男有三至？阳痿不举，肝气未至也，强合则精流而不射；举而不坚，肾气未至也，强合则精散而不聚；坚而不热，心气未至也，强合则精冷而不温，此男子所以无子。

何谓女有五至？交感之时，面赤而热，心气至也；目中涩涩微睍①视人，肝气至也；娇声低语，口鼻气喘，肺气至也；伸舌吮唇，以身偎人，脾气至也；玉户开张，琼液流露，肾气至也。五气皆至，阳施阴受，有子之道也。

凡艰于得子者，其咎男子亦有三焉：难精者无子，精冷者无子，势不及三寸者无子，此男子无子不治之证也，于妇女何尤？

又有一交即泄者，亦男子之病也，即孕育亦多女。

转女为男法

圣惠方云：妊娠三月取雄鸡尾毛三茎潜安妇人卧床下，勿令知之，食牡鸡②取精阳以全其天产也。

又法

妊娠三月欲男者，雄黄半两，绢袋盛好，挂衣内左边，取雄黄阳精以全其地产也。弓矢，《礼》以为男子之事；斧斤，《诗》以为治民之具，故欲求男子者，悬弓矢、置斧斤于寝床下，取阳刚之见于人事也。凡此四物皆阳类也，以阳招阳气类，潜通造化密移，冥冥之中则变女为男，信不诬也。

交接非时血出不止

青布同头发烧灰，棉花展③灰塞之。

---

① 睍：音"现"，xiàn。本指因为害怕不敢正视的样子，此处引申为眼半睁。《说文》："出目也，又小视也。"

② 牡鸡：公鸡。

③ 展：揩抹。

又方

雄鸡冠血涂，神效。

烂脚

白石榴花或石榴捣敷。

缠脚生疮

荆芥烧灰，葱汁调敷，先以甘草煎水洗之。

头发枯槁

木瓜浸油梳头。

发黄赤

羊屎烧灰，猪油涂，日三次，夜一次，发黑乃止。

发垢

鸡蛋清涂上，少顷洗去，光泽不燥。

无发

甜瓜叶捣汁涂，即生。

又方

柏叶阴干作末，和麻油涂。

妇人秃鬓

花椒四两，酒浸，日日搽之。

染发令黑

醋煮黑大豆，煎稠染之。

白发返黑

黑芝麻九蒸九晒，枣肉为丸，久服。

令发不落

榧子三个　核桃三个　柏叶二两　浸雪水梳头，永不落发。

100

令发易长

东行枣根三尺，横卧甑上蒸之，两头汁出，取涂发即易长。

妇人年少发少

蔓荆子　青葙子　莲子草①各一两　附子二片　头发灰一匙，要黑而长者烧灰　共为末，以酒浸，瓷器中封闭，十四日以乌鸡脂和，涂之，先以米泔洗发，然后敷上，数月生发一尺。

发落不生

生铁一块入猪油内煮汁，后以米泔水洗头，布揩令热，以猪油汁搽之，发即生。

面黑䵟②

李核仁去皮研细，鸡蛋白和稀蜜调匀，卧时涂面，次日米泔水洗去。

面上黑斑

苍耳焙为末，米汤调服一钱。

面黑黯

白僵蚕末水调擦。

粉滓面䵟

白僵蚕、黑牵牛研末，日日搽之。

面黑令白

鸡蛋三枚，酒浸罐内，紧封四七日，每夜以蛋白敷面。

---

①　莲子草：见《新修本草》，为旱莲草之异名。
②　䵟：音"敢"，gǎn。①同"䵟"，黑色，《玉篇·黑部》："䵟，黑色。"②脸上黑斑，《广韵·旱韵》："䵟，面黑，同䵟。"

101

令面色光华

三月三日收桃花，待干研末，七月七日取鸡血和涂面上，二三日则光华也。

悦泽面容

西瓜子仁五两　桃花四两　白杨皮二两　为末，食后米汤调服一匙，一日三服，一月面白，五十日手足俱白，无白杨皮或用橘皮。

面黑皮厚

羊胫骨末鸡蛋清调，每夜敷，早以米泔水洗去，二三日面白皮嫩如神。

抓伤面皮

香油调水粉擦之，一夕即愈。

肥胖不孕

川芎　白术　半夏　香附各一两　茯苓　神曲各五钱　橘红甘草各二钱　以米粥为丸，常服必受胎。

瘦弱不孕

天冬　麦冬去心　茯苓　菖蒲　地骨皮　智仁[①]　志肉[②]　枸杞各等分　人参二钱　为末，蜜丸，每服三钱，酒引，甚效。

年久无子

肉苁蓉　覆盆子　蛇床子　川芎　当归　菟丝子　白芍　五味子　防风　条芩　艾叶　墨鱼骨　牡蛎　用盐泥封煅，蜜为丸，早晚盐汤服，久自受胎。

———————

①　智仁：益智仁。
②　志肉：远志。

102

又方

二月丁亥日取杏花、桃花阴干为末，另择戊子日和井花水煎服一匙，一日三服。

性气多妒

取本妇月水布裹虾蟆，于厕前离一尺远，入地埋之。

数月而经一行

瘦人服川芎　半夏　白术　茯苓　陈皮　苍术　归身　香附　枳壳各一钱　炙草六分　姜引；肥人服苍术　香附各二两　姜汁为丸，淡姜汤下，每服四钱。

一月而经再行

归身　川芎　白芍　生地　柴胡　条黄芩　生甘草　黄连等分　煎服。

又

宜常服黄柏　知母等分　蜜丸，每三钱。

经行或前或后

白术　茯苓　炙草　当归　川芎　白芍　陈皮　丹参　香附　丹皮各二钱　姜、枣引。

经水将行腹痛

归尾　川芎　赤芍　丹皮　香附　元胡索各一钱　生地　红花各五分　桃仁五粒　水煎。如瘦人加黄连、黄芩；胖人加枳壳、苍术。

经水已行腹痛

白术　茯苓　归身　川芎　白芍　生地各一钱　炙草　木香各五分　青皮七分　香附一钱　姜、枣引。

瘦人经水来少者

归身　川芎　白芍　生地　香附　炙草各一钱　姜、枣引。

胖人经水来少者

陈皮　茯苓　归身　川芎　香附　枳壳各一钱　半夏八分　炙草五分　滑石三分　姜引。

经水来太多者

不问瘦胖皆热也。

归身　白芍　知母　生地　黄芩　黄连各一钱　川芎　熟地各五分　黄柏七分　煎服，兼服三补丸即黄连、黄芩、黄柏，蜜丸，水下。

经闭不行

四制香附丸主之。

香附一斤，杵净，分为四份，酒、醋、盐水、童便各浸三日，焙研，乌药八两共为末，醋糊为丸，白汤下。

经闭不行，骨蒸潮热，脉虚

白术一钱　炙草五分　归身　白芍　生地　麦冬　知母　柴胡　有汗加地骨皮，无汗加牡丹皮各二钱，竹叶引。

麦冬丸治女子经闭，形容枯槁。

杭麦冬十斤，熬成膏　何首乌半斤，黑豆蒸，再入人乳拌晒　熟地当归各四两　红花　鹿茸各五钱　共为末，入麦冬膏内，再加蜜和丸，每服三钱，渐加至五钱，黄酒、滚水任下。

经闭血枯等症神方

雄鸡一只煮熟去肉，取全骨一副，即嘴、爪俱用不遗，再用童便、姜汁、高醋各一大杯，将骨瓦上微火焙炒，陆续将三汁泡洒在骨上，仍留汁一少半，将骨打碎，又用香附米一两同再焙，仍将三汁陆续洒在骨上，焙之，俟骨酥脆去香附不用，将骨研末分作三服，黄酒调下，一服汗出，三服经行，神效之极。

月数行不断

陈莲房烧灰研末，每热酒服二钱。

经三四月不行或一月再至

当归、川芎、芍药、黄芩、山茱萸等分为末，酒调服。

经候一年不行，腹痛，寒热往来

白芥菜子六两为末，每服三钱，热酒下。

经水不通

石榴根向东者一把，炙干，水煎，空心服，再服效。

经行不止

红鸡冠花晒干为末，水煎，酒引，每服二钱，忌鱼肉荤腥。

又方

陈莲蓬烧存性，研末，每服二钱。

又方

生地黄汁同酒各一盏煎服，日二次。

又方

梅叶、棕榈皮烧为末，每服二钱。

未及三十日先期行经

血多、色红者，川芎、当归、生地黄、白芍、黄芩、黄连煎服；血多、色紫有块者，芎、归、地、芍四味加桃仁、红花服之；血少、色淡者，芎、归、地、芍、丹皮、地骨皮煎服。

已过三十日后期行经

芎、归、地、芍、桃仁、红花、香附、莪术、甘草、木香、木通煎服，外加真玉桂更妙，地黄宜生。血未来之先肚腹胀痛，乌药、砂仁、延胡索、甘草、木香、香附、槟榔煎服；若血后腹痛，白芍、桂枝、甘草、当归服之。

行经吐血衄血

未行之前，川芎、生地、白芍、黄芩、黄连、大黄、煎服；行经之时，生地、赤芍、丹皮、犀角磨水另入，煎服。

血崩

荸荠一岁一个，烧末酒服。

又方

老母猪屎烧灰，酒服三钱。

又方

菖蒲席烧灰，酒服二钱。

又方

甜杏仁黄皮①烧灰，空心酒服二钱。

凡血崩、心腹痛

蒲黄、五灵脂煎服，加醋引。

若再崩

地榆一两，醋和水煎，露一宿，温服立止。

赤白带下

韭根汁和童便露一宿，温服。

又方

白扁豆炒末，每服二钱，米汤下。

---

① 甜杏仁黄皮：指甜杏仁上的一层黄皮。《本草纲目·果部》："血崩，用甜杏仁上的黄皮，烧存性，研为末。每服三钱，空心服热酒送下。"

又方

鸡冠花晒干为末，每早空心酒下三钱，白带用白鸡冠，赤带用赤鸡冠花。

又方

旧毡烧灰酒引，每服二钱，白崩用白毡，赤崩用红毡。

又方

槿树皮二两白酒煎服，即愈。

忧愤呕血

柏叶炒末，每次米汤调二钱。

遗尿

雄鸡翅毛烧灰，酒化服一匙，日三服，效。

阴痒

蛇床子一两，白矾二钱，煎水常洗。

又方

桃仁研碎加雄黄末，以鸡肝切片粘药纳入阴户，夜间纳入，次早取出，痒自止。

又方

大蒜煎水洗。

又阴生疮如虫蛟

生桃叶打碎，绵裹入阴中，日三换，愈。

阴肿

菊花苗捣烂，水煎先熏后洗。

又方

艾叶、防风、大戟，煎水熏洗，再以枳实、陈皮炒热熨肿处，自消。

或阴肿生疮

枸杞根、蛇床子煎水常洗，神验。

阴痛

青布包盐熨之，内服逍遥散_{见集方门}

赤白带白浊

黄荆子①即杕②子者炒为末，酒调二钱。

又方

石菖蒲、櫋子③等分为末，盐、酒调下。

赤白带下及尿水不止如崩状

赤芍炒　黄狗骨头烧存性，二两　为末，每二钱酒调下。

又方

治白崩，棕榈烧灰　丝瓜烧灰，等分　为末，盐汤或酒下。

又方

治白崩，五月蚕砂炒赤，烟尽为度，糯米同为丸，或酒或米汤下。

---

　　① 黄荆子：载于《本草纲目拾遗》，为马鞭科植物黄荆的果实。味辛、苦，性温，归肺、胃经，功能祛风解表、止咳平喘、理气消食止痛。《草木便方》："养肝利窍，坚齿，聪耳明目，止带浊。"

　　② 杕：音"地"，dì。树木孤立的样子，《诗·唐风·杕杜》："有杕之杜，其叶菁菁。"此处代指黄荆树。

　　③ 櫋子：音"党"，dǎng。食茱萸之异名。为芸香科落叶乔木，具有特殊香味，果实入药，功能温中、燥湿、杀虫、止痛。《通志》："櫋子，一名食茱萸，以别吴茱萸。"《本草纲目拾遗》："櫋子，出闽中江东。其木高大如樗，茎间有刺，其子辛辣如椒，南人淹藏作果品，或以寄远。"

又方

治冷带及无子。

鸡子壳五两，烧灰　棉花子二两，煅令烟尽　为末，酒下三钱。

妇人血崩久不愈

鸡冠花子白者治血崩，红者治白崩，每服五钱，焙微枯黄，酒下。

又方

紫降真香末三钱　水煎，露半夜至鸡鸣时，热服，汗出愈。

又方

大蓟叶汁服半斤。

又方

贯众一个黄酒煎服，发汗立止。

子宫脂满不能孕育

启宫丸主之。

川芎　白术　半夏曲　香附各一两　茯苓　神曲各五钱　橘红甘草各一钱　粥丸。

妇人胃漕吐清水

生首乌炖肥鸡食，即愈。

吕祖鸾笔传治癥瘕屡验方

脐口朝天结成石榴无些微破损者，连枝蒂摘下一枚，新砂锅一个，新木勺一柄，多年黑好陈酽醋十斤，陆续入锅煮榴，用勺底擦滚石榴令其皮烂，俟醋完，熬至黑色如胶，榴渣尽化如膏起锅，预以羊血凝如块者盛瓷中，以箸挑药，醋滴于血上即透，至血底俱化为水，足验药力。即猪血亦可验试，病者叩首诚心鸣谢。吕祖陆续用醋化血，不拘多少服之，滚水化服亦可。

按：石榴体沉，其口多垂下，朝天者少，此方神异在用石榴，莫测其理。

癥瘕血块

生大黄切片一两，陈醋浸晒几次，研末，每服三钱，酒下。

赤白带无论老幼孕妇悉治

马齿苋捣烂拧汁三大合和鸡蛋清二枚，先令温热，次下苋汁，顿微温服，再服即愈。

又方

樗皮①两半　白芍五钱　良姜煅黑　黄柏煅，各三钱　粥丸，米汤下。

又方

白芷一两　海螵蛸二个，煨　胎发一钱，烧　为末，酒调下二钱。

受胎歌

受胎第一要调经，行尽经时正好谋，胞热胞寒皆不受，贪欢纵欲亦难招。

保胎歌

胎后分房养自专，内调外谨保胎安，戒除煎炒防胎热，好睡贪闲生产难。

胎前禁忌歌

胎神戊癸占床房，房内搬敲胎便伤，犯此安胎无别法，腐皮

---

①　樗皮：樗白皮的异名，又称臭椿皮。为苦木科植物臭椿的根皮或树干皮。味苦、涩，性寒，入大肠、胃、肝经，功能清热燥湿、涩肠止血、止带杀虫。

油煮吃多张。

临产歌

时当生产要安详，腹内初疼切莫恟^①，仰卧缓行胎自转，人声嘈杂免居房。

误认产期歌

从来足月乃全胎未满二百七十日断非正产，误把闲疼作产猜，可怜未满娘怀子，蛮在胎中逼出来。非死即夭

辨是产非产歌

未足月疼名试胎，痛而复止弄胎来若系正产腹痛一阵紧一阵，两般不是真生产，且自安心莫乱催。

正当临盆用力歌

小儿身转顶无偏头已顶产门，浆水流来紧腹疼一阵紧一阵，中指节边筋乱跳，临盆用力顺儿生。此时方可催其用力，一送即生矣。诊其尺脉转大如切绳转珠者，谓之离经，日中觉，夜半生，若腰痛甚，目中出火即生下矣。

临产交骨不开

当归一两　川芎七钱　龟版醋炙，一大片　女人头发一团，烧灰，要生过女人发　合酒调服亦下死胎。

又方

凡难产用石燕一对，两手各握一枚，胎立出。

横生逆产

令妇仰卧，缓缓托进产门内，只管安睡，自然顺遂，切不可听信接生婆用蛮法动手乱取，是自误也。药用当归、川芎各一两

---

① 恟：音"兄"，xiōng。恐惧，惊骇，《玉篇·心部》："恟，恐也。"

111

煎服，再睡一夜，自然生下。

妊娠预防时疾

鸡蛋二枚坠井底泥上，隔宿取出，吞之必无虞矣。

妊娠伤寒热症保胎法

井底泥、青黛、灶心土等分为末，涂于孕妇脐中三寸宽如，干再涂，可以保孕不伤。

孕妇癃闭，涓滴赤色

小茴香阴阳瓦焙存性，研服，每三钱酒冲服。

高坠跌触，腹痛下血

用缩砂仁不拘多少，熨斗盛慢火炒，热透去皮，为末，每服二钱热酒下，须臾胎动发热，胎已安矣，功最神效。

胎动奇方

阿胶　鹁鸽粪各三钱　同炒为末，滚水送下，即见红亦安，神验无比。

孕妇下血疼痛不止

家鸡毛烧灰细研温酒下三钱，少刻再服，以效为度。

妊娠猝惊奔走，跌磕腹痛下血

川芎　艾叶各一两　当归两半　阿胶二两　煎去渣，和生姜汁、生地黄汁、马尿各半合煎，温服。

胎漏下血，胞干，子母俱死，急救之

生地汁一升　酒五盅　同煎服。

又胎漏下血

白术五钱　熟地一两　三七根末三钱　水煎服，名止漏神丹。

妊娠三四月呕吐不食，此恶胎也祝老娘云：此子长大必不孝

生芦竹根一两　青竹茹　橘皮　前胡各四钱　大腹子　槟榔各一钱　每服四钱，姜引。

束胎丸出保命集

至神至妙，关防多少证候不可尽述，临月一日服起。

白术、枳壳各等分为末，荷叶包于灰火中煨过，连荷叶研烂，为丸，熟水下，每服四钱，临产住服。

胎动出血，产门痛

黄连为末，酒调一钱，日三服。

孕妇小便闭

不可用通利药，误用死不旋踵，仍服前束胎丸。

胎前心痛

食盐烧红，酒服一撮即止。

胎前腹痛

大红枣十四枚烧末，童便和服。

胎前腰痛

大黑豆一碗酒煮，每日空心饮之。

伤胎结血心腹痛

童便每日服二三杯。

胎前每食作呕

半夏、茯苓、厚朴、苏叶、川芎、当归、白芍，水煎二服，即止。

胎动不安

干荷叶蒂一枚研末，以糯米泔水一杯调服，即安。

又方

用梁上尘、灶额黑烟每服一匙，酒下。

又方

朱砂末一钱、鸡蛋白三枚，和匀酒服，胎死即出，未死即安。

受胎后腰腹常痛，宜防小产

阿胶、艾叶、川芎、当归、生地、白芍、杜仲，加葱白，酒引服之，止痛保胎。

堕胎小产滑胎

三月内谓堕胎，五七月内谓小产，常小产者谓之滑胎。

治小产用丝棉一两烧灰，入瓷罐内封口存性，热酒和滚水调灰，空心服，约计一月内服完，永不小产。

滑胎欲堕

熟地、白芍、川芎、当归、黄芪、人参、杜仲、续断、砂仁，酒炒服，安之。

无忧散

治妊娠身居富贵，口厌肥甘，忧喜不常，食物不节，既饱便卧致令胞胎肥厚，根蒂牢固，行动艰难，虑多难产，七八月可服无忧散则易生矣。

当归　川芎　白芍　枳壳　乳香各三钱　木香　甘草　血余即发灰，以猪心血和之，各二钱　共为末，每服二钱，水煎，日二服。

保产神方

当归　川芎　菟丝子各钱半　川贝母一钱　生黄芪　甘草　羌活　枳壳　蕲艾　荆芥穗　厚朴各八分　白芍一钱　姜三片，煎服。

凡妇人受孕二三月者，不论有病无病，每月可服三两剂，临月服七八剂，自能平安。又凡阴脱、胎滑、小产者，服之即安。又有横产逆生，六七日不下，或子死腹中者，服之即安。此异人所传，神效无比，珍之宝之。

又方 凡胎动、半产、难产者，并宜服之，保胎易产。

当归 川芎 芍药 黄芩各半斤 白术四两 为末，酒调，日二服。

胎上冲心

葡萄煎汤饮即安。

又方

弓弦紧腰即安。

胎漏下黄汁，或如豆汁，或滴血

炙黄芪二两 糯米一合 水煎服，神效。

孕妇病疟

柴胡 黄芩 知母 白术各二钱 炙草一钱 归身一钱 姜、枣引。

孕妇痢疾

当归 芍药 黄芩 黄连 白术 枳壳 白茯苓 陈皮 生地 生甘草各一钱 乌梅一个 煎，空心服。

子悬

胎气不和，心腹胀痛。

紫苏 陈皮 大腹皮 川芎 白芍 归身各一钱 炙草五分姜五片 葱白七寸 煎服。

子烦

心惊胆怯，终日烦闷。

麦冬　茯苓　黄芩　知母　炙草　生地各等分　竹茹一大团
水煎服。

子痫

忽然昏倒，醒而复发。

白术、茯苓、炙芪、炙草、麦冬、归身各等分，姜、枣引。

子肿

孕妇通身浮肿。

大腹皮　生姜皮　桑白皮　白茯皮　白术　紫苏各一钱　枣
引去核，水煎，入木香末二分服。

子气

两足肿大难行，脚指丫内有黄水流出，生子后其肿自消。

甚者服白术　白茯　陈皮　香附　乌药各一钱　苏叶　炙草
各五分　木瓜三片　姜引。

子满

腹大逼迫，坐卧不安。

白术　黄芩　苏叶　枳壳　大腹皮各钱半　砂仁连壳，五分
炙草二分　姜引，空心服。

子淋

孕妇小便涩少而痛。

木通　生地　黄芩　甘草梢　麦冬　赤芍各一钱　竹叶、灯
心引。

116

子鸣

子在母腹失脱口中所含肐胳①。

治法以豆一升撒地，令母屈腰拾完自愈。

又方

鼠穴中土一块令产母嚼之，即止。

又方

黄连浓汁时常呷之，即止。

孕妇外感头痛

川芎　当归各半钱　黄芩　白术各一钱　细茶二钱　姜引。

孕妇无故悲惨哭泣状若邪祟，此脏燥症也

甘草三两　小麦一升　大枣一枚　水六升煎三升，去渣分三服。再服竹茹汤，麦冬　茯苓　炙草各一钱　小麦一合　青竹茹一团　姜三片，枣五枚引。

孕妇八九个月忽然暴暗不语

非病也，子生之辰自能言，不必服药，莫信庸医图利。

孕妇下痢赤白，绞刺疼痛

鸡子一个，乌鸡生者为妙，就头作一窍，倾出清留黄，以黄丹一钱入鸡子内搅令黄匀，以厚纸包盐泥包固，煨，取出焙干为末，每服二钱，米饮下。

因房事触胎不安

归身　熟地　阿胶各二钱　炙草　砂仁各一钱　竹茹水煎，调男裤裆灰二钱服。

---

① 肐胳：肐，音"哥"，gē，同"胳"；胳，音"答"，dá。肐胳同"疙瘩"，此处指小球形或块状的东西。清·单南山《胎产指南》："孕妇欠身，或向高处取物，子在腹中失脱口中所含胳瘩故啼，曰子鸣。"

117

七情触动胎气不安

当归、白芍、生地、川芎等分，煎服。

跌扑触动者

当归　白芍各二钱　白术　黄芩　苏叶各三钱　炙草　砂仁各一钱　姜、枣引。

因犯胎神所占方位，胎动不安

亦用上方主之。

孕妇漏胎下血

白术、归身、白芍、熟地、艾叶、黄芩、黄柏、知母、阿胶、炙草各等分，姜、枣引。

孕妇损胎，血下不止或腹痛

阿胶珠一两　炙草　当归各一两　艾叶半两　鸡子二个　先煮归、艾、甘草，去渣，次入鸡蛋、阿胶，煎服。

漏胎

生地　熟地各二两　枳壳、白术煎汤调下一两，日二服。

孕妇从高坠下，腹痛下血

益母草　生地各一两　川芎　绵芪各一钱　每服五钱，姜引。

安胎方

蜜芪　杜仲　茯苓各二钱　黄芩三钱　漂白术一钱　阿胶珠一钱　甘草六分　续断钱半

下红加艾叶、地榆各三钱，阿胶多加，糯米百粒引。

又方

苎根二两　纹银五两　酒一碗，煎汁服。

又方

白术一两　熟地一两　煎服，胎即安，神效无比。

胡连丸，安胎圣药也

黄芩沉水者，四两　白术四两　莲肉　砂仁各二两　炙草一两
为末，山药五两作糊为丸，米汤下。

安胎

当归、川芎、白芍、贝母、菟丝子、羌活、枳壳、荆芥穗、
炙芪、蕲艾、甘草、厚朴、生姜三片。凡胎伤势将小产，再服全
安。

加味芎归汤

此方催生，及产后包衣已下，随服此药，永无血晕之患。

当归一两　川芎五钱　青桂二钱　凡催生只用此三味，水煎加
酒服。若预防血晕，加酒炒荆芥二钱，俟包衣一下即服，效经千
百，断不误人。

临产妙诀

忍痛慢临盆五字诀而已。凡生产不下，急扶上床仰卧，片时
儿自转身即能生下，母子保全，未闻尼姑、寡妇、闺女私胎生产
而死者，其忍痛有效可知矣。

难产

莲花一瓣上，写人字，吞之即生。

又方

鳖甲炙焦研末，酒服一匙，立下。

救儿足先下

急令产母正身仰卧，不必惊怖，却寻惯熟稳婆剪去指甲，以
香油润手，将儿足轻轻送入，又再推上，儿身必转直，待身转头

对产门，然后服催生之药，渴则饮以蜜水，饥则食以薄粥，然后扶腋起身，用力一送，儿即生矣。此在稳婆之良，若粗率蠢人不可用也，切不可针刺儿足心及用盐涂足，儿痛上奔，母命难保。

救儿手先下

法半同上，仍将儿手轻轻送入，再推上，摸定儿肩渐上，头顺产门后，进催生之药，其余一切如上，儿自下矣，勿用针刺、盐涂。

救侧生

亦令母仰卧，法仍如上，稳婆用灯审视，或肩，或额，或左，或右，务得其真，以手法轻轻扶拨令正，仍服药食如前法，起身用力，儿即下矣。

救碍生

令母仰卧，稳婆用灯审视，看脐带绊著儿之何处，仔细以手法轻轻取脱，服药食如前法，扶起用力一送，儿即生矣。

佛手散

催生之圣药也。

当归一两　川芎五钱　煎服。

开骨散

亦催生之妙剂也。

柞木枝一两　归身二两　川芎一两　煎汤服，亦开交骨。

易产法

密取孕妇寻常所着衣以冒①灶头及灶口，即易生，神验。

---

① 冒：盖蒙。宋·沈括《梦溪笔谈·活板》："蜡和纸灰之类冒之。"

催生秘方

路边东厕踏板上泥土，竹刀刮起，研筛去砂，加麝香少许，以米饭和丸如樱桃大，直候产妇痛甚时，顺取长流水送下，未至危殆尚不可服。

乌金散

催生及治横生、难产，此方救母子于顷刻。

百草霜 香白芷各一两 为末，每服三钱，童便、醋各少许调，更以热汤化下。

脱花煎

凡生产临盆此方最佳，并治难产经日不下，及死胎、包衣不下俱妙。

全当归一钱 正川芎三钱 上青桂二钱 牛膝一钱 车前钱半 水煎，加酒一杯服，若死胎不下并加芒硝五钱，气虚困剧者加人参二钱、附子二钱，无不下者，胜平胃散十倍。

生化汤

产下即服可免产后一切危急之症。此方与达生汤均系张孟深先生所立救苦良方，无论大小产皆用，奇效。

当归六钱 川芎四钱 干姜五分 桃仁五分 炙草五分 煎加童便一盅，服。

难产奇方

屡验。

生半夏、白蔹等分为末，每遇难产妇人急用此药末一钱酒送下，不论横生、倒产、胎衣不下，只一服无不下矣。

济生汤

治难产如神，俟腰痛即服则易生，即三四日未生服此自然转动，催生第一稳效。

枳壳　香附　大腹皮各二钱　甘草一钱　川芎四钱　当归五钱
苏叶二钱　水煎，空心服。

横产

蜜糖、麻油各半碗，煎至半碗，服之立下。

又方

用铁索、铁秤锤之类烧红，淬酒饮之，自顺，此方并治包衣
不下及产后血晕。

盘肠生未产时，肠出不收

生蓖麻子仁捣烂贴于顶心，内服补中益气汤，甚效，肠收速
去蓖麻子。

又

夏月用冷水喷产妇背上，即收上，冬喷其面。

死胎不下

看产妇面青、舌红则胎未死，母命难保；如产妇面赤、舌
青、腹冷则胎已死；若产妇面舌俱青，母子俱难保。

治死胎

黑毛雌鸡一只，去毛煮汤，用布蘸水摩脐，下自出，内服川
芎当归汤。

又方

灶心土三钱，水调服。

又方

黑大豆三碗，醋煎浓汁频服，立下。

又正治方

宜缓下者，川芎、当归各五钱，煎服；宜峻下者，苍术、厚

122

朴、陈皮、甘草加芒硝一钱，服即下。

胎死不下

利斧头烧令通红置酒中，待微温饮之，即下。

又方

朴硝二钱为末，童便调下。

又方

黄牛粪敷母脐，即下。

死胎不下及包衣来迟

用黑豆一升炒香熟，入醋一大碗煎汤，分三次服之，以手摩小腹，胞胎俱下。

又方

蜜一大杯以百沸汤调服，立下。

横生逆产，儿已死不下，惶惶无措，命在须臾者

皮硝五钱　熟附子钱半　好酒、童便同煎服，立下，百发百中。

又方

麦芽四两捣碎，水煎服，即下。

乡村僻壤无药之处，不幸遇难产、胎死、腹中包衣不下者

急觅花椒叶、香圆叶、柚橘叶、茱萸叶及生姜、紫苏少一二味亦可，浓煎汤一盆，俟可入手，令产妇以小凳坐盆上，浇汤淋其脐腹、阴户，气温血行，登时即产。

子死腹中，母亦将绝

伏龙肝一两，乃柴灶内正中土也　无根水调服即下。其土当儿头上戴出，奇效。或胎不下用好醋调土纳于脐中，再用甘草煎汤三四合服，即出。

又方

腊月兔毛烧灰，酒服亦出。

治横生难产，子母双全

龟版一具去两边飞边，好醋泡浸，在火上扫炙十数次，以板酥为度，研末，每三钱热酒冲服。

难产简便方

红苋菜、马齿苋煮食即生。

妇人难产三日不下者

密令本夫将自己阴毛剪下一半，烧灰冲酒。本夫手授与妇饮即生下，切勿令妇知之，屡验。

产妇胞水早行，胎涩不下

猪肝一具　白蜜四两　醇酒一升　共煎，分作二三服，缓缓服之。

治子死腹中，或孕两子，一子已死，一子尚活

服此令死者出，生者安，此方神效。

蟹爪一斤，打碎　甘草长二尺，炙　阿胶二两，炒黄为末　顺手取东流水五升，先煮蟹爪、甘草，取汁二升，入胶末，频频温服，人虽极困，撬开口灌入，下咽即活。

难产

蜀葵花子四十九粒为末，酒调服。

又方

桑树上蛀虫粪烧灰，顺手取东流水调服一二钱。

又方

杏仁一个和皮擘开作两片，写日月两字复合，用菜叶包，酒

124

吞下。

治难产或横或倒或胎死烂胀于腹中

生柞木枝二两　甘草半两　用顺流水三升，顺手取入砂瓶中煮药，用纸封口，煎至碗半令香，去渣。俟儿转身方可服，温服一盅便觉心中开豁，渐饮至四盅便下，更无诸苦，至验。

芸窗曰：予往往遇人难产，以八门遁法[1]令产妇向生门坐即产，古圣立法不可思议此法能知者少，当于奇门遁甲书中，照法行之可也。

包衣不下

蓖麻子二十粒打烂，贴妇足心，男左女右，即下，下即洗去。若肠脱出，将药放顶心，肠即收。

又奇方

鸡蛋清二个去黄，好醋和服，入口即下。

又方

水一碗煮猪膏二两至半碗，和脂服。

子死腹中，包衣不下

取本妇鞋底炙热熨腹上下二七次，即下。

又方

土狗一个煮水，灌下即出。

又方

取本妇之裤覆井上，包衣即下。

---

① 八门遁法：奇门遁甲是中国神秘文化中一个特有的门类，根据具体时日，以六仪、三奇、八门、九星排局，以占测事物关系、性状、动向，选择吉时吉方等。所谓八门指的是休门、生门、伤门、杜门、景门、死门、惊门、开门。

儿下，包衣不下

急用没药、血竭各一钱煎服，自下，免致上攻心胸。

又方

皂荚刺烧灰，一钱酒下。

又方

本妇手足甲烧灰，酒引服，即令有力妇人抱起，将竹筒于胸前按下。

又方

用麻线将脐带紧缚，以轻物坠住，庶带不缩入，然后将脐带剪断，过二三日包衣自缩小而下。

又方

酸浆草①吞其子即下。

产后肠出不收

麻油二斤炼熟，盆盛，令妇坐盆中，再炙皂角，去皮研末，吹鼻作嚏，立上。

又方

枳壳煎汤，浸，良久即入。

产门不闭

石灰二升炒黄，水一盆，投下，澄清，乘热熏之，自闭。

---

① 酸浆草：酢浆草异名，为酢浆科植物酢浆草的全草。味酸、性寒，入肝、肺、膀胱经，清热利湿，凉血散瘀，解毒消肿。《本草图经》："治妇人血结不通。"

又方

乌龟壳入干夜合草①于内，塞满，烧烟熏之即合。

产后血昏

烧漆器烟熏之；或铁秤锤烧热淬醋熏鼻。

又方

韭菜打碎入壶中，灌以热醋，令气入鼻。

产后腹痛

山楂子五钱烧末，水冲酒引服，立止。

产后筋挛，名鸡爪风

四物汤加柴胡、木瓜、桂枝、钩藤，煎服。

产后中风危急_{密云县牛兰山杨医传}

黑豆一茶盅　连须葱七段　先将豆焙至有烟时入黄酒一盅，共煎服，汗出即愈，广传此方莫大阴功。

又方

羌活　防风　当归　川芎　白芍　肉桂　黄芪　天麻　秦艽各一钱　姜、枣引，热服。

产后小便不止

厚肉桂一两　丁香三钱　为末，酒调作饼，放脐上即止。

产后大便不通

服此应验若响。

---

① 夜合草：疑为叶下珠。本品为大戟科叶下珠属叶下珠，生于山野埔园田坎路旁。味微苦甘、性凉、无毒，入脾、肺经，内服清热解毒散气去积，外用消毒退肿。

苏子　胡麻子各半合　研细，入水再研，取汁一碗，煮粥食之，解下结粪渐得通利，极验。

产后发热自汗、肢体疼痛，名曰蓐劳

黄芪一两　当归七钱　生姜六钱　羊肉一斤，煮汁去肉入药煮服有力者加人参。

产子气绝不啼

切不可急断脐带，急取小锅烧水以胎衣置汤中，频频用汤浇脐带，须臾暖气入腹即气回声发，若仓促断其脐带不可救矣。

产后子宫脱出

内服蜜芪三钱　炙草二钱　白术　陈皮　当归各五分　升麻柴胡各三分　姜、枣引。外用荆芥穗、藿香叶、臭椿树白皮等分锉细，煎水频洗，即入。

产后乍见鬼神

此去血大多之故，俗医呼为邪祟，误人多矣。

茯神　柏子仁　远志　当归　生地　炙草各一钱　桂心五分獭猪心一个　同煎，加辰砂一钱，食后服。如心下烦燥、狂言妄语、如见鬼神，此败血攻心，宜服当归梢　川芎　元胡索　蒲黄丹皮各一钱　桂心水煎　五灵脂一钱，研，另入。

产后气急喘促

急取鞋底炙热于小腹上下熨之，再服熟附子五钱　丹皮　干漆渣炒烟尽，各一两　为末，醋一升　大黄末一两　同煮成膏，和末为丸，每服四钱，温酒下。

产后面赤发喘欲死者

苏木二两　煎水一盏，入人参二钱，随时加减服，效难尽述。

产后头痛

川芎　当归各五钱　连须葱白五根　生姜五片　煎服。

产后血晕恍惚，如见鬼状

五灵脂六钱，半生半熟　为末，温酒调下，口噤斡开灌入，下喉立愈。用荆芥穗、童便调更妙。

产后子宫脱出

昔有老妇云：我昔受此苦，用酸豚草①俗名老鸦酸，又名鹁鸪饭，煎汤入瓶就瓶熏之，才熏收半，稍温下手洗即全收。

又方

浓煎羌活汤温服。

产后闭目不语

白矾末一钱熟水调下。

产后因寒气入产门脐下胀满，手莫敢犯，此寒疝也

生姜四两　羊肉半斤　煮汁服。

产妇曾用毒药下胎，药毒冲心

外证牙紧不言、手直，与中风无异，但脉浮而软，十死一生之症，若作中风治必死无疑，用生白扁豆为末，新汲水调下。

失笑散

治产后心腹绞痛欲死，或血迷心窍不省人事及寻常腹内瘀血，或积血作痛。又气血为病作痛之圣药也。

---

①　酸豚草：即龙葵，又名老鸦酸浆草。李时珍《本草纲目·草部第十六卷·龙葵》："龙葵，言其性滑如葵也……与酸浆相类，故加老鸦，以物异也。"明·张时彻《急救良方》："治产后子肠出不能收者……用老鸦酸浆草一把，煎汤才熏可收一半，稍温下手洗，并收而安。"

五灵脂　蒲黄各五钱　为末，醋一合调，熬，入水一盅煎服。

产后血不止

黑母鸡蛋三个，醋一杯、老酒一杯和煮服。

产后尿闭不通

陈皮去白为末，空心酒引服二钱，即通。

产后遗尿不止

鸡屎烧灰，酒引服一匙。

又方

鸡窠草烧灰，酒引服一钱七分。

乳汁不通

莴苣菜煎水，酒引服。

或

葱头煮汁常洗乳。

又方

鲤鱼一尾烧为末，每服一钱酒调下。

乳清少

死鼠一个烧灰为末，酒服一匙，勿令妇知。

又方

母猪蹄加通草煮汤饮。

乳汁自流

乃气血大虚，宜服十全大补汤方见集方门。

若乳太多，欲回其乳

红花、归尾、赤芍、牛膝服之。

130

若欲断乳

麦芽炒熟熬水作茶吃，自止。

乳吹时时出气有声

雄鸡屎取立起者五钱，以酒调服。

乳肿

马粪涂立愈。

乳头生疮

醋和梁上尘涂乳上。

又方

鹿角锉末，同甘草、生鸡蛋黄调作饼，放铜锅内炙热敷之。

乳疮肿痛

芝麻炒焦研末，以灯盏下油调涂。

乳汁不通

王不留行　天花粉　甘草各三钱　当归二钱　穿山甲炙黄，钱半　为末，猪蹄汤或热黄酒送下，乳如涌泉矣。

治无乳

牛鼻子作羹食，乳下无限。

通脉汤

治乳少或无乳。

生黄芪一两　当归　白芷各五钱　七孔猪蹄一对，煮汤去油入药，煎一大碗服，再服神效。

又方

猪蹄二只、通草五两煮汁服。

灸乳肿妙方

治乳内忽生肿痛。

用碗一只，内用粗灯草四根，十字排碗内，草头各露半寸，用纸条水湿贴盖碗内灯草上，纸与碗口相齐，将碗覆于肿乳上，留灯草头在外，将艾大圆放于碗足底内，点火灸之，艾尽再添，灸至碗口流出水气，内觉痛方住，甚者次日再灸一次，必消。

妇人乳痈

黄色瓜蒌一个　当归半两　生甘草五钱　乳香、没药各钱半，另研　皂角刺切，炒　酒三升，煮作三次服。

又方

瓜蒌子、忍冬叶各一两煎汁饮，立消。

又方

丝瓜子烧灰，酒调下，立效。

乳儿者乳忽肿痛

小赤豆为末，食后酒调服二钱。

治乳肿痛，未成脓

用蒲公英即春秋间开黄花似菊者，取连根带叶二两捣烂，用好酒半斤同煎，存渣敷乳上，酒热服，再饮白葱汤一茶盅催之，得微汗而愈。

又方

木香五钱　生地一两，打膏　同木香末作饼，量患处大小贴之，以熨斗熨饼上，自愈。

乳吹奇方

蒲公英、金银花煎水洗，渣打烂敷乳上。

下乳奇方

黄砂糖煎豆腐，不用油盐，下酒吃，两三日即有。

产后风寒

黑豆一茶盅炒焦，煮，甜酒热服。

乳隔并鼠疮以及各疮神方

黑细辛又名四疋马，研烂，烧酒送下，即效。

妇人乳吹

朱砂笔写十一地支于本妇所带簪上本命属辰不写，带之即愈，于初起时用之最妙。

乳痈奇方

掘芙蓉根打烂取汁，黄酒冲，带热服即睡，无不立消，其疼痛须忍，外即以此敷之。

乳肿硬敷药方

一妇患此诸药罔效，肿痛异常，此方治之，立效。院判汝敬吴公传此方。

用生山药不拘多少打烂敷之。

又方

蚯蚓粪醋调敷，立消。

乳头硬发热

漏芦　瓜蒌　橘叶　甘草节各一钱　青皮　通草各八分　蒲公英　金银花各二钱　煎服。

乳疮初起

牛屎和酒敷，即消。

又方

葱汁一碗顿服，效。

乳疮并乳头破

白鸡屎炒、研，酒服一茶匙，三服即愈。

牛蒡子汤

治乳痈、乳疽未成脓服。

陈皮　牛子　山栀　金银花　甘草　瓜蒌　黄芩　花粉　连翘　角针①各一钱　柴胡　青皮各五分　水煎，入酒一杯。

清肝解郁汤

治忧郁乳肿硬痛。

陈皮　白芍　川芎　当归　生地　半夏　香附各一钱　青皮　远志　茯神　贝母　苏叶　桔梗各八分　甘草　山栀　木通各六分　姜三片，水煎。

鹿角散

治乳痈初起但未成者。

鹿角尖三寸炭火内煅稍红，存性，研末，每服三钱，热酒调服。

回乳四物汤

治无儿吃乳，坚肿疼痛。

川芎　当归　白芍　熟地各二钱　麦芽二两，炒为粗末　水煎服，用脚布束紧两乳，以手按揉其肿自消。

---

① 角针：皂角刺异名。出自《本草衍义补遗》，功能消毒透脓、搜风、杀虫，用治痈疽肿毒、瘰疬、疮疹顽癣、产后缺乳、胎衣不下、疠风等。

妊娠有他病欲去胎方

瓜蒌 桂心各二钱 豉一升 煮服。

又方

附子一个为末，以醋调膏涂右足心即下。

又方

麦叶一升，白沙蜜一斤和，煮服，胎即出。

妇人欲断产方

蚕故纸①方圆一尺烧灰为末，酒调服，终身不孕矣。

妇人阴中生疮

黄丹、轻粉、五倍子等分为末，取卖肉布烧灰和前药，小绢袋盛纳入阴中，掺干，用荆芥薄荷柏叶汤洗，仍用前药，香油调涂。

妇人阴门痛

乌贼骨为末，酒调三钱下。

妇人脐下小腹连阴遍生湿疮，痒而且痛，大小便涩，出黄汁

马齿苋四两 研烂入青黛一两 再研，敷疮痛痒即止，仍服八正散。

妇人与鬼神交通，独言独笑，或悲或思或呕，谣恍惚

松脂三两，炒 雄黄一两，研末 上二味用虎爪搅匀，夜纳笼中烧之，令女裸坐笼上，被急自围，唯出头耳在外，三熏即断。

---

① 蚕故纸：蚕退纸异名。为蚕蛾科动物家蚕蛾卵子孵化的卵壳。味甘、性平，功能止血止痢、解毒消肿。

秦丞相灸法

凡狐魅神邪及癫狂症诸般医治不瘥者，以并两手大拇指，用绿丝绳急缚之，灸三壮，艾著四处，半在甲上，半在肉上，四处尽烧，一处不烧其疾不愈，神效不可量也。

妇人脚丫足底作痒湿烂

枯矾　石膏煅　黄丹为末，搽之。

妇人脏燥

平时悲伤好哭，自己不知其故，颠狂骂人如有鬼物附之。

生甘草三两　小麦一升　红枣十枚　水六碗煮三碗，分三次服，最效。

妇人乳悬垂过腹

当归、川芎。浓煎熏鼻，并自饮其乳汁，自渐缩上。

妇人阴挺

蛇床子五钱　乌梅九个　煎水熏洗。

又方

猪油调藜芦末敷之自消，内服逍遥散方见集方门。

乳痈乳岩

初如豆大，渐若围棋子，半年、一年、二三年不痒痛，渐大始生疼痛，日后肿如堆栗，或如覆碗，色紫臭烂，深如岩穴，犯此者不救，早早医治尚可痊愈。

妇人因怒左乳肿痛、寒热交作

以人参败毒散一剂表症已退，又以牛蒡子汤二服肿消而安本方及以下诸方俱见疮科门。

136

妇人忧思过度，久郁成劳，左乳结核如桃，年年似痛非痛，咳嗽生痰，身发潮热，脉微数而无力

　　先用逍遥散加香附、贝母十余服，咳嗽渐止；又以八珍汤加香附、丹皮、柴胡、远志十余服，潮热渐去；又以益气养荣汤加青皮、木香，两月余，胸膈得嗳气，饮食渐进，外肿以阿魏化痞膏贴之，半年而愈。

　　妇人左乳痛肿如覆碗，脉数有力

　　以托里消毒散数服，而胀痛针之出脓碗许，又以十全大补汤加香附十服而安。

　　妇人怒盛，左乳结肿疼痛，自服仙方活命饮二服，疼痛稍止，结肿不消，仍服清凉败毒之剂肿痛反甚，脉浮数而无力

　　乃真气虚而邪气实，非补不可，以益气养荣汤四服，其肿始高，寒热不退，又十余服，脓始溃，兼以十全大补汤，两月而痊，若非纯补未能愈也。

　　妇人左乳结核，三年方生肿痛，结肿如石皮，肉紫黑

　　此乳岩症也，医辞不治。

　　又一妇左乳结肿，或大或小，或软或硬，已半年，方发肿如覆碗，坚硬木痛，近乳头垒垒疙瘩，脉弦而数，肿反惨黑

　　气血已死，医辞不治。

　　又一妇溃肿如泛莲，流血不禁

　　亦辞不治，后果俱死。

凡犯此症，惟初生核时急用艾灸核头，待次日泡起，用铍针①针入四分，用冰蛳散条插入核内，糊纸封盖至十三日，其核自落，用玉红膏生肌敛口，再当保养不发以上各方俱见疮科门。

---

① 铍针：古针具名，九针之一，亦称铍刀、剑针。《灵枢·九针论》："铍针，取法于剑锋，广二分半，长四寸，主大痈脓，两热争者也。"是形如宝剑、两面有刃的针具，多用于外科以刺破痈疽、排出脓血。

简便良方卷之二补遗

补　　遗

产后水肿

面浮、手足浮、心胀乃气虚，不可作水湿治。

白术　党参有力者用人参　茯苓各二钱　薏仁一两　陈皮　萝卜子各五分　水煎服，多剂为妙。

产后痢疾兼呕逆危症

不必服药，只取田螺一个捣碎，入麝香一粒　吴茱萸一分，为末　掩在脐上，即不呕吐。若呕，既止速以当归一两　白芍三钱　甘草一钱　枳壳　槟榔各三分　煎服二剂，再以四君子汤调理。

产后中暑霍乱

当归二两　川芎一两　肉桂二钱　青蒿一钱　党参三钱，有力者用人参　水煎服。

产后忽感风邪，四肢厥冷

当归一两　党参两半　附子三钱　水煎。

产后忽然手足蜷卧，息高气喘，恶心腹痛危症

急用麦冬五钱　党参一两　白术三两　肉桂二钱　吴茱萸五分煎服，有力者用人参。

产后手足青、一身黑，此阴寒之最重而毒气之最酷不救之症

用白术四两　党参三两　附子五钱　当归一两　肉桂五钱　水

煎服，有力者用人参。

产后发狂，大汗亡阳

元参一两　麦冬二两　桑叶三片　青蒿五钱　水煎服，有力者加人参。

产后感冒风邪，大喘大汗

麦冬一两　元参五钱　桑叶十四片　苏子五分　水煎，有力者加人参。

产后感冒风邪，谵语不止，烦燥惊悸

当归二两　川芎一两　党参　炒枣仁各一两　麦冬三钱　竹茹一团　朱砂一钱　熟地五钱　水煎。

产后感冒风邪，口吐脓血，头痛欲破，腹痛欲死，又心烦

当归二两　川芎一两　党参二两　荆芥二钱　肉桂一钱　水煎。

产后感冒风邪，大喘大吐大呕

麦冬三两　白术　当归各一两　川芎三钱　荆芥一钱　桂枝三分　水煎服，有力者加人参，无力者加党参五钱。

产后大汗如雨，口渴舌干，发热而燥不可作伤寒治

党参　黄芪　当归各二两　桑叶三片　五味子二钱　麦冬五钱　水煎。

产后大便燥闭，身热倘用大黄下之或用降火之剂必死

用熟地二两　山茱萸　麦冬各一两　山药　丹皮各五钱　泽泻　白茯各三钱　五味子一钱　水煎，凡男、妇大便燥结俱治。

产后血燥成痨不治之症，宜于未成之初速速救之，万勿迟误

熟地　当归　黄芪　党参　麦冬各一两　鳖甲　山茱萸　白芍各五钱　白芥子一钱　水煎。

产后血崩不止，口舌燥裂法宜大补

党参 当归 黄芪 白术各一两 三七根末，三钱 水煎。

妇人白带

黑豆三合 煎汤二碗，入白果十个 红枣二十个 熟地一两
山茱萸 山药 薏仁各四钱 茯苓三钱 泽泻 丹皮各二钱 加水
二碗，煎服二剂，永不白带，亦通治妇人诸带。

小产后宜急补气血，日后坐胎不至再有崩漏

黄芪 当归 白术各五钱 茯苓 杜仲各三钱 熟地一两 炮
姜五分 水煎服。盖胞动而下必损带脉，服此损处可以重生；孕
后亦宜多服，以防小产。

胎动不安神方

白术 熟地各一两 水煎服，极妙。

漏胎

熟地一两 白术五钱 三七根末二钱 水煎服，名止漏绝神
丹。

妇女阴痒、阴痛、阴肿等暗疾

当归一两 栀子三钱 白芍 茯苓各五钱 柴胡一钱 楝树根
五分 水煎服。

阴户生虫痒极

鸡肝一副以针刺无数孔，纳入阴内，则虫俱入鸡肝之内矣，
一日一夜取出，三副痊愈，后用白芍 当归 白术各五钱 生甘
草炒 栀子 泽泻 茯苓各三钱 陈皮五分 水煎服，四剂。

产门生疮久不愈者

黄柏　儿茶　白薇　蚯蚓粪炒　铅粉　乳香去油　朝脑①各三钱　轻粉　冰片各五分　麝香三分　为末掺之，二日痊愈。

---

① 朝脑：樟脑异名，又名潮脑、韶脑。性味辛、温，功能通窍辟秽、温中止痛、利湿杀虫。用治寒湿吐泻、胃腹疼痛；外用治疥、癣、龋齿作痛。

简便良方卷之三幼科

幼　　科

诸方药品惟人参最贵，以高丽参须代之可也，无力者以党参代之亦可，幼科虽立专门，却宜与诸门参看，其方乃备。

小儿初生

先以甘草汤软绵拭口中涎沫，然后乳之。

小儿初生

遍身如鱼胿①或如水晶，破则流水，密陀僧研细末掺之。

儿生下无谷道

以金银簪看其端的刺而挑之，不可过深，以油纸煐套住免其再合。

预防马牙鹅口重舌木舌

只每日用茶加盐少许，日日蘸拭其口二三次，此法至神至妙，世多忽之，不知儿之胎毒从黏涎中抹去，至简至易之良方也。倘儿面唇淡莹，以淡姜汤代茶盐汤可也。古方用黄连、大黄、朱砂、轻粉开口之法，今时断不可用，今人秉受十有九虚，安可用此苦寒克削之品？每见三朝七日多有肚疼、呕乳、泄泻、夜啼之证，是皆苦寒伤胃之害，其孰能知之？

---

① 鱼胿：鱼鳔异名。

小儿初生惟脐风最为恶候

或因剪脐太短，或结束不紧，致外风侵入脐中，或水湿、寒冷所乘，昔人有预防脐风之诀谓：三朝一七看儿两眼角，黄必有脐风。

此法尚恐未确，惟令乳母摸儿两乳，乳内有一小核是其候也，然乳内有核发脐风者固多，因复有不发脐风者，此法亦有三四分不确，自应轻轻将乳核挤出白浆自愈。

惟看小儿不时喷嚏，更多啼哭，吮乳口松是真候也，急用夏禹铸先生脐风灯火救之。其诀曰：脐风初发吮乳必口松，两眼角挨眉心处忽有黄色，宜急治之。黄色到鼻治之仍易，到人中、承浆治之稍难，口不撮，微有吹嘘犹可治也，至唇口收束锁紧、舌强头直，不必治矣。一见眉心鼻准有黄色，吮乳口松，神情与常有异，即用灯草蘸香油，干湿得中，于囟门一燋①，人中、承浆、两手大拇指端少商各一燋，脐轮绕脐六燋，脐带未落于带口一燋，既落于落处一燋，其一十三燋，风便止而黄即退矣。先宜以墨点定穴场，然后用火，囟门穴在头顶虚吸处；人中穴在鼻下上唇正中；承浆穴在下唇垂下处正中；大拇指端即大指头上离甲正中，名少商穴；脐轮穴即脐之四围，紧近脐带之所。

小儿中恶、客忤以及痰闭、火闭、气闭，乍然卒死

一时无药即以大指甲掐其人中穴，病轻者一掐即啼哭而醒，倘不应再掐合谷穴在大指食指合缝处，又不应掐中冲穴在两中指端离甲处，若再不应，其病至重，则以艾丸如萝卜子大安于中冲穴，灸之，火到即活。

脐风撮口

牛黄一分，研末　竹沥调，滴入口中。

---

① 燋：音"卓"，zhuó。古同"灼"，火烧。

又方

取蝎虎一个即壁虎装瓶内，用朱砂细末亦入瓶内，封其口月余，令食砂，其身赤色，取出阴干为末，每一二分，酒调下。

又方

穿山甲用尾上甲三片，羊油炙极黄色　蝎梢七个　共为末，入乳汁调涂乳上，令儿吮之，用厚衣包裹，须臾出汗即愈。

脐疮

大红羊绒烧灰为末，敷之效。

小儿齿根上生白点如生齿样，名马牙

即以针挑去，出血不防，以薄荷汤磨京墨，青布蘸擦之，自愈。

脐风撮口

全生葱二根，捣取汁，直僵蚕三个，炒去丝，研细末，以葱汁调涂乳上，令儿吮之，灌吃亦可。

小儿撮口

但看舌上有疮如粟米者是也，以蜈蚣炙焦，研末敷疮上。

小儿十日内口噤不乳

取大蜘蛛一枚去足，炙焦，研末，入猪油一小杯，作三次灌之。

小儿脐疮出脓血

海螵蛸、胭脂共为末，油润脐，乃掺药。

审颜色苗窍知表里之寒热虚实

夏禹铸曰：内有五脏，心、肝、脾、肺、肾也，五脏不可望，惟望五脏之苗与窍。

舌乃心之苗，红紫，心热也；肿黑，心火极也；淡白，虚也。鼻准与牙床乃脾之窍，鼻红燥，脾热也；惨黄，脾败也；牙床红肿，热也；破烂，胃火也。唇乃脾之窍，红紫，热也；淡白，虚也；黑者，脾将绝也。口右扯，肝风也；左扯，脾之痰也。鼻孔肺之窍，干燥，热也；流清涕，寒也。耳与齿乃肾之窍，耳鸣，气不和也；耳流脓，肾热也；齿如黄豆，肾气绝也。目乃肝之窍，勇视而睛转者，风也；直视而睛不转者，肝气将绝也。

以目分言之，又数五脏之窍，黑珠属肝，纯见黄色，凶证也。白珠属肺，色青，肝风侮肺也；淡黄色，皮有积滞也；老黄色，乃肺受湿也。瞳仁属肾，无光彩又兼发黄，肾气虚也。大角①近眉尾属大肠，破烂，肺有风也。小角②近山根属小肠，破烂，心有热也。上胞属脾，肿则脾伤也。下胞属胃，青色，胃有风也。睡而露睛者，脾虚极也。

又小便短黄、涩痛，心热也；清长而利，心虚也。唇红而吐，胃热也；唇惨白而吐，胃虚也；唇色平常而吐，作伤胃论。大肠闭结，肺有火也；肺无热而便秘，血枯也，不可攻下。脱肛，肺虚也。口苦，胆火也。闻声作惊，肝虚也。

又面有三色，面红病在心，有热；面青病在肝，多腹痛；面黄病在脾，脾伤；面白病在肺，中寒；面黑病在肾，黑而无润色，肾气败也。

望其色若异于平日，而苗窍之色与面色不相符，则脏腑虚实无有不验者矣。

小儿开口良方

穿山甲一片　防风二钱　炙草五分　煎极浓，磨山甲二三匙，

---

① 大角：目内眦。此处小注"近眉尾"系有误，应为"近山根"。
② 小角：目外眦。此处小注"近山根"系有误，应为"近眉尾"。

开口，余搽乳头上，吮之俟小儿便黑屎为验，可免一切惊风，百试百验，忌用黄连、朱砂等物开口。

鹅口白疮

在牙根者俗谓之马牙，鸡肫皮研末，乳调服。

小儿口疮不能吮乳

密陀僧末醋调涂足心，愈洗去。

梦狂啼哭

取竹沥临卧服半杯。

惊啼似有痛处

雄鸡冠血少许，滴口中。

又方

燕窠中粪煎汤浴之。

初生口噤

牛口啭草①绞汁灌之。

又方

雀屎涂口中。

吐沫不能乳

牛口涎沫涂口中及颐上。

重舌

桑根白皮煮汁涂舌上。

---

① 牛口啭草：啭，音"撰"，zhuàn。牛口啭草又名齝（音"痴"，chī）草，为牛反刍时回嚼的草。明·李时珍《本草纲目·兽一·牛》："齝草，一名牛转草。即牛食而复出者，俗曰回噍（音"叫"，jiào；咀嚼）……初生口噤十日内者，用牛口齝草绞汁灌之。"

又方

嚼小粟米哺之。

又方

竹沥浸黄柏，时时点舌。

重舌鹅口

赤豆末醋调涂。

小儿变蒸，不必服药

自生下之日起三十二日为一变，六十四日为一蒸，再过三十二日为一变，再过六十四日为一蒸，至五百七十六日而止，每当蒸变之日必身微热，不必服药。

小儿胎毒

甘草浓煎，以绵缠手指蘸水入儿口中，随多少吮之，诸毒俱解。

又

小儿初次剃头后用杏仁三个、薄荷三叶共为末，麻油调擦头上，既避风邪，永无疮毒。

初生不啼

葱一根向背上连敲之，若寒天将儿抱怀中，切莫剪断脐带，用纸条点油火，于脐带下往来熏之，其声自出，如气绝、面青、指甲黑者无救。

夜啼不止

朱砂磨新汲水，涂心窝及两手足心五处，最验。

又方

蝉蜕五个去头足，研末，薄荷煎水调服。

又方

牛屎一块或鸡窝中草安席下，勿令母知。

若诸方不效仍复夜啼

看面色青白、手肚冷者，川芎、当归、茯苓、茯神、白芍、甘草、木香、钩藤，红枣引，煎服；面赤唇红、身肚热者，生地黄、生甘草、木通、灯心，竹叶引，煎服。

又方

面赤心热也，青黛每服二分，灯草十茎煎服。

初生小儿无皮但赤色红筋，乃血气不充实，受胎未足也

早稻米粉扑之，肌肤自生。

初生大小便闭

令妇人以热水漱口，汲小儿前后身及脐下，数次即通。

又方

连须葱七茎　生姜一大块　豆豉　食盐各三钱　同捣作一饼，焙热掩肚脐上，带扎良久，二便自利。

小儿不尿，胎热也

大葱白一条切四片，乳汁煎，顷刻作四服。

小便数日不通，遍身肿满

苏叶一斤，煎浓汤一盆，令患者坐盆上熏之，冷再加热汤，外用炒盐熨脐上及遍身肿处，即便通肿消。

又方

连须葱白一斤打烂，炒热，分作二包轮流热熨脐下。

小便闭结不通，药不能效

用皂角末吹些微入鼻，令其喷嚏即通。

生下眼包赤烂

黄连　黄柏　当归　赤芍各二钱　杏仁去皮尖，五分　打碎，以乳汁浸一宿，蒸熟，取浓汁点眼内。

鹅口疮方

马牙硝搽舌上。在牙根上者用针挑破，以手指甲刮去白浆，虽出血不妨，以明矾、朱砂、马牙硝少许，研搽挑破处。

初生眼闭不开或出血

熊胆、黄连煎洗自开，或服川芎、当归、生地、赤芍、天花粉、生甘草亦效。

又方

猪胆汁、炙甘草研末和乳服。

又方

内服生地钱半　赤芍　当归各一钱　川芎　花粉　炙草各五分灯心十根引，外以胆草煎汤洗目，一日七次。

初生肛门封闭

金银簪挑开一孔，苏合香丸作枣核形纳入孔中，自能开窍。内服黑牵牛、白牵牛、大黄、陈皮、生甘草焙干，同槟榔、元明粉研末，每三分，蜜水调服。

初生大小便不通

芝麻油一两、皮硝少许，油煎待冷，入口下咽即通。

又方

经二三日不通危急者，皂角烧灰米，汤调下一钱，即通。

脐风

独头蒜切片安脐上，以艾灸之。

又方

蜂房烧灰敷之。

又方

杏仁去皮研末敷。

又方

枯矾敷脐上。

又方

川连　胡粉　龙骨煅　共为末，敷脐疮，神效。

若脐红肿突出

赤小豆　淡豆豉　天南星　白蔹各一钱　为末，芭蕉汁调服脐两旁。

脐湿不干

熟明矾　龙骨　麝香少许，敷脐上，立效。

脐疮不合

黄柏末或灶心土研末敷。

又方

马齿苋烧末敷之。

又方

脐突起，捏之微有声，乱发烧灰、枯矾同为末敷之，再以膏药贴脐，自消。

小儿惊风

青礞石用水磨汁，灌下即活。

小儿流口水

白术、干姜、沙参、茯苓、附片、陈皮、半夏、甘草，冲猪胆服，即好。

小儿夜哭

灯花五朵研烂，涂娘乳上，令小儿吃乳。

又方

朱砂写子午二字在脐上。

又方

五构子研末，口中津和作饼，纳肚脐内，以带扎之，效。

又方

灶心土三钱　朱砂　麝香少许　蜜水调，每服五分。

小儿脐风噤口神方

鸡蛋清贮碗内，以手指蘸取，频频研其背心，良久有毛出，刺手长分许即止，长至寸许用袖帕紧包之，俟有转机，再用手磨其两太阳及口角，口自开矣。

脐风锁口

乌梅煎汤灌之即愈。

又一月内脐风方

看小儿脐上定起有青筋一条，自脐而上直透心口，若筋已至心口，十难救一二，若此筋未至心口，用艾叶在筋头灸之，筋即缩下寸许，再从缩下筋头灸，此筋即消，病愈，屡试屡验。

撮口

舌强、唇青、四肢冷者，危。

龙胆草　蜣螂　桔梗　赤苓　柴胡　黄芩　钩藤　赤芍　大黄纸裹煨　枣引，煎服。

口疮糜烂

黄丹一钱，生蜜一两和，蒸至黑色，以鸡毛蘸搽。

羊须疮①

红枣烧灰，清油调敷。

天吊目仰视

蝉蜕米浆水煮，焙干研末，冷水调服三钱。

小儿龟背

用龟尿摩其胸背，久久即瘥。取龟尿法：以镜照即尿。

小儿肚痛曲腰

淡豆豉　生姜　葱白　盐共炒，布包熨肚上，立止。

又方

苎麻根打碎，水湿贴脐上。

内服正方歌曰：小儿腹痛要和中，内伤食滞外寒风，霍砂羌朴陈苍草，香附山楂苏芷芎。

米面食积

米饭烧灰研末，每早加白糖调服。

又方

锅焦炒黄，三斤　神曲四两　砂仁二两　楂肉　莲肉各四两，炒鸡肫皮焙干，一两　为末，白糖、米粉和作饼，常食，永无积病且健脾无比。

小儿卵肿

如被蚯蚓呵肿者，以吹火筒吹肿处，立消。

又方

雄鸭涎抹之，或公鸭口含之，若起泡鸭血涂之。

---

① 羊须疮：病名，即羊胡疮。是一种发生在口唇周围胡须部位毛囊及其周围的化脓性皮肤病。

又方

盐水浸洗。

疳积，腹大黄瘦

立秋后大虾蟆去头、足、肠，清油涂阴阳瓦，炙熟，食之，积秽自下，连服五七只，为效最神。

尿如米泔

取粪蛆，水洗净，晒干烧研，入食物内食之。

小儿热证有七

面腮红，大便秘，小便黄，渴不止，上气急，足心热，眼红赤，此皆实热，忌用温补。

小儿寒证有七

面㿠白，粪青白，肚虚胀，眼珠青，吐泻无热，足胫冷，睡露睛，此皆虚寒，忌用寒凉。

初诞

小儿面目浑身黄如金色。

生地、赤芍、川芎、当归、花粉、赤苓、猪苓、茵陈、泽泻等分，水煎，母、小儿同服。

调元散 治胎怯。

人参 白术 茯苓 花红 当归 枸杞 炙草各二钱 陈粳米二合 为末，每服三钱，龙眼汤调下。

小儿作搐

尝观夏初明治小儿作搐而死，以至三五日不醒者，悉用天保采微汤投之而愈，其子禹铸广传其方，陈正复亦尝发明其旨，谓

154

乃败毒散、不换金正气散、升麻葛根汤三方①合而成者也，诚疏解表邪之金丹也。

天保采微汤

羌活　独活　苍术　前胡　升麻　葛根　陈皮　厚朴　甘草　黄芩　川芎　柴胡　桔梗　半夏　枳壳　藿香　芍药各五分　姜、枣引，水煎。

柔痓伤风有汗为柔

桂枝一钱　白芍　粉葛钱半　生姜一钱　大枣三枚　炙草一钱　水煎，仍取微汗。

又方

治发热自汗。

桂枝钱半　白芍二钱　防风　川芎　生姜各一钱　大枣三枚　炙草一钱　水煎热服，此方不特治痓，凡小儿外感初起发热，无论有汗、无汗皆宜用之，效捷桴鼓。

刚痓伤寒无汗为刚

瓜蒌根　白芍各钱半　桂枝　生姜　炙草各一钱　大枣三枚　水煎，凡小儿伤寒无汗者，不论已痓未痓，皆当以此方为主。

清脾饮

治小儿热疟。方见集方门。

人参败毒散

治小儿痢疾至妙至灵，功主升散故也。方见集方门。

---

① 原书作"四方"，今据《幼幼集成》改。《幼幼集成·卷二·新立误搐类搐非搐分门别证·刚痓》："予不辞饶舌，聊为剖露：夫天保采微汤乃败毒散、不换金正气散、升麻葛根汤三方合凑者也。

藿香正气散

治外感风寒，内伤生冷，霍乱吐泻及伤脾胃。方见集方门。

急惊神方

灯心十二根，长七寸　蝉蜕七个，去头足翅盖，只用肚皮　明辰砂三钱　以新白纱扎紧线系，将药物坠于砂锅，悬空在水当中，量儿大小，用水煎，服下即愈。

又方

麝香五厘　朱砂二分　乌梅一个，去核　共研烂，用亲人血数点，再用钩藤煎汤和服，即愈。

小儿惊痫，腹大，便青白

柏子仁末温水调服一钱。

又寒热惊痫，抽搐发热

荆芥、柴胡烧竹沥一杯，入姜汁二匙，消痰如神。

又方

惊痫嚼舌，昏迷仰目。

牛黄一豆许，和蜜水灌下，即愈。

急慢惊风，痰盛药不得下

用夺命丹二三分，薄荷自然汁、蜜调，温服。方见集方门。

惊风

老虎眼烧灰存性，每服一钱，酒下。

中恶卒死

牙皂角三分　细辛　川芎　白芷各五分　踯躅花五厘　雄黄二分　麝香半分　为极细末，以灯心三寸长蘸药点鼻孔内，得嚏为验。

又方

麻黄去节，一钱　杏仁去皮，五个　炙草七分　葱白三寸　水煎。

夏禹铸曰：世人动曰慢惊，予独曰慢证，盖此证多成于大病之后，或有汗多不止者，听之吐泻不止者，听之以致汗多亡阳，吐久亡胃，泻久绝脾，成难起之证，故曰慢证。慢证何惊之有？庸医见儿眼翻、手搐、握拳便作惊风治，或推拿，或火攻，一切金石镇坠、寒凉攻伐之剂乱投，是犹儿已下井而复落之以石也。慢证者，脾虚也，脾败故眼不能紧合而睡则露睛，四肢厥冷；虚必生寒，寒则大便泻青；而小便清利便知为慢脾之候。若疗惊则无惊可疗，祛风则无风可祛，惟宜六君子汤加炮姜或理中汤加附子，此夏氏之见，超乎流俗，以明慢脾之证，并不可误认为惊而妄治之也。

六君子汤

人参　炙草各一钱　白术二钱　白苓钱半　半夏　广皮各五分
四肢厥冷加炮姜，甚者加附子；手足搐掣加肉桂七分　钩藤一钱
姜、枣引，早米一撮，水煎。

理中汤

治阴症里虚，头额冷，手足冷，口中气冷，大便泻青而色暗淡。

人参一钱　白术二钱　炮姜钱半　炙草一钱　大枣引，水煎。

团参汤

治自汗、盗汗及大惊卒恐。

人参　当归各三钱，为末　獖猪心一个，切作三片　每以药末一钱，猪心一片，煎汤服。

气虚气脱，神散魂离

人参不拘多少同炒米、煨姜、红枣浓煎汤，徐服，实有起死

157

回生之力。

治痼方

人参一两，无力者不用　白术　白苓　广皮　半夏　石菖蒲
当归　化桂①　白芍　白蔻　苍术　龙齿煅，醋淬，各一两　木香五
钱，忌火　金箔三十张　朱砂三钱　为末，蜜丸，每丸二钱，朱砂
为衣，贴以金箔，姜汤化服。

伤寒初起，恶寒发热，口中气热，呵欠

桂枝一钱　白芍钱半　防风一钱　生姜　炙草各八分　红枣四枚
水煎服，此方有汗能止，无汗能发，不致过汗亡阳，为幼科解表
之第一方。有痰加芥子；呕吐加陈皮、半夏；热多加柴胡；气急
加枳壳、桔梗。

小儿里热，出头露面，扬手掷足，烦渴燥粪，掀衣气粗

人参七分　柴胡钱半　黄芩　半夏　庄黄②各一钱　炙草五分
姜、枣引，水煎。

小儿表里俱热，大热、大渴、自汗

人参　知母　柴胡　炙草各一钱　石膏二钱　早米一撮为引，
水煎。

小儿里虚，头额手足冷，气出冷，大便泻青

理中汤主之。方见前。

小儿壮热头痛，嗳气腹胀，大便酸臭，名夹食伤寒

柴胡钱半　庄黄　半夏　赤芍　枳实各一钱　姜、枣引，水煎。

---

① 化桂：肉桂的一种，又名清化桂、清化玉桂、清化肉桂，原产越南
北圻清化。

② 庄黄：山大黄之异名，为蓼科植物波叶大黄的根及根茎。味苦、性
寒，归胃、大肠经，功能泻火解毒、凉血散瘀。

小儿气血怯弱，内伤外感，热不能受

人参　白术　白苓　芍药　桔梗　川芎　防风　花粉各一钱
姜、枣引，水煎。

伤寒总括五法

本仲景伤寒论有汗曰伤风，无汗曰伤寒。方见内治集方门。

一曰发表　其证脉浮，发热，身痛，恶寒，脊项强，气喘咳
嗽，头痛，四肢拘急，口舌和，脉不沉，口不渴，大小便如常。
方主麻黄汤、桂枝汤、青龙汤之属。

一曰解肌　寸尺脉俱长，目痛鼻干，漱水不欲咽。方主葛根
汤、升麻葛根汤之属。

一曰和解　脉不浮不沉，往来寒热，呕吐，胁痛，胸胀满，
耳聋，头汗盗汗，目眩口苦。方主小柴胡汤、大柴胡汤之属。

一曰攻里　脉至沉而有力，潮热恶热，腹痛下利，转矢气，
手足心热，腋下有汗出，咽干齿燥，目不明，谵语发狂，小腹
满，下利清黄水，不得眠，小便多，自汗，外证头痛，发热俱
罢。方主白虎汤、小承气汤之属。

一曰救里　脉沉无力，下利清谷，小便清长，四肢厥冷，呕
吐清水，涎沫，背恶寒，蜷卧多眠，囊缩，爪甲青，吐蛔干呕，
舌卷，手足拘急，身体痛如被杖。方主理中汤、四逆汤、真武
汤、白通汤之属。方俱见集方门。

小儿感冒，伤风咳嗽，痰不应者

人参败毒散主之。方见集方门。

中暑不恶寒而发热者

人参一钱　石膏二钱　知母　炙草各一钱　晚粳米五钱　水煎，
热服，渴甚加麦冬一钱、五味五分。

加味五苓散

治暑证之要药也。

白术　云苓　猪苓　泽泻各二钱　化桂　藿梗　木瓜　砂仁各一钱　姜、枣、灯心引。

中阴暑，呕吐泻利腹痛

理中汤主之。方见上，加白芍一钱亦妙。

中阳暑，发热头痛，烦燥大渴，大汗，脉洪实，大便秘结，小便赤痛

白虎汤主之。方见集方门。

中湿发黄作热，大小便涩

茵陈　栀仁各二钱　赤苓　甜葶苈各一钱　小枳实　生甘草各五分　灯心十茎　水煎。

中湿浮肿神效方

生姜皮　大腹皮　茯苓皮　桑白皮　五加皮各二钱　灯心十茎　枣三枚　水煎。

霍乱简便方

新汲水、开水和匀一碗饮之。

又霍乱吐泻诸药不效者

绿豆、胡椒各二十一粒研细，水煎服，如口渴甚者新汲井水调服即安。

绞肠

即干霍乱也，心腹绞痛不可忍，上不得吐，下不得泻，手足厥冷，脉沉细，死在须臾，真恶候也。

急用食盐一两、生姜五钱捣碎，同盐炒黑色，水一大碗煎汤

160

温服，良久，以指探喉中探吐，不吐即泻。

又方

以手蘸水拍其两膝弯，又拍其两手肘弯内，看有紫黑疹见，立刻即愈。

小儿大病之后，浑身浮肿，肢冷不渴，大便滑泻，不思饮食，此阴寒之极，脾胃将绝

治肿之方俱不可用，惟以四君子汤加化桂、炮姜、砂仁、白蔻以救其脾胃。

四君子汤　人参　白术　白茯各一钱　甘草五分，加青桂①八分　炮姜　砂仁　白蔻各一钱　公丁香三分　大枣三枚　水煎。

水肿从脚起，入腹则难治

红饭豆五升水煮极熟，取汤一盆浸两膝之下，冷则重暖，若已入腹，以红豆煮汤日日服之。

脚肿

掘杉木根内红色者，为油杉方可用，切碎浓煎汤，先熏后洗，自消。

又方

红糟②一大碗加生姜、生葱同煎汤，先熏后洗。

头面手足俱肿

苦葶苈一两隔纸炒热，研末，红枣肉杵匀为丸，每服二钱，

---

① 青桂：沉香。明·李时珍《本草纲目·木一·沉香》引苏恭曰："沉香、青桂、鸡骨、马蹄、煎香，同是一树，出天竺诸国。"

② 红糟：见《养生必用方》，为酒糟之异名。是高粱、大麦、米等酿酒后剩余的残渣。味甘、辛，性温，功能活血止痛、温中散寒，主治伤折瘀滞疼痛、冻疮、风寒湿痹等证。

小便渐多，肿自消，忌盐、食酱。

伤寒湿肿

羌活　莱菔子各一两　同炒香，去莱菔不用，只以羌活为末，每服一钱，初日一服，二日二服，三日三服，效。

身面浮肿，坐卧不得

取向东桑枝烧灰，淋汁煮红豆数升，每饥即食之，不得别饮汤水。

腹中气胀水胀

羯鸡①粪干者一升炒焦黄色，以开水淋汁一升，每服一盏，木香、槟榔末五分调下，此中满、蛊毒腹胀有一无二之方也。

食胀气胀

萝卜子一两为末，水调，去渣取汁，以砂仁一两浸汁内一宿，炒干，又浸又晒七次，为末，每服一钱，米汤调下。

肥儿丸

治脾胃虚弱，食少肌瘦。

莲肉三两　砂仁八钱　白术二两　人参二钱，无力者不用　楂肉　白芍　陈皮　半夏各四钱　白茯二两　黄连二钱　苡米　神曲各六钱　炙草三钱　共为末，蜜丸，一日三服，米汤下。

小儿急黄

丝瓜连皮带子烧存性，为末，每服一钱，米汤下。

又小儿黄如金色

糯米草煎浓汤，饮数次。

---

① 羯鸡：音"洁"，jié，阉割。清·翟灏《通俗编》："羯鸡，阉鸡也。"

又方

山间薏苡仁根洗净，煎汤服。

又湿热发黄

生姜半斤　茵陈半斤　同捣烂，以布包之，时时周身擦之，其黄自退。

腹痛

喜手按及热熨者，为虚、为寒，速宜温补；如手不可按者，为实、为积，速宜下之。

烧脾散

治伤生冷，心脾冷痛。

黑姜　厚朴　砂仁　神曲　麦芽　广皮　炙草各一钱　草蔻　良姜各五分　水煎。

四顺清凉散

治夹热腹痛，面赤壮热，手足心热。

白芍二钱　当归　庄黄各一钱　炙草五分　水煎，热服。

腹痛

无论寒热、虚实神方。

白芍一根，重三钱　甘草一根，重一钱　俱取完整的用纸七重包之，水湿，慢火煨熟，取起打碎煎服，寒月略加肉桂更效。

腹痛不问寒热虚实皆效

小麦杆烧灰，布包滚水淋汁，一服立止。

又方

一切腹痛或寒或热或食积证莫能辨，药不能施，有起死回生之妙。

生姜一斤捣烂，略挤出汁听用，将姜炒热用布分作二包，先以一包熨痛处，冷即换热者，如姜已干，再加前汁拌炒，再熨，痛止乃已。

腹中虫痛

摸其肚有一块梗起者，此虫痛也，不须服药，惟大人以手揉擦其块处久久搓之，其虫自死，从大便出。

小儿眉间频蹙而啼哭不止，知其腹痛也

木香　乳香　没药俱去油，各五分　水煎服。

胎寒腹痛，啼哭吐乳，大便青色，身出冷汗

姜黄一钱　乳香　没药俱去油　木香各三钱　为末，蜜丸，每服五六分，姜汤下。

盘肠气痛，腹内如蛙声

栀仁三钱、附子钱半同炒极枯，去附子单用栀仁，入白芷一钱，为末，每五分小茴香汤下。

小儿腹痛啼哭

乳香一钱，去油　灯花七枚，同为末　每二分乳汁调服。

虫痛，口流涎沫，唇红

使君子取肉，五枚，微煨，研末　五更时米汤调下。

虫腹

乌梅一个　老姜三片　榧子十个　花椒十四粒　黑糖少许　煎服，虫尽出矣。

小儿腹痛，一痛即死者名曰虫痛

干漆烧灰　白芜荑各三钱　共为末，每一钱米汤调下。

盘肠气痛

浓煎葱汤浇洗儿腹，仍用葱打烂炒热作饼贴脐上，良久得大

164

小便，痛即止。

小儿癖积，好食茶叶

榧子一斤，京果铺有卖　空心午、晚每食十四粒，吃完即愈。

小儿食积结成痞块

大红枣一斤、皮硝一两同煮，以水干为度，晒干，每日食此枣十数枚，自消。

小儿积久而成鳖

腹内有形摇头掉尾，大者如杯，小者如钱，上侵人喉，下蚀人肛，或附胁脊，或隐腹肠。

生硫磺极细末　每日老酒调一钱，空心下，久服自化。硫磺须色如鹅黄者，带青、带赤、带黑者皆不堪用，此物最平稳，任多服无碍。

下虫第一神方

凡湿热久停而成积，积久生虫，时发腹痛，以手摸之腹内有块或一条梗起，面白唇口流涎沫，痛止即能饮食，此虫痛无疑。

用苦楝树根上之皮，不用红皮只取白皮一两，儿小者只用五钱。于月初虫头向上之时先以油煎鸡蛋，令儿空腹嗅之，以引其虫，另于别室浓煎苦楝皮汤一杯，先令儿食鸡蛋，即服药半日不可饮食，服药后儿似困顿，万万放心，虫下后精神如旧，仍当急为健脾，庶虫不复生而永无患矣。

诸汗服药不止者

五倍子一个研末，醋和作一小饼贴脐，以带扎之，效。

睡中汗出，醒来则止，为心虚盗汗

团参汤主之。方见前。

睡中遍身有汗，觉来久不干者为食积盗汗，脾冷所致

益黄散主之。

脾虚泄泻

自汗后遍身冷，有时遇泻则无汗，不泻则有汗，此为大虚之候，急当补脾，理中汤主之；待泻止，黄芪固真汤主之。

益黄散

治食积盗汗。

广皮　青皮　诃子　炙草各三钱　公丁二钱　为末，每一钱枣汤下。

黄芪固真汤

治心虚自汗。

黄芪　归身各一钱　人参　炙草各五分　天圆肉三枚　水煎。

理中汤见前

小儿阴囊生疮溃烂，谓之囊脱

紫苏叶研末敷之，再用生荷叶火烘令软，包之，虽囊丸露出，亦可治也。

小儿外肾臊臭湿痒

柴胡　泽泻　木通　生地各一钱　车前子　归尾　胆草各八分水煎。

疝气肿痛

荔枝核炒焦，五钱　大茴香炒，二钱　为末，每一钱，温酒下。

小儿肾肿硬痛

橄榄核　荔枝核　山楂核各三钱　为末，烧研末，每一钱空心茴香汤送下。

166

小儿疝气痛

全蝎不拘多少炒焦为末，每三分小茴香煎酒送下。

冷疝作痛，阴囊浮肿

川楝子去核，五钱　吴茱萸一钱　炒，研末，酒调，面为丸，每一钱盐汤送下。

疝久阴囊坚硬如石，名木肾

瓜蒌连皮带子二钱　荜拨　生姜　葱白各二钱　酒煎热服，取汁效。

小儿囟门宽大，开缝四破，或因病后大虚之候

鹿茸　防风　白及　柏子仁各五钱　为末，乳汁调作饼，贴囟门，一日一换，以合为度。

又有囟陷如坑，由久病、大虚、大凶之候

宜十全大补汤方见内治集方门加鹿茸、姜、枣煎服，外用狗骨头炙黄为末，鸡蛋清调敷。

小儿生下颈软

宜服六君子汤方见上，外以生筋散贴之。木鳖子六个　蓖麻子六十个，俱去壳　研如泥，先抱头起以手摩其颈，令热，津唾调药涂颈项。

又方贴项软

生附子去皮，一两　生南星去皮，一两　研末，姜汁调，摊贴患处。

目生胬肉，赤胀贯瞳，白膜遮睛，诸般云翳

白丁香即麻雀屎取竖立者，雄雀屎也，不拘多少，研末水飞过，去渣滓取飞过者，俟药澄底倾去清水，晒干研末，每以些微和乳汁点翳上，神方也。麻雀屎寺庙及城楼上有。

赤眼肿痛

朴硝一撮，以碗张豆腐一块，将硝放豆腐上，饭上蒸之，俟硝已化，去腐不用，取汁点眼，自愈。

敷火眼及风热眼

生南星五钱　红饭豆五钱　为末，生姜汁调，作二饼贴两太阳穴。

又方

红枣肉五枚、葱三茎共捣如泥，作二小饼，闭目贴之，令其发散。

烂弦风眼，百药不效，此方最神

鲜色铜绿三钱研细，以蜜调涂粗碗内，用艾烧烟，将碗覆艾烟上熏之，须熏铜绿焦黑为度。以乳汁调，饭上蒸过，搽烂弦处百不失一。

眼毛倒睫不起

五构子为末，蜜调敷眼皮上，其睫自起。

又方

无名异为末，纸卷作撚，点灯吹灭，闭目熏之，睫自起。

赤眼肿痛不消

精猪肉切一片如指甲大，以水洗净其血，贴于眼皮上，良久易一片，即消。

聤耳流脓出汁

枯矾　胭脂胚　龙骨煅　黄丹各二钱　为末，先以绵展干脓汁然后吹药。

耳中痛不可忍，或出血水或干痛

蛇蜕烧为末吹入耳中。

通窍丸

治小儿耳忽暴聋。

雄磁石能吸铁者，煅，一钱　麝香五厘　为末，以枣和成一丸，如枣核样塞耳中，又以生铁一块热酒泡过，将铁含口中，须臾气即通矣。

小儿耳旁赤肿，热毒也，恐防大痈

绿豆粉不拘多少醋调敷肿处，干则易之。

消毒散

治小儿耳旁赤肿，内服之药。

羌活　防风　黄芩　连翘　桔梗　人参　川芎　归尾　柴胡各七分　甘草四分　姜一片　灯心十茎　水煎服。

小儿耳珠前后生疮，浸淫不愈

黄柏　枯矾　海螵蛸　滑石　白龙骨各三钱　为末，疮湿干搽，干则用猪油调搽。

又方

以地骨皮为末，香油调搽。

无故耳聋

取龟尿以镜照之尿自出滴耳中，效。

耳内肿痛，流脓出水

虎耳草①又名倒垂莲，取汁灌入耳中，常常用之，此治耳聋之妙药，略加枯矾更妙。

————————

① 虎耳草：载于《履巉岩本草》。《本草纲目》称为石荷叶，《幼幼集成》称倒垂莲。为虎耳草科植物虎耳草的全草，味苦、辛，性寒，有小毒，功能疏风清热、凉血解毒，主治风热咳嗽、吐血、聤耳流脓等证。

耳内脓水不干

千层石榴花焙干为末，吹入耳内。

恶虫入耳

稻草烧灰，淋汁滴耳中，其虫即出。

鼻流浊涕而腥臭

辛夷仁三钱　苍耳子钱半　白芷　黄连　薄荷各七分　晒干为末，每一钱葱汤下。

小儿鼻中流血

生地二钱　黄芩　栀仁　赤芍　郁金　白茅根各一钱　水煎，空心热服。其余治鼻血方见杂治上部门。

吹鼻散

治鼻流血。

栀仁炒　乱油发烧灰　为末，以些微吹鼻内。

鼻疳破烂

杏仁去皮尖纸包压去油，成白粉为度，每杏仁粉二分加轻粉一钱吹患处。

鼻中流臭黄水

紫贝子①三枚，俗名南蛇牙齿，粤人呼狗屐螺，火煅、醋淬为末，每一钱丝瓜藤煎汤调服。

鼻破伤或擦落

猫儿头上毛剪碎，以口津唾调敷。

---

① 紫贝子：紫贝异名，首载于《新修本草》。《幼幼集成》称为南蛇牙齿、狗支螺。为宝贝科动物阿问绶贝、山猫眼宝石、虎斑宝贝等的贝壳。味咸，性平，入心、肝经，功能镇惊安神、平肝明目。

疳疮蚀鼻，破烂不堪

五构子烧灰以腊、猪油和涂。

小儿口疮赤烂

地鸡①擂烂搽疮上。地鸡即扁虫，人家砖下有之。

系命散

治鹅口、口疮。

朱砂　枯矾　牙硝各二钱　为末，吹之。

碧雪散

治小儿上腭有泡如悬痈。

先以针剔去恶血，后用蒲黄、青黛、硼砂、牙硝、生甘草各等分为末，吹之。

小儿脾冷流涎，浸渍颐间

木香　半夏各五钱　炮姜　白术各二钱　陈皮　青皮各一钱为末，蜜丸，每二钱米汤下。

泻黄散

治舌不转运，不能吮乳。

赤苓　黄芩　黄柏　黄连　栀仁　泽泻　茵陈各一钱　灯心十茎　水煎。

口疮喉疮

凤凰衣即伏鸡蛋壳内皮焙黄，橄榄烧灰，儿茶共为末，每一钱加冰片五厘，吹擦患上即能进饮食。

口疮久不愈

生附子一个焙为末，醋和作饼，男左女右贴脚心，引火下

---

① 地鸡：鼠妇之异名，又称地虱。

171

行，自愈。

口角生疮

乱发烧灰，米饭调敷，外即以此敷之。

又方

蒸饭时收甑盖上流下气水搽之即愈。余方另载疮科门。

重舌舌根下重生一小舌

以针刺去恶血，蒲黄、黄柏末敷之。

木舌舌肿渐渐长大

以针刺去恶血，以竹沥调碧雪散敷之。方见前。

弄舌时时舔舌是也

切勿以寒凉攻下治之，少与泻黄散服之，不效四君子汤。方俱见前。

大病后弄舌者凶候也，速以十全大补汤救之。方见集方门。

舌上黑胎，其热已极

急以薄荷煎汤洗之，舌转红色者可治，凉膈散下之。方见集方门。

舌肿满疼痛

用针刺舌尖及舌两旁，不可刺舌中心及舌下，若出血红者毒轻，紫者重，黑者危，仍以蒲黄末擦舌，自消。

舌忽胀大，即时气绝，名𪒠舌①

皂矾不拘多少，火煅变红，研细，擦舌上立愈。重舌、木舌皆效。

又方

冰片少许擦之，或食盐、百草霜共为末散，井水调敷。

舌断能重生

活蟹一只炙干为末敷之，此方至神至验。

小儿梦中咬牙

槟榔五钱　广皮两半　黑牵牛一两，炒，单取头末　炙草五钱

为末，蜜汤调，空心服。

齿落不生

雄鼠一只煮烂，去皮取全骨，炙枯研末，加麝香一分，擦刺处，良久以姜汤漱之。

走马牙疳

妇人尿桶中白垢刮下，瓦上煅至烟尽，一钱　铜绿二分　麝香五厘

为末，先以蜡树叶②浸米泔水洗，净后擦此药。

又方

红枣三枚去核，以雄黄末填满，火煅存性，研末擦之。

---

① 𪒠舌：𪒠，音"煞"，shà。𪒠舌，病证名，指舌忽然肿硬、伸出口角、时时动摇的病证。《喉科心法》："舌忽然肿大肿硬，即时气绝，名曰𪒠舌。"本病多见于小儿，病情发展可妨碍呼吸、引起窒息，多由心火上攻所致，治宜清泻心火。

② 蜡树叶：即乌桕叶，味苦，性微温，有毒，入肺、胃、肾、大肠经。功能泻下逐水，消肿散瘀，解毒杀虫。

牙龈溃烂，诸药不效者

盐榄三个连皮带核火中煅过，加冰片五厘，擦之神效。

又方

凤凰衣焙黄，少加枯矾为末，擦之。

咽喉症_{详载上部门}

误吞金银、钗环、铜钱、铁钉等物及诸骨鲠喉俱另载上部门

鳝黄头在小儿顶心肿起，先白后红

照其肿之大小用枳壳半个，去瓤，生面水调稠涂在枳壳沿上，合在疮上，其毒水自出，俟其脱下再用小枳壳半个如前法涂之，水亦干矣，俟其自脱，七日即愈。

羊须疮

宫粉、松香为末，灯盏下油调搽。

小儿头疽

用有妻室的卧房门内地下脚踏处取土，煅过，麻油调敷疽之四围，中留顶，其脓血出即愈。

又方

鳡鱼①即鲇鱼尾贴上即不痛，奇效。

婴儿胎疮

满头者，水边乌桕树根晒，研末，入雄黄少许，生菜油调搽。

---

① 鳡鱼：鳡，音"连"，lián。即鲢鱼。小注为"鲇鱼"，即鲶鱼，有误。

174

小儿浮肿

丝瓜、灯草、葱白等分，煎汁浴之，并饮一杯汁。

羊须疮

羊胡子烧灰　轻粉　五倍子各三钱　麝香三分　雄黄　朝脑
细茶各二钱　共为末，麻油调敷。

小儿肥疮

黄牛皮烧灰，香油调敷，数次即愈。

又方

马齿苋打烂和黄柏末涂之。

又方

编筐篮之葛条烧灰，灯盏下油调敷。

蓐疮

凡小儿百日内生疮名蓐疮，由胎毒所致，又名毒瘴，从身渐
至头者易愈，若从头渐至腹者难治，服犀角丸。

牛黄　犀角　全蝎　羚羊角　僵蚕炒　防风　羌活　天麻
麻黄　胆星　天竺黄　黄连　京墨各三钱　为末，蒸饼，打糊为
丸，朱砂、金箔为衣，每服五分，薄荷汤下。

小儿胎剥

两大腿近小腹处生疮，皮脱开渐延小腹则不救，此名胎剥。
猪胆汁抹，黄柏炙焦，研末涂，或伏龙肝即灶心土唾湿，患处掺
之。

龟胸

杏仁煎主之，龟背无治法。

杏仁煎

大黄酒拌，九蒸九晒　桑白皮　甜葶苈　熟石膏各八分　天冬

175

杏仁去皮尖　木通各一钱二分　水煎，卧时服，蜜丸徐服更妙。

小儿鹤膝

外色不变，瘦削作痛而不作脓者是也。六味地黄丸加鹿茸方见集方门。

十种丹毒

防风升麻汤主之，凡丹毒俱宜先服此药以解内毒，若遽用擦敷必逼毒入腹以致不救，自腹肚散四肢者易治，自四肢入腹者难治。

防风升麻汤

防风　升麻　栀仁　麦冬　荆芥　木通　干葛　薄荷　元参牛蒡子　甘草各一钱　灯心十茎　水煎，便秘加大黄。

小儿十种丹毒

三日不治攻入胃则不救，先服防风升麻汤，次用瓷锋针去恶血，则毒随血散，至神至捷，百发百中。

又方

治赤游丹，此丹行至心即死。方用白菜捣汁，敷之立愈。

瓷针砭法

取上清瓷器轻轻敲破，取锋锐者一枚，将筋头劈开，横夹瓷针露锋于外，将线扎紧，以瓷锋正对丹毒之处，另以筋一条于瓷锋筋上，轻轻敲之，其血自出，多刺为妙，毒血出尽，立时见功，若不砭去恶血，专用擦敷，十不救一。

一飞灶丹

从头顶起肿，然后散开。

先用葱白捣汁涂之。

二 走灶丹

从头顶起红肿。

用红饭豆研末，鸡蛋清调涂。

三 鬼火丹

从面部起红肿。

用灶心土研末，鸡蛋清调涂。

四 天火丹

从背上起赤点。

用桑白皮焙干为末，羊油调涂。

五 天灶丹

从两臂赤肿黄色起。

用柳木烧灰研末，水调涂。

六 水丹

先从两胁起赤肿。

用多年锈铁磨浓汁，猪油调涂。

七 葫芦丹

先从脐下起。

用槟榔焙为末，米醋调涂。

八 野火丹

先从两脚起红肿。

用乳香去油，羊油调涂。

九 烟火丹

从脚背上起红肿。

用猪槽下土研末，麻油调涂。

十胡漏丹

从阴囊下起红肿。

用门槛下千脚土，羊油调涂。

更有胎毒重者，遍身皆是

速用芸台子即油菜子一两、酒一壶和研去渣，取酒复煎，不拘时，常服一盏。

又方

取油菜叶捣烂敷之，随手即消，如无生菜，干者为末，水调敷。凡丹毒遍身或连腰周匝，百方不能治者，惟此最神。

水痘

似正痘①而毒轻浅，外候面红唇赤，眼光如水，咳嗽喷嚏，身热二三日而出，明净如水泡，形如小豆，皮薄者是也。切忌姜、椒辣物，始终小麦汤为准。

小麦汤

滑石　地骨皮　生甘草各五分　大黄　知母　羌活各四分　葶苈子五分　小麦十四粒　水煎。

露丹

小儿百日内外、半岁已上，忽然眼胞红肿，面青黯色，夜间烦啼，脸如胭脂，初则满面如水痘，次至颈项赤如丹砂，以三解散疏解之。

三解散

防风　天麻　郁金　白附子　庄黄　黄芩　僵蚕　全蝎　枳壳　薄荷　赤芍　甘草随宜加减　灯心十茎，引　水煎。

---

① 正痘：天花。

178

斑疹

稠密，色如锦纹红赤者为斑；稀少，如蚊迹隐于皮肤者为疹。

消毒青黛饮

治发斑。

黄连　石膏　知母　柴胡　栀仁　元参　升麻　生地　黄芩各一钱　青黛　炙草各五分　姜三片　豆豉二十一粒　水煎。

理中汤

治发疹。

人参　炙草各五分　白术一钱　干姜一钱　水煎。

斑疹

自吐泻者慎勿止之，其毒从此宜泻，若遍身仍如锦纹，化斑汤主之即人参白虎汤，方见集方门。

搽斑疹方

芸台菜①捣烂取汁，生铁锈、生大黄研末和涂。

小儿出生遍身体虫疥、流水风疮、一切疮疖诸毒未过周岁者

切不可误用擦药，逼毒入腹，总宜胡麻丸为主治，至稳。

胡麻丸

治风疮疥癣。

苦参五钱　何首乌　胡麻仁　蔓荆子　威灵仙　荆芥穗　皂

---

① 芸台菜：油菜。《本草纲目》："此菜易起苔，须采其苔食，则分枝必多，故名芸苔，而淮人谓之苔芥，即今油菜，为其子可榨油也。"为十字花科芸苔属一年生草本植物，性凉、味甘，入肝、脾、肺经，功能活血化瘀、解毒消肿、宽肠通便，主治游风丹毒、手足疖肿、乳痈、习惯性便秘等。

刺各三钱　石菖蒲　白菊花各二钱　为末，酒打米糊丸，每重二钱，竹叶煎汤调下。

小儿瘰疬

切忌刀针、烂药取核，慎之！慎之！只宜内服单方为妙，用墙根下凤尾草，梗如铁线而黑叶似凤尾，本草内名石长生，即墙缝中所生小蕨其也，单取其根水洗净，每用一两以糯米浓酒一碗瓦瓶浓煎，去渣服酒，每日一服，勿求速效，多则一月、少则二十日其核自消，再不复发，药贱而功弘，真仙方也。其余治法详备疮科门。

紫霞膏

治瘰疬初起者，消已成者，溃核存者，贴之自脱。方见疮科门。

小儿梅疮

最为恶候，倘发于一二月间或半周之内，最难救治，以其毒禀先天，即日服数匙之药，终难有济，昧者但以搽洗之法治之，反逼毒内攻不救，先以胡麻丸每日服之，方见前。三七之后内毒将尽，方可用点药，不三日而疮尽愈矣，此法至神至捷。

梅疮点药

杏仁一两热汤泡去皮，以绵纸包之，木槌缓缓压去油，此物极难得干，必制成白粉为度，谓之杏霜。每杏霜一钱加轻粉八分、明雄黄一分共研，先以槐花煎浓汤将疮洗净，疮湿则以药干搽之，疮干以公猪胆汁调搽，三日全愈，百发百中，此方不特治小儿梅疮，凡下疳疮、蜡烛疮药到病除，久经效验。

乳子偶患疮疡及疥疖，一切无名肿毒

必先服前方胡麻丸及解毒药数剂方详载疮科中，然后稍用外治之法。慎之！

治疥神方

大风子肉三钱　轻粉　明矾各五分　为末，先以腊猪油二两，入麻黄五钱，熬麻黄黑色去渣用油，调前末搽之。

治瘋痢、白秃头方

鸡蛋十个去壳搅匀，用香油煎成一饼，乘热盖儿头上，良久蛋冷取下，又将上面用油煎热，再覆，如此数次全愈，妙不可言。

黄水头疮

黄连三钱　轻粉二钱　为末，麻油调成膏涂粗碗内，覆转，下烧艾烟，熏药至黑色，加冰片三分，香油调搽。

无名肿毒、诸般火丹、热瘭①湿疮

取阴地蚯蚓粪半升　皮硝三两　研末，井水调，厚敷疮上，干则易之。

热毒疥疮

生石膏　生硫磺　陈细茶各二钱　为末，以生猪油同捣匀，搽擦。

小儿诸般疳疮生于面上，遍身烂成孔目

用蒸饭滴下气水以碗承取，扫疮上，百方不效者，此方如神。

小儿头上软疖

此疖愈而复发，至难除根，法用枳壳一个鲜者更妙，即臭橘子

---

① 瘭：音"标"，biāo，瘭疽。《备急千金要方·卷二十二痈肿毒方·瘭疽第六》："瘭疽者，肉中忽生点子如豆粒，小者如黍粟，剧者如梅李，或赤、或黑、或青、或白，其状不定，有根不浮肿，痛伤之应心，根深至肌，经久便四面悉肿，黯熟紫黑色，能烂坏筋骨。"

是也，树名铁篱笆，人家园堑多植以御宵人者，刳去穰，切令口平，量疮之大小，以面糊涂抹枳壳四围，合于疮上，于一边旁安一灯心以通脓水，愈后枳壳自脱，更无痕迹，此方并治久年顽疮、臁疮不能收口，依法用之无不愈者。

误吞铜钱

陈大麦一升去壳，炒黄研末，砂糖调服，一日三次。

又方

多食荸荠自下。

又误吞各物

俱见上部门。

小儿溏泻

柿饼烧热，食之即止。

疳积

葱煮蝦蟆肉常食，效。

小儿青盲

木贼草、白蒺藜等分为末，炒猪肝食。

小儿咳嗽初起

断不可误用寒凉及滋阴之药闭其肺窍，但以辛散为先，俟痰应之后渐加滋阴则得矣。人参败毒散为咳门第一神方，少有知者方见集方门，无论内伤、外感，咳而痰不相应者即用此方升散之，服此或咳反甚，正是升散佳兆，再服一二剂，痰应为度，声响痰出是其效也。枯燥之人，数剂后略加沙参、玉竹、当归、白芍、生地、麦冬之类以滋其阴，无不愈者。

伤风咳嗽，面赤身热痰多

甜葶苈隔纸略炒　杏仁　防己　紫苏各三钱　为末，和蒸枣肉

182

为丸，每七分姜汤下。

久咳脾虚，面白唇白神方

人参　白苓　麦冬各一钱　白术钱半　五味　炙草各五分　姜、枣引，水煎。

咳嗽多痰

葶苈子隔纸炒　知母微炒，各五钱　研末，砂糖为丸，每一钱白汤下。

咳嗽无痰

沙参五钱　水煎热服。

百晬咳①，痰壅喘咳

川贝母五钱　淡姜汤润湿，饭上蒸过，甘草二钱，半生半炒研末，砂糖为丸，每一钱米汤下。

小儿痰热

乱发同鸡子黄熬，良久出油，服之。

热痰，咳出稠浓或咽喉痛

制南星　半夏各三钱　黄芩七钱　焙为末，砂糖为丸，每一钱姜汤下。

张口忽然大喘，入少出多，势甚垂危

人但知气急其病在上，而不知肾不纳气无根，将脱大凶之兆，速投贞元饮，不效，理阴煎加人参、鹿茸或可挽救。

又方

吴茱萸五分　胡椒七粒　五构子一钱　研末，酒和作饼封肚

---

① 百晬咳：病证名，又名百日嗽、乳嗽、奶嗽、胎嗽。指婴儿出生百日内，患咳嗽、气急、痰涎壅盛等症。

脐，以带扎之。

贞元饮

熟地五钱　当归三钱　炙草一钱　水煎热服，气虚脉沉细至极者加人参一钱，手足冷加肉桂一钱。

理阴煎

熟地三钱　当归二钱　姜灰钱半　炙草一钱　手足冷加附子、肉桂各一钱，水煎热服。

哮喘　痰气壅塞。

雪梨汁一杯　生姜汁半杯　蜂蜜半杯　薄荷末七钱　和匀，重汤煮服，降痰如奔马。

化痰丸

丝瓜烧为末，枣肉为丸，每二钱姜汤下，化痰最捷，兼能止咳。

吼疾或痰或食过厚味即发者

萝卜子蒸熟晒为末，牙皂角烧存性，姜汁打面糊丸，每二钱姜汤下。

疳积仙方

治一切肚大黄瘦、腹痛虫积神效。

雄黄三钱　麝香五分　胆星二钱　全蝎炒，去针足　僵蚕炒，各一钱　巴豆五分，纸打去油　共为末，神曲糊为丸，朱砂二钱为衣，丸如菜子大，每服一丸，白水下。杭州智荣和尚得此方济人千万矣。

冷疳，腹大吐食，面黄腿缩

母丁香七枚为末，乳汁和蒸三次，姜汤下。

针砂丸

治小儿面黄肚大，积聚不消，不思饮食。

皂角煅　针砂醋煅七次，各四两　鳖鱼脚八只，醋浸，焙　共研末，醋为丸，空心服，小儿一岁三分。

诸疳

无论新久、冷热，一切疳症以此为主。

芦荟　五灵脂　夜明砂　广皮　青皮　使君肉　木香　当归　川芎各二钱　川连　干蟾蜍各三钱　砂仁二钱　为末，公猪胆一枚取汁将药和匀，粟米糊丸，每服钱半，米汤下。

加减肥儿丸

治一切久病成疳，总归虚弱，此丸以补为消，无不愈者。

人参无力者不用、炙芪、白术、云苓、陈皮、青皮、归身、鳖甲、川连、木香、使君肉、干蟾蜍、炙草各等分为末，以山药打糊为丸，日日服五七钱，米汤下，加砂糖为丸亦可。

小儿疳积

肚大黄瘦，骨立头疮，发稿。

干蟾蜍三五只去四足，香油涂，炙焦为末，蒸黑枣肉和蟾末捣膏，每服钱半，日三服，积垢自下，多服其病如失。

又方

天浆虫①四两洗极净，晒干，为末，加甘草末五钱，米糊为丸，每一钱米汤下。

---

①　天浆虫：雀瓮之异名。《本草纲目·虫部第三十九卷·虫之一·雀瓮》："此虫多生石榴树上，故名天浆，天浆乃甜榴之名也。"为刺蛾科动物黄刺蛾的幼虫。味甘性平，功能熄风止惊、解毒消肿，主治小儿惊风、脐风、乳蛾疼痛等。

诸疳日久身面生疮，烂成孔臼

用蒸饭滴下气水扫之，百用百效。

疳蚀口鼻

用粪蛆洗漂极净，晒干，焙黄为末，褐衣烧灰减半，共研末，频掺口内，效。

牙疳溃烂，穿唇破舌

胡黄连五分　胆矾　儿茶各钱半　为末，搽之。

呕吐

小儿初生数日内吐乳者，丁香三粒　陈皮三分　姜三斤　煎服自止。

又

不若单用煨姜汤更妙。

热吐

面赤唇红，吐次少而出物多，发热烦躁，手足心热，宜五苓散加藿香，不止藿连汤。

五苓散

猪苓　茯苓　白术　泽泻　肉桂等分　加藿香一钱，煎服。

藿连汤

治发热。

川连七分　厚朴一钱　藿叶一钱　姜三片　枣三枚　热服。

寒吐

乳片不消，多吐而少出，面白眼慢，气缓神昏，额汗唇淡，不发热，宜藿香正气散方见集方门，不止理中汤方见前加藿香，再不止宜参香散。

参香散

人参　沉香末　公丁香末　藿梗　木香末,俱等分　每服七分,加木瓜五分,煎服。

寒吐

生姜一大块切薄片,勿令断,层层搀盐以苎麻紧扎,外以草纸包七层,慢火煨熟,将姜打烂,早米煎汤,服立止。

热吐

黄连　熟石膏各一钱　为末,每服一钱白汤下。

吐逆

不拘冷热,及久吐诸药不效者。

硫磺五钱　水银一钱　同研至不见星,姜打米糊为丸,小豆大,三岁者三丸,以阴阳水即开水井水各半送下。

寒泻

所下白色,唇口舌俱白色,神疲,宜理中汤方见前或六君子汤。

六君子汤

人参　白术　茯苓　炙草　半夏　陈皮各一钱　姜、枣引。

热泻

暴注下迫,出物多而迅速,色黄,溺赤,口气蒸,手烦渴宜五苓散方见前加栀仁。

伤食泄泻

其候口嗳酸气,腹胀,一痛即泻,一泻痛减,保和丸消之。

保和丸

治饮食滞闷,腹胀等证。

神曲　广皮　楂肉　连翘　萝卜子各五钱　为末，蜜丸，每二钱姜汤送下。

风泻

泻而色青、稠黏宜六君子汤方见前加防风、柴胡、白芍。

大泻、大渴不止者，不论新久，皆用七味白术散，当茶水服之，不可再饮他汤水，兼之则不效矣，此方治脾胃虚弱吐泻作渴之圣药也，并治痢病口渴。

七味白术散

人参　白术　白茯　藿叶各一钱　粉葛二钱　木香二分　炙草五分　水煎无力者党参代人参。

久泻不止

多属虚寒，宜参苓白术散加肉蔻、山药服之。

参苓白术散

治脾胃虚弱，呕吐泻痢及大病后补救脾胃，此方为神。

人参　白术　云苓　山药各一两半　薏仁　桔梗　莲肉　炙草各一两　为末，每二钱姜、枣汤下无力者以党参代人参。

水泻

或饮食过度，或饮冷冒暑而发。

生姜捣烂　陈细茶各三钱　浓煎，服立止。

脾虚久泻

早米造饭锅巴　莲子去心，共为末　白糖各四两　每服三钱，白汤调下，日三服。

伤食冷物难化

生姜、紫苏同捣烂，炒热，布包熨胸腹，如冷再炒再熨，即化。

糯米粽物所伤及食物停积不消

用酒曲即酿酒小曲　麦芽各四钱　为末，每二钱白汤调下。

食猪肉停滞不消

山楂十五粒打碎，水煎服，自化。

食犬肉成积不消

不治杀人。

山楂肉　杏仁去皮尖，各二十四枚　煎浓汤饮，自化。

食牛肉腹胀不消

干稻草一把煎浓汤热饮，自消。凡食牛肉略饮好酒数杯，虽多食决不生病。

面食腹胀不消

生姜汁冲好酒热服，自化。

又方

生萝卜取汁，顿热服，神应。凡食面用醋断不作胀。

食菱角腹痛作胀

生姜汁滚汤冲服，立消。

食瓜果太多腹胀气急

肉桂去粗皮，研末　饭和为丸，每五分水下。

食豆太多不消

生萝卜汁饮下即消食萝卜菜亦解。

过食鸡蛋不消

饮好醋一大杯即化；吃豆豉亦能化。

过食鱼虾水类

食橄榄数枚或橄核磨水服，立化。

小儿患病，医人误用不对症之药以致烦躁呕泻

欲与解，去其药，用黑豆一盅绿豆亦可，甘草三钱浓煎汤，服之自解。

小儿发热，伤风自汗

白芍钱半 桂枝 柴胡 干葛 老姜各一钱 炙草八分 红枣五枚 水煎。

发热疏表法

不拘风寒、饮食、时行、痘疹并宜用之。

以葱一握打烂取汁，少加麻油和匀，指蘸葱油摩运儿之前心、背心、两手足心及头面项背诸处，每处摩擦十数下，运完以厚衣裹之，令略出微汗而愈矣，诚良法也。

发热清里法

其候壮热，五心烦热，睡卧不宁，口渴气急，面赤唇焦，便秘，此为内热。以鸡蛋一枚去黄取清，以碗盛之，入麻油与蛋清等，再加雄黄一钱，复以妇女乱发一团蘸染蛋清，于小儿胸口拍之，寒天以火烘暖，不可冷用，自胸口拍至脐轮，止须拍半时之久，仍以头发敷于胸口，以布扎之，一炷香久取下，诸热皆退，此法多救危险之证，功难殚述。

解烦热法

凡小儿实热之证及麻疹毒盛热极，其候与上条内热无异，一时药来不及，用水粉一两，鸡蛋清调匀，涂儿胃口及两手掌心，复以酿酒小曲数十枚研烂，热酒和，作二饼，贴两足心，布扎之，少顷，其热散于四肢，心内清凉，不复啼扰。

开闭法

凡小儿风痰闭塞，昏沉不醒，药不能入，原非死证。用生菖

蒲、生艾叶、生姜、生葱各一握，入石臼内打烂如泥，以麻油、好醋和药炒热，布包从头项、背胸、四肢乘热往下熨之，其痰一豁，倏然而醒。

引痰法

凡小儿痰咳上气喘急，喉中拽锯之声，须引而下行。白矾一两研末，少入米粉，醋和，作二小饼，贴两足心，布扎一宿，其痰自下。

暖痰法

凡小儿胸有寒痰不时昏绝，醒则吐出如绿豆粉浓厚而带青色，此寒极之痰。以生附子一枚、生姜一两同捣烂，炒热布包熨背心及胸前，熨完将姜、附捻作一饼贴于胃口，其痰自开。

小儿泄痢

若血痢，马齿苋捣汁一合　蜜二匙　空心煎服。

痢疾

鸡子一个煮熟去白取黄，以生姜汁半盅和匀服之，不宜吃茶，其效如神。

疳痢

虽垂死者可救。

新羊屎一升，水一升，浸一夜，次早绞汁顿服，日午乃食，极重者三服愈。

定痛法

凡小儿胸中饱闷，脐腹疼痛，一时不能得药，用食盐一碗炒极热，布包向胸腹从上熨下，冷则又炒又熨，痛定乃止。

治痢圣方

无如仓廪散即人参败毒散方见前加陈仓米二钱是也，三四剂即愈。

血痢于血中行气

黄连阿胶丸主之。

黄连　白茯　归身各一钱　阿胶二钱　木香□①钱　为末，每服一二钱，米饮下。

白痢于气中养血

胃苓丸主之。

苍术二钱　厚朴　陈皮　白术　白茯　猪苓　泽泻各一钱　炙草　肉桂各五分　生姜三片　水煎，再加当归、白芍、白术。

先水泻而变痢者

当归　川芎　白芍　生地　云苓　黄连　木香各一钱　空心热服。

先痢而变水泻者

人参　白术　云苓　归身　白芍　炙草各一钱　姜、枣引。

治痢神方

马齿苋煮烂，红痢蜂蜜拌，白痢砂糖拌，红白兼蜂蜜、砂糖同拌，一日三服，连汤食之。

久痢不止

红糖　白糖　饧②糖各三钱　甘草一钱　陈茶叶二钱　煎熟，露一夜，次早温热服，效验如神。

噤口痢

腊猪肉去肉取骨，煎浓汤，徐徐服之，神效。

---

① □：剂量脱失。

② 饧音"行"：xíng。用麦芽或谷芽熬成的饴糖。《玉篇零卷·食部》引《方言》："凡饴谓之饧。"

192

赤白相兼

山楂肉不拘多少，炒研为末，每服一二钱，蜂蜜、砂糖同拌，白汤调，空心服其余治法宜与身体下部门治痢各方兼用。

清邪止疟方

升麻　柴胡各二钱　黄芩　知母各一钱　生姜三钱　炙草五分水煎，二三剂自止。

久疟不止

四神酒主之，一服即愈，永不再发。

四神酒

常山钱半　槟榔一钱　丁香五分　乌梅一个　酒一碗，略煎，露一宿，未发先一时空心冷服。

无痰不作疟

常山能破涎逐饮，故有截疟之功，然须用于发散表邪之后先服上清邪止疟方，则发无不中矣。凡常山切勿热服，须露一宿为妙，热服则吐，生用亦吐，与甘草同服亦吐，大虚者未可遽投。

小儿邪疟

发无定期，时作时止为邪疟。

以麝香少许同好墨研，书去邪辟魔四字于额上，效。

小儿热疟不寒者

穿山甲一两、红枣十枚同烧为末，每用一钱，五更白汤调服。

小儿久疟不止

大鳖甲一个醋炙枯，研末，每一钱半，隔夜一服、清晨一服、将发时一服，无不断者。

小儿渴症

凡属虚者七味白术散主之，放胆用之方见前。

小儿消渴

用蚕茧汤通治三消之证。

蚕茧汤

用蚕茧壳或取丝棉结块者煎汤，时时当茶饮，至二七无不愈者。

消渴日夜引饮无度

用猪肚一个入淡豆豉五钱在内，以线缝之，煮极烂，取汁饮并食肚。

又方

煮猪血，清汤不入油盐，多饮极效。

小儿小便血淋

鸡屎尖白如粉者炒极焦，研末，每五分酒调服。

小儿尿血

乌梅烧灰为末，每一钱米饮调下。

鼻血不止

方见身体上部门。

小儿不出痘秘方

羌活　防风　升麻　麻黄　生地　黄柏各五分　归身　黄连甘草各三分　柴胡　干葛　藁本　川芎　黄芩酒炒　苍术各二分细辛　白术　陈皮　苏木　红花各一分　连翘　吴萸汤泡，各五厘每逢立春、立夏、立秋、立冬前一日，用水煎好，露一宿，如遇雨露置于檐下，次早温服，务留药半盏于交节时再服，切不可误。一年之内服过四剂，永不出痘；即服一二剂，出痘亦少。但小儿服药若泻，乃胎毒去也，第二次服则不泻矣。此方极验如神，愿同志者刊刻广传以济世。

稀痘神方

孕妇怀孕时用生白芝麻五六升或三四升置于常出入处，空心随便食之，十个月生后，小儿不受胎毒，无痘可出，即出亦稀而无害，此江南薛浩然屡验之方。

又方

赤豆　黑豆　绿豆各一杯　甘草节七分　不时煎服亦验。如乡邻有痘疹流传预与儿食，可免不出，即出亦稀。

又方

橄榄核拭净打碎，连仁晒干，研细末，每逢水闭相连日，将末两三匙加糖少许，开水调服，至多次痘不出矣。

小儿免麻痘方

小儿脐带落下，以新瓦二片夹脐带在中间，焙成炭，以烟尽为度。如脐灰重一分用辰砂五厘同研极细，另用当归一钱、防风一钱煎浓水二三匙调前药末，与小儿服尽为度，三日后小儿遍身发出沸疮样，终身可免麻痘，即出亦稀矣。

稀痘神方

蓖麻子去壳，三十六粒　朱砂一钱，另研极细　麝香五厘　先研朱砂、麝香，后入蓖麻，共研成膏，于五月五日午时搽小儿头顶心、前心、背心、两手心、两足心、两膀弯、两胁窝、两腿弯共一十三处，俱要擦到如钱大，勿使药有余剩，不可洗动，若擦过三次，痘永不出，如未过一周，小儿五月五日、七月七日、九月九日亦依前法搽之更妙，传方之家已十六代不出痘矣，有益无损，诚宝赤之灵丹也。

稀痘奇方

金银花炒，研末　白砂糖调，常服则痘稀，久服可免不出。

万氏痘麻

凡方中人参以参须代之可也，如无力者竟以党参代之亦可。

痘有五善

一饮食如常；二大小便调；三疮色红润，皮厚坚实；四脉静身凉，手足温暖；五声音清亮，动止安和。五者不能尽得，得一二亦自清吉。

痘有七恶

一烦躁闷乱，谵妄恍惚；二呕吐泻利，饮食不能；三黑陷焦枯，痒塌破烂；四头面预肿，鼻煽肩抬，目张唇裂；五喉舌溃烂，食入即呕，饮水即呛；六寒颤咬牙，声哑色黯；七腹胀喘促，四肢厥冷。七者不必皆有，有一二亦自难为。

七恶之外又有浑身血泡，心腹刺痛，伏陷不起，便溺皆血，寻衣撮空，是皆不可救者。

辰砂散

预解时行痘毒。

镜面砂一钱，研末，水飞　干丝瓜近蒂，三寸，连皮带子烧灰　研末，蜜水调三次服。

三豆汤

预解痘毒，不损元气。

红饭豆　黑大豆　绿豆各□①升　生甘草三两　或雪水或长流

---

①　□：剂量脱失。

196

水同煮，豆熟去甘草，将豆晒干又入原汤内再浸再晒，汁尽为度，逐日取豆与儿食之。

发热乍作乍止或微热者，其痘必稀，不用服药；若壮热、烦躁、昏眩，其痘必密，宜发表解毒托里，加味葛根汤主之。

升麻　干葛　赤芍　炙草　荆芥　柴胡　牛蒡　桔梗　连翘　木通　防风　竹叶七片，为引，余各一钱　水煎，如大便秘加紫草、红花，渴加麦冬、花粉，腹痛加酒大黄。

痘疹初热口渴不止，解毒葛根汤主之。

干葛　花粉　升麻　麦冬　生地　黄芩　甘草　茅根汁　先煎药，熟以茅根汁对服。

痘因泄泻不止而渴甚者，此脾胃虚弱，七味白术散主之方见前。

发热饮食如常而腹痛，即是毒气内攻，速宜化毒，不可逡巡①，化毒汤主之。

干葛、白芍、青皮、木香、枳壳、楂肉、连翘、炙草，水煎。

痘初热，烦躁大渴，大便秘结，腹痛，三黄解毒汤主之。

黄芩、黄连、紫草、红花、枳实、木通、槟榔、大黄，水煎。

痘初热，因泄泻而腹痛，建中托里汤主之。

人参、炙草、升麻、干葛、云芩、枳壳、桔梗、川芎、柴胡、独活，姜引，加竹沥对服。

---

① 逡巡：有所顾虑而迟疑不敢向前的样子。汉·贾谊《新书·过秦论上》："逡巡而不敢进。"

痘疹发热时腰痛，其证最恶，速用人参败毒散托之方见集方门。

服药后痛止者吉，不止者凶。

痘初发热，作搐不止，导赤散主之。

生地、木通、薄荷、防风、炙草、辰砂另研入，灯心十茎引，水煎，辰砂末调服。若痘已收靥，余热不退而作搐，此大虚之候，多不可救。

痘已现形而吐泻不止，理中汤主之

人参一钱　白术二钱　炙草　升麻各一钱　煨姜、枣引。

痘疮发热，妄见谵语，或昏睡，梦中呓语喃喃，或狂走，寻衣摸床，皆毒气内攻，辰砂导赤散主之。

人参、黄连、栀仁、白术、木通、麦冬、辰砂另研，灯心十茎，水煎入竹沥，调辰砂服之，服后神室①清宁者吉，否则不可治也。

痘初起浑身宜热，独耳尻二处宜凉，若四肢厥冷，中气弱也，补中益气汤主之方见集方门。

痘初发热，毒火熏蒸而见鼻血，元参解毒汤主之。

元参、黄芩、栀仁、桔梗、生地、干葛、荆芥、炙草，水煎，入茅根汁，京墨磨浓调服，若血从口出或大小便出皆不治。

痘未出，热不止，口舌生疮，唇裂咽痛，其热甚急，治不宜缓，黄连解毒合甘桔汤主之。

黄连、黄芩、栀仁、熟石膏、桔梗、连翘、薄荷、荆芥、牛蒡、生甘草，水煎加竹沥服，如药不效者不治。

---

①　神室：胞为神室，即下丹田。

痘因泄泻毒气内陷而不出，体虚者，托里十补汤主之。

人参、蜜芪、归身、厚朴、桔梗、肉桂、川芎、防风、白芷、炙草，水煎，调牛蒡子末服。

防痘入目

牛蒡子打烂敷小儿囟门则痘不入目。

见形证治

凡痘发热三日而出，常期也；出而稀者不须服药；由上而下渐次见形者，吉也；若发热一二日，一齐涌出者，大凶之象，必欲治之，不过消毒救里使无陷伏耳，消毒快斑汤主之。

桔梗、荆芥、防风、赤芍、炙芪、牛蒡、归尾、元参、连翘、前胡、木通、花粉、炙草，水煎。

痘疹应出不出，热甚，烦闷气粗，大便秘结，此毒火内蓄，宜下之，消斑承气汤主之。

庄黄、枳壳、厚朴、黄芩、黄柏、栀仁、连翘、木通、炙草，姜引，水煎。

痘初出，若口中之气腥臭冲人，当淹延不治，至七日而死矣，清金泻火汤主之。

知母、生地、黄芩、熟石膏、桔梗、栀仁、麦冬、紫菀、木通、花粉、生甘草、桑叶，水煎，竹沥对服。

痘出浑身琐碎稠密，疏毒快斑汤主之。

人参、防风、荆芥、连翘、牛蒡、归梢、桔梗、赤芍、炙草，水煎。热甚加黄芩、黄连、地骨皮；渴加干葛、花粉、麦冬；痒加薄桂、薄荷。

痘出如豆壳、如蛇皮，由气至而，血不随也，祛风匀气饮主之。

人参、川芎、当归、赤芍、麦冬、防风、青皮、荆芥、木香、薄桂、炙草，水煎。

痘出如蚤之瘢，蚊之迹，由血至而，气不随也，参芪和气饮主之。

人参、黄芪、连翘、牛蒡、黄芩、干葛、蛇蜕、归身、木通、桔梗、炙草，水煎，服后气血均随者吉，如旧者凶。

痘出色艳而赤，非吉兆也，若一发痒则多难治，切宜预防，固阳散火汤主之。

人参、炙芪、炙草、升麻、归尾、防风、生地、木通、荆芥，红枣引，水煎。

痘出顶焦带黑，宜防黑陷，凉血解毒汤主之。

赤芍、归尾、生地、木通、牛蒡、连翘、紫草、桔梗、红花、山豆根、生甘草，水煎，入烧过人屎一钱调服。

痘出咽喉作痛，鼠黏子汤主之。

射干、桔梗、连翘、牛蒡、生甘草，水煎，入竹沥和服。

又方名一圣散

苦参焙干为末，每用一二分吹之，甚效。若不早治，顷刻肿烂，水入则呛，食如则吐，咽哑失声，救之迟矣。

预护眼目免痘入内，黄柏膏主之。

黄柏一两、甘草二两为末，绿豆五合，新汲水浸豆一宿，去豆入红花一两煮之，其水约有碗许去红花，然后入前二味慢火熬成膏，每用涂眼胞上下，厚涂之则痘不入目中矣。

痘出夹斑夹疹一片如锦纹者为斑，隐于皮肤之间为疹，荆黄解毒汤主之。

人参、防风、荆芥、黄芩、牛蒡、知母、黄柏、生甘草、元参、升麻、熟石膏、连翘，淡竹叶为引，水煎服，服后斑疹仍不消者不治。

凡痘初出一点血，血化为水，水化为脓，脓成而毒解，此自然之序。若初出之时，半为水泡，或将起发，便戴白浆，或脓水未成，忽然收靥，此火毒大甚，失其自然之序，不久倒陷入里，毒气内攻而死，此不应至而至，谓之太过，所谓早发先萎也，不比应至不至者，因其气血未充，尚有补救之法也。

起发证治

凡痘疮起发只在六七日，谓之得中，盖自发热算起正当六七日也。

痘出过于稠密，防起发不透，若服此四五剂当起不起必有变症，徒治无功，解毒托里散主之。

桔梗、牛蒡、荆芥、红花、防风、归尾、蝉蜕、升麻、干葛、赤芍、连翘、炙草，水煎，入烧过人屎同服。

痘起发皮嫩易烂，宜防痒塌及起发如浮囊空壳如蚕之壳、麦之麸，皮中无水色者，大补快斑汤主之。

人参、黄芪、当归、川芎、赤芍、生地、牛蒡、炙草、防风、连翘、杨柳枝，水煎，入烧过人屎一钱服，服后若转而红润，中涵水色者可治，否则不治。

痘疮起发须察看形色以定轻重、吉凶，如根窠红润、顶苍蜡

201

色者，上吉；根窠红、顶灰白色者，次吉；根窠赤、顶亦赤而带艳者，此火胜，解毒泻火汤主之。

黄芩、牛蒡、归梢、栀仁、连翘、山豆根、生甘草、桔梗、升麻、干葛、地骨皮，水煎，入烧过人屎调服，服后色退者生，不退者凶。

痘出纯白色，此血寒气虚，十全大补汤主之。

人参、白术、云苓、生地、肉桂、归身、川芎、白芍、炙芪、丁香、鹿茸、炙草，煨姜、红枣引，水煎。

痘出纯紫赤色，此血热气实，黄连解毒汤主之。

黄连、黄柏、栀仁、生地、牛蒡，灯心十根引，水煎。

痘先有水气忽然干枯黑陷，此名疔痘，不可与中气不足同论 中气不足乃四围起发，中间陷而未起也；疔痘乃中枯干成黑子也，四圣珍珠散主之。

豌豆 绿豆各四十九粒 油头发一团，俱烧灰 珍珠七粒，研末共研为细末，用胭脂取汁和末调匀，以针挑破其疔，纳药于中，更以胭脂汁涂四围，其疮色回者吉，不回反添黑陷者死。

痘疮黑陷，急宜解毒托里，四圣快斑散主之。

木通 连翘 生黄芪 红花 紫草 麻黄炒 人中黄 辰砂另研 丝瓜连蒂烧灰 烧过人屎为引，俱等分共为末，白汤调服二三钱。

痘黑陷，大小便秘，烦闷喘急，舌黑，百祥丸主之。

红芽大戟不拘多少，水煮极软去骨，日中晒干，复入原汁中，煮汁尽，焙干为末，水丸如粟米大，每一二十丸研赤芝麻汤下，服后仍不红活起发治之无功。

初出起发之时，浆水未试而口唇上疮色，内即带焦黄之浆，

202

此恶候也，时人不识，喜其成浆便呼为吉，不知六七日间疮靥剥落一层而死，不必立方。

又初起发时头带白浆，此疫疠也，不可治。

又或本痘起发，或于根窠四畔又旋出小者，攒簇本疮成丛似粟者，不待养浆即变瘙痒而死矣。

痘疹倒陷不起

胡荽四两即芫荽也，以好酒入瓶内，先煮酒滚，然后投胡荽于瓶内，盖定勿泻气，令患者常闻芫荽气，或以酒蘸擦背上、手足，惟头面勿擦。

痘起发时，因吐泻不能饮食而灰白，大补快斑汤主之。

人参、蜜芪、白术、炙草、白芍、归身、川芎、木香、薄桂、陈皮、藿叶，大枣引，水煎。

痘疹误服寒凉及冷水以致泄泻，调中快斑汤主之。

人参、白术、云苓、半夏、炙草、化桂、木香、陈皮、苍术、厚朴、藿叶，姜引，水煎。

痘初起误服热药以致红焮紫肿，三黄解毒汤主之。

黄芩、黄连、黄柏、木通、生甘草、栀仁、升麻、连翘、牛蒡，淡竹叶引，水煎。

痘稠密一齐起发，皮如锡饼，助脾快斑汤主之。

陈皮、楂肉、荆芥、牛蒡、木香、青皮、枳壳、木通、炙草，水煎，服一二剂，勿多服。

痘疹手足起发不齐，补脾快斑汤主之。

人参、炙芪、防风、防己、柳枝、炙草，水煎服，若手足痘见而复，隐起而后陷，凶候也。

痘疮作痒

升麻、苍术、麻黄、槐枝、柳枝煎浓汤乘热拭之。

痘疮作痒泄泻内虚者，茵陈蒿、蕲艾叶烧烟熏之，调元托里汤主之。

人参、炙芪、炙草、木香、陈皮、诃子肉、柳枝、防风、羌活、赤芍、荆芥，姜引，水煎，用上二法而痒止者吉，反甚者不治。

喉中生疮

辰砂五分　雄黄　黄柏各三分　儿茶五分　为末，吹喉中。

遍身烂痘

好茶叶一二斤，热水锅一过即捞起，带湿铺床上，隔纱一层，令小儿卧其上，寒仍盖衣被，一宿而瘥。

成实证治

凡痘疮自起发之后，血化为水，水化为脓，至此脓成毒化，饮食如常，不亦吉乎？若当起发壳中出清水，四物化毒汤主之。

当归、川芎、生地、白芍、麦冬、牛蒡、木通、生甘草等分，薄桂减半，灯心引，水煎。

痘窠浮肿，中涵清水如水泡，十全化毒汤主之。

人参、白术、云苓、炙草、川芎、归身、白芍、熟地、炙芪、薄桂、牛子、干葛，姜、枣引，水煎。

痘成浆之时若寒战咬牙并作，复吐泻，手足冷，更兼烦闷，痒塌者不治单见一证者可治。

肝火太甚而咬牙

升麻、生地、麦冬、木通、防风、炙草，灯心引。

吐泻而手足冷者

宜回阳化毒汤方见前。

痘出而振战

人参、炙芪、柳、桂枝、归身、炙草，姜、枣引。

痘成浆时，呕吐而有物

白术、陈皮、白冬、砂仁，姜引。

泄泻色黄而臭，热也

木香、黄连、猪苓、白术、炙草，灯心引。

泄泻所出之物清凉不臭，寒也

人参、炙草、白术、云苓、炮姜，枣引。

痘成浆时吐泻不止，手足厥冷，脾胃将绝也

附子　人参　白术　炙芪　炮姜灰　炙草　炒米一撮　枣一枚引。

痘疮自发热以至收靥，房室最宜洁净，最忌一切秽气、生人气、淫液气、恶物臭气，又不宜烧檀、麝各香，常烧红枣以辟诸气可也。

痘疮抓破而出血者，阳疮也，宜当归凉血散解之；有破而无水便干枯者，此陷伏也，要疮复灌者为佳，宜服托里回生散；有破而成坑者，内陷也，内服托里回生散，外用白龙散敷之。

又方治痘疮溃烂

大黑豆研末敷疮上。

当归凉血散

归尾、红花、黄芩、连翘、炙芪、人参、地骨皮、牛蒡子、生甘草，灯心引，水煎。

托里回生散

炙芪、归身、连翘、薄桂、牛蒡、炙草，水煎，入烧过人屎调服。

白龙散

干牛屎烧灰，取中间白者研末，筛过，敷烂处，此方治痘疮溃烂。

痘疮浑身破烂，不能怀抱者，败草散主之。

用茅屋上烂茅烧灰、研细，筛过，铺于席上，任其展转，此草最能解毒。

大便一向秘结，里热太甚不能靥者，宜用胆导法，不损元气。

大猪胆一个以小竹管插入胆内，以线扎定，吹气令满，另以线打活结收住其气，以竹管套入谷道内，解去活结，捏其胆令汁射入肠中，直待气透，然后去胆，便即通矣。

收靥证治

儿痘疮收靥不可以日数拘也，只要循序缓缓收靥，倘收大急必发痧毒怪证。又收靥先从人中上下收起为顺，若先从手足、额颅，靥黑为不吉。

痘疮犯著即出血不止

乃难治之证，内服大补汤方见后，外以绵茧散敷之，若逡巡

206

不治其害无穷。

蚕茧散

新出蚕蛾绵茧不拘多少，以白生矾末入茧内，火煅待矾汁干，研末，搽疮上即安。

痘疮黑陷

白僵蚕、紫背、干荷叶研末，芫荽汤调服一钱，酒引。

落痂证治

凡收靥之后，痂壳宜落而不脱，昏昏喜睡，不可因循，恐生他变，调元清神汤主之。

人参、黄芪、当归、麦冬、陈皮、枣仁、黄连、炙草，枣引。

痘落眼中

刺黑狗耳上血点。

又方

白水牛身上虱子血点。

又方

糖、鸡屎点即散。

又方

兔矢一两，蒸水服，须待疮疹瘥后服之。

痘后余毒证治

凡痘后发痈以解毒托里为先，不可乱施敷药以致毒不得出而成坏症。如肿而成脓者，必胜膏贴之；已成脓者，将针挑破其脓，生肌散敷之；若肿毒、元气弱者，以十六味流气饮流通之；若元气素强者，连翘解毒汤主之；如痈毒日久脓血去多者，十全大补汤扶元解毒。

必胜膏

马齿苋汁　公猪肪熬油　蜂蜜等分　熬成膏，厚涂疮上。

生肌散

白芷　赤石脂　白及各一钱　龙骨五分　贝母二钱　为末敷之。

十六味流气饮

人参、川芎、归身、赤芍、防风、木香、炙芪、薄桂、白芷、桔梗、槟榔、厚朴、乌药、紫草、枳壳、炙草，水煎。

连翘解毒汤

连翘、白芷、川芎、归尾、赤芍、牛蒡、山甲、炙草，水煎。

十全大补汤

人参、川芎、归身、赤芍、熟地、云苓、炙芪、肉桂、白芷、金银花、连翘、炙草，姜、枣引，水煎。

大补汤

治痘靥而不干犯之出血。

人参、炙芪、归身、连翘、薄桂、牛蒡、川芎、白菊、白芷、炙草，枣引，水煎。

痘后有发赤火丹瘤，恶候也，流移红肿痛，不可手近，丹从头上起过心即死，从足下起过肾即死，内服元参解毒汤，外用瓷锋砭法此法见前十种火丹条。

元参解毒汤

总治痘后余毒十种火丹。

元参、归尾、生地、红花、连翘、地骨皮、熟石膏、赤芍、防风、木通、荆芥，竹叶十片为引，水煎。

斑疮入眼，翳障瞳仁

密礞花　谷精草各五钱　蝉蜕去翅足,钱半　望月砂即兔屎,一两,炒　为末，腊猪肝二两竹刀剖开，每用药一钱夹在肝内，水煎，肝熟饮汁食肝，神效，不可轻用点洗之药，反成废弃。

痘后咽喉塞痛

桔梗　甘草各二钱　牛子一钱　灯心引，水煎。

痘后神昏妄语，余热未除也

木通、生地、麦冬、茯神、栀仁、人参、菖蒲、炙草，灯心引，水煎。

痘后虚胀，面唇白，四肢冷

莱菔子五钱,炒　胡椒　白术各二钱　为末，蜜丸，每一钱陈皮汤下。

痘后走马牙疳

蚕蜕纸烧灰,一钱　枯矾　人中白火煅　五棓子各二钱　为末，洗净败血，搽。

赤口疮

黄连二钱　炮姜一钱　研末敷之。

白口疮

辰砂二钱　枯矾一钱　研末搽之。

口疳

白矾装入五倍子内烧末，掺之。

又方

芝麻嚼敷之。

走马牙疳

未落水鸡肫皮五个，焙干，枯矾五钱，研末搽患处。

又方

蜡树叶煎汤漱口数十次，立愈。

痘后生疮

黄豆炒黑、研末，香油调涂。

痘后余毒

马齿苋汁、生绿豆、赤小豆、石膏，研末，猪油调搽。

走马牙疳

大徽枣一枚青布包签住，蘸麻油于灯上烧，取滴下油汁，以枣油枯黑为度，先以米泔漱净口，鸡翎蘸油刷患上。

此症多属痘疹余毒所致，有五种不治：口臭涎秽不治，黑腐不脱不治，牙落无血不治，穿腮破唇不治，用药不效不治。

人中白溺壶内者佳，煅红为度 儿茶一两 黄柏 薄荷 青黛各六钱 共研末，先以温水洗净，吹上，日六七次，涎从外流为吉。

内服芦荟 银柴胡 胡黄连 川黄连 牛蒡子 元参 桔梗 山栀 石膏 薄荷 羚羊角 甘草 升麻各三分 竹叶十片 水煎服。此方虽穿腮破唇并宜服之。

痘痒搔破

盖屋烂草二三年者，晒极干，研极细末掺于患处，如遍身损

210

湿不堪坐卧者，可用二三升摊于席上，令儿坐卧亦效。

解痘毒方

生螃蟹飞面捣膏，贴患处，即愈。

痘花倒陷

抱出鸡子壳焙，研末，每热汤调服半钱，婴儿以酒调抹唇之上下，并涂胸背。

痘极多不能灌浆

白水牛身上虱二三钱，新瓦焙干，龙眼汤送下，此方妙不可言，服后亦不灌浆，只起黑衣，其虱在牛耳中取。

痘疹黑陷不起

狗蝇七个擂碎，和好酒酿调服。

痘后痈毒

赤小豆末鸡蛋清调涂。

痘风眼

荆芥穗　苍耳子　细辛　薄荷叶炒去刺　防风各等分　煎好，倾入小瓷瓶内，对眼先熏后洗，洗后用佛前灯架上摘下柏油烛泪搽之。

妇女痘疹症治

凡女人阴质，血常不足，故女子十四岁以后有出痘疹者，常恐天癸之行，血走气虚每成伏陷，倘女子一向崩漏气血已虚，一发痘疹不任其毒，惟宜大补气血，十全大补汤主之方见前。

孕妇出痘，终始以安胎为主，不可触动其胎，其初发热以参苏饮发之，出现后多服安胎饮为佳，起发收靥若迟，十全大补汤

211

去肉桂肉桂动胎，方见前。

参苏饮

人参、紫苏、桔梗、干姜、前胡、陈皮、云苓、枳壳、木香、炙草，姜、枣引，水煎。

安胎饮

人参、白术、黄芩、熟地、川芎、当归、白芍、砂仁、苏叶、陈皮、炙草，姜、枣引，水煎。

孕妇出痘正当行浆之时，忽临正产，只以十全大补汤为主方见前。

若产后腹痛，此恶露未尽，生化汤主之。

归身五钱　川芎二钱　桃仁二十个　炮姜　炙草各一钱　水煎。

妇人产后出痘，只以大补气血为主，十全大补汤主之，其白芍用好酒炒熟，不可妄用寒凉以伤生发之气也。

麻疹骨髓赋 节录

麻虽胎毒，多带时行气候，寒温非令，男女传染而成，其初发热俨似伤寒，目出泪而不止，鼻流涕而不干，咳嗽太急，烦躁难安，以火照之，隐隐皮肤之下，以手抹之，亭亭肌肉之间，其形若疥，其色若丹，随出随没，乍隐乍见，根窠红肿兮，麻而兼瘾；皮肤若赤兮，麻以夹斑；似锦而明兮，十有九吉；如煤而黑兮，百无一痊。衄血不必忧，邪从衄解；利血不必止，毒以利松；所喜者，身中清凉；可畏者，咽中肿痛；又如出之太迟，发表为贵，出之过甚，解毒惟宜。

麻初发热，面颊赤，咳嗽喷嚏，鼻流清涕，泪出呵欠，或捏眉目鼻面，升麻葛根汤主之方见前痘疹发热条，外以胡荽酒方见前，

212

令儿闻其气，勿令发出得尽，毒便解矣。若发而不出，反加腹中胀痛，气喘促，昏闷谵妄者，死证也。

发热六七日后，明是麻证，却不见出，急以发表。

麻黄、熟石膏、蝉蜕、升麻、炙草，葱三寸为引，水煎，外以前方胡荽酒，以苎麻蘸酒遍身戛①之，使麻易出，此方真神法也。

如一向未大便，毒甚入里，伏而不出，凉膈散加牛蒡子发而解之。

庄黄、芒硝、连翘、栀仁、薄荷、竹叶、甘草梢、牛蒡，水煎，加生蜜三匙和服，再不出者凶。

发热未见出现，咳嗽百十声不已，上气喘急，应出不出，面浮者

生甘草、桔梗、熟石膏、知母、牛蒡、薄荷，水煎。

麻疹发热，或衄血、便血，或吐，或泻，或汗，或咳嗽咽痛，若不甚乃麻之常候，不必用药，如太甚自宜调治。

麻疹渴甚，自汗太过

人参、知母、熟石膏、生甘草、黄连、黄柏、黄芩、栀仁，糯米一撮为引，水煎。

麻疹贵一齐涌出，以火照之，遍身如丹，此将出之兆，出则粒粒成疮，渐渐结痂，此最吉，不须药也。

如麻色淡白，宜养血化斑汤主之。

人参、当归、生地、红花、蝉蜕，姜、枣引，水煎。

---

① 戛：音"夹"，jiá。同戛，敲击意。

若麻疹或微紫，大清汤主之。

大青、元参、生地、熟石膏、知母、木通、地骨皮、荆芥、生甘草，竹叶二十片引，水煎，若黑者死证也。

麻疹出没常以六时为准，如子候出，午时即收，午候出，子时即收，若三四日不收，大清汤解之方见前条**，如麻既出，热甚不减仍以此汤解之。**

麻后血枯毛竖，肉消骨立，渐渐羸瘦，发热不退，柴胡四物汤主之。

人参、柴胡、黄芩、归身、川芎、生地、白芍、地骨皮、麦冬、知母、竹叶，桑叶三片为引。

麻后热不除，忽作搐搦

生地　木通　麦冬　生甘草　竹叶七片　黄连　当归　云芩　辰砂研末，另入　灯心十茎引，水煎。

麻后牙龈溃烂，臭气冲人，名走马疳方见走马疳条，**兹不复赘。**

麻后欬①转甚，喘逆绵延不已，身热而烦

天冬、麦冬、知母、桑叶、生地、黄芩、地骨皮、前胡、沙参、炙草，水煎。

---

① 欬：音"忾"，kaì。咳嗽。《说文·欠部》："欬，逆气也。"

214

简便良方卷之三幼科续编

此卷专以望颜色、审苗窍六字为诀，法全不及脉，以婴儿之脉无凭可切也。

小儿疳积、黄疸、惊痫等症自有方药可治，有等无知父母听信村巫、蛮妇挑筋剔肉，最为惨毒，以致惊吓失魂，病上加病，为父母者何其忍也？急宜禁绝这一种挑筋剔肉之人，死后定坠阿罗地狱。

庸医动用牛黄、竹沥、贝母为除痰要药，殊不知痰有寒、热之分，热痰见此真似滚汤泼雪，寒痰见此竟是雪上加霜，不可不慎。

庸医必用柴胡退烧，不知烧热有表里之殊，柴胡专属解表之味，若脾虚、肾虚、气血两虚诸烧热，断不可用柴胡。

夏禹铸曰：凡小儿惊风、小儿伤寒、小儿热疟三种相似，前辈俱未能辨明，误医、误死不知凡几，独予先君辨出惊风的模样、伤寒的光景、热疟的认法，透彻无遗。一经医治无有不生，而予亦经验历历不爽，生死关头不敢秘而不传。

惊风模样：由儿先有内伤，复来外感，肺窍痰迷，心无所主，一着惊而即发，发时不醒人事，筋有时而抽掣，法当豁痰以疗惊，祛风以止掣，天保采微汤主之。

天保采微汤

羌活　独活　柴胡　前胡　半夏　陈皮　赤芍　白茯　川芎　枳壳　厚朴　桔梗　苍术　升麻　葛根　藿香　炙草各一钱　共十七味。

夏初明日有痰盛发惊，一惊即死，不省人事，抽掣轻而烧热

215

盛，此脾痰入肺，亦用天保采微汤内半夏加三钱、前胡加二钱、苍术加一钱。

夏初明日有风盛发惊，虽或惊死，手足抽掣不已，一日一夜竟发数十次，此肝风入筋，亦用天保采微汤内羌活、柴胡各加一钱，半夏加三钱。

夏初明日有热盛发惊，其状无异风痰，只口多作渴，此外邪入肺，亦用天保采微汤内干葛、桔梗各加二钱。

夏初明日又有心经发惊之症，舌必吐出，其色红燥

用连翘五钱　黄连五分　木通　防风各一钱　水煎服。如在夏月加香茹①八分。

夏初明日惊痫，或死一二日，或三四五六七日不甦，即甦亦不醒人事，或抽掣，或不抽掣

宜急于肺俞穴灸三燋此穴在背上脊中间，对胸膛近肺之处，灸之用薄蒜一片贴在穴上，以艾捻作麦粒大安于蒜上灸之，实有起死回生之功。用天保采微汤三四剂加半夏三钱，未有不活者；夏月加香茹一钱五分。

热疟似惊风、伤寒最宜审辨，夏禹铸曰：热疟之烧热与伤寒之烧热无异，最难辨别，若无真传慧眼，以热疟作伤寒、惊风治者，十有其十。今发辨疟之秘公我同人，俾孩童不苦于热疟，庶可告无罪于卢医②。

夏禹铸曰：凡伤寒烧热每日到晚不减一分、不增一分，始终毫不间断，只是平平而烧，不抽不惊，此乃伤寒之烧热也。惊风烧热似乎伤寒，而多一抽掣，盖由筋属于肝，肝风动故抽筋，肝

---

①　香茹：香薷异名。

②　卢医：扁鹊。《史记·扁鹊列传》称扁鹊"家于卢国，因命之曰卢医也"。

风入脾，脾动痰故惊，此乃惊风烧热之辨也。若热疟，烧热虽同而症实有别，或食滚茶、滚汤，或大哭、大叫，头面上必有汗，一有汗，烧热即退二三分，少顷仍照原，便是热疟，此一辨也。又自早至晚必有一时更甚，或眼泛去，或手足掣，一掣出汗烧热即退，独腹上不退，少顷又烧，每日皆然，定是热疟，此一辨也。又喉内必有痰，一哭必呕，呕即痰出，定是热疟，若惊风之痰盘踞乎肺，必不到胃，何得吐出？此一辨也。又望而知之之法，面色非黄似黄，非白似白，精彩似倦不倦，面皮惨惨而无润泽，毛孔爽爽而不直树，两眼瞧人却像个无病的光景，热疟照然。此症多发于六七八九月之间，只用清脾饮无有不效，发一二日者服五六剂，发至五六日者只须三四剂，或久而未治者只一二剂而愈，切不可以一二剂不愈遂作别症更方而误杀人性命也伤寒治法另见于下。

清脾饮治热疟或热多寒少

青皮　陈皮　白术　白茯　半夏　黄芩　炙草　柴胡　草果厚朴各一钱　姜、枣引，水煎服。

探病法

诗云：婴儿十指冷如水，便是惊风体不安，十指稍头热似火，定是夹食又伤寒。握之恐不真，再以儿手指贴吾面诚之不爽。

又诗云：以吾三指按儿额，感受风邪三指热，三指按分三指冷，内伤饮食风邪感。如患惊风，照依前方天保采微汤治之；如夹食伤寒，加味二陈汤主之；如三指按之热，参苏饮主之；三指按之冷，藿香正气散主之。

加味二陈汤

陈皮　半夏　白茯　炙草　厚朴　山楂　麦芽　神曲　枳壳苏叶　藿香各一钱　姜引。

参苏饮

党参　苏梗　桔梗　前胡　半夏　陈皮　枳壳　干葛　杏仁

木香　甘草各一钱　姜引。

藿香正气散治内伤脾胃，外感寒邪

藿香　紫苏　大腹皮　陈皮　桔梗　炙草　茯苓　半夏　神曲　厚朴　白芷各一钱　姜、枣引。

鼻破生疮乃肺热也

炙草　桔梗　陈皮　桑白皮　地骨皮各一钱　煎服。

白睛青色乃肝风也

防风　炙草　羌活　黄芩　白芷　当归　川芎各一钱　细辛五分　水煎。

鼻准红而燥脾热也

用烧柴灶内中心焦土煎水服即愈。

小儿山根察形辨证秘诀

凡小儿山根之上有青筋直现者乃肝热也，柴胡　半夏各三分　白芍　茯苓　白术各一钱　当归五分　甘草一分　水煎服。

山根上有青筋横现者亦肝热也，但直者风上行，横者风下行，仍用前方去半夏加柴胡二分、麦冬一钱、干姜一分。

山根上有红筋直现者心热也，柴胡　桑白皮各三钱　白芍　茯苓各一钱　当归　白术　麦冬各五分　花粉二分　黄连　甘草各一分　煎服。

山根上有红筋斜现者亦心热也，即用上第三方多加黄连二分。

山根上有黄筋现者黄筋即黄皮也，不论直、横皆脾胃之症，或水泻，或上吐，或下泻，或腹痛凡腹痛以手按之，大痛者实痛也，加大黄三分、枳实一分；按之不痛而反快者，虚痛也，加干姜三分或肉桂一分，最

218

宜详辨，或不思饮食，用白术　茯苓各五分　陈皮　参须无者不用
麦芽各二钱　神曲　甘草各一分　加竹叶七片，水煎服。有痰加半
夏二分；有热口渴加麦冬三分、干葛二分、黄芩一分；有寒加干
姜一分；吐者加白蔻一粒；泻者加猪苓二分，水煎。如发热不可
用此方，宜万全汤主之。

万全汤 不论早热晚热皆效

柴胡　当归各五分　白芍一钱　白术　茯苓各二分　山楂三粒
甘草　苏叶各一分　神曲二分　麦冬五分　水煎，痰加半夏，伤食
加枳壳，吐加白蔻各一分。

小儿虫腹

榧子去壳，五个，京果店有　甘草三分　为末，米饭为丸，服
之，虫尽化为水。

又方

先以醋饮而探之，饮下痛即止，此虫痛也。用榧子　使君子
各十个，去壳煨熟　槟榔一钱　为末，米饭为丸，每服二钱，水吞。

脐风最为恶候

夏禹铸曰：三朝之内便是脐风，如七朝之外定然不是脐风，
初发吸乳必较前稍松，两眼角挨眉心处忽有黄色，宜急治之，治
之最易；黄色到鼻，治之仍易；到人中穴在鼻准之下，上唇之中、
承浆穴在下唇中，生须之处，治之稍难；若口不撮而微有吹嘘，犹
可治也；至唇口收束，锁紧舌头，强直不能吮乳，不必治矣。一
见眼角、鼻上及人中有黄色而唇不撮紧者，速屈曲婴儿小指揉向
外，一揉一揉二十四下，再灯火于囟门穴在脑顶虚吸处、眉心穴在
眉头两相对处中间、人中、承浆穴详见上、两手大指少商少商穴在两大
指离指甲处正中各穴场一燋此火用灯草蘸香油，干湿得宜，先以墨笔点定各
穴场，然后燃灯草，按穴场将灯火一淬，以火声响亮为妙。又于脐轮围绕

219

六燋亦以笔围绕先点定穴场，其穴略离剪脐之所三分，绕脐六燋。若带未落于带口一燋，如既落于落处当中一燋，共十三燋，风便止而黄即退，黄既退而病即痊矣。愿普天下为儿父母依法救治，即十百千万亿中断无有一孩之死于脐风者。

脐风灯火囟门、眉心、人中、承浆、两手大指甲上名少商、脐轮及脐心共十三燋，有起死回生之功。

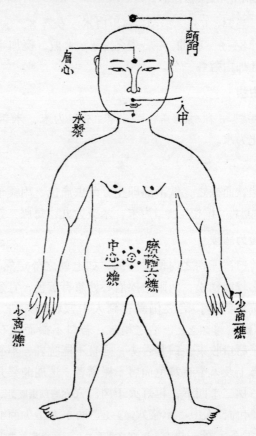

辨胎寒

小儿生下或半日，或一日，或数日内通面皆青，如靛染口，不吮乳，先啼后无声，四肢冷，手曲握拳，唇白，泻白，或昏迷而睡，看其两眼角、鼻准、人中无黄色，口又不吹嘘，此非脐风，定是胎寒也，切勿认为脐风，当以前辨脐风之法辨之，治宜用附子理中汤。

附子理中汤

干姜　白术　炙草　人参　附子各一钱。

辨胎热

生下满面通红，色深而燥，口热蒸手，大便闭结，目亦红赤，此胎热也，大连翘饮主之。

大连翘饮

连翘　赤芍　归尾　木通　生甘草　防风　荆芥各一钱　水煎服。

辨胎毒发丹

其候头面、四肢赤色，其热如火，游走不定，啼哭不止，先用天保采微汤表散，次用大连翘饮方俱见上。

辨胎黄

生下面目通身黄如金色，壮热便秘，地黄茵陈汤主之。

地黄茵陈汤

生地　归尾　猪苓　天花粉　赤芍　赤苓　茵陈　泽泻　炙草各一钱，若乳而吐用藿香一钱，煎汤服之。

辨脾热

鼻红燥而唇红裂，牙根焮肿红紫，大便深黄色，身热或吐泻不食，用灶心土五钱、熟石膏一钱服之。

其或身微热，鼻微红，唇惨白，口气不蒸手，或食不化，或泻或吐，此是脾经虚热之症。用陈皮　半夏　党参　白术　炙草　茯苓各二钱　姜、枣引，煎服，再加藿香二钱。

其或因伤食而起，脾虚腹胀以指弹之如鼓声，以手捺之如绵软，切不可用通下之药，宜前方加厚朴二钱治之，如脚肿加大腹皮。

如腹胀弹之不响，捺之铁硬，上有青筋，又作肚大青筋论脾虚腹胀，一用通药十有十死，连用六君子汤十剂，自消。若肚大青筋，消导二陈汤主之。

六君子汤 即四君子加陈皮、半夏

人参无力者党参代之　白术　茯苓　炙甘草　陈皮　半夏各一钱　姜、枣引。

消导二陈汤

陈皮　半夏　茯苓　白术　苍术　神曲　香附　砂仁　炙草各一钱　水煎。

辨脾湿

面暗不泽，唇晦不红，痰多，稍伤食即泻，澄清如水，或身热，此脾湿也。用前六君子汤加苍术一钱，或加炮姜五分。

辨肺热

右腮红，至申酉时红更甚，或大便秘结，或身热，或喘急，鼻门干燥生疮，皆肺热也，泻白散主之。

泻白散

炙草　桔梗　陈皮　桑白皮　地骨皮各一钱。

辨肺虚

面色惨白，外无感冒，用五味子　白术　茯苓　陈皮　款冬花　炙草各一钱。如唇舌淡色，或渴或微热，宜前方加麦冬二钱治之。

辨心实热

额色红燥，舌红紫或肿，小便赤涩而痛，或身热，皆心热也，犀角解毒汤主之。

犀角解毒汤治胎热丹毒

犀角磨水，半杯　赤芍　生地　白芷　生甘草　连翘　荆芥　防风　丹皮　木通各一钱　煎汤，犀角另人。

其或无额、舌红肿诸症，但口气如焚，睡中齿如错锯，狂叫啼哭，泪多，此热极似寒也，用犀角磨水饮之，或大连翘饮方见前，若舌白口气微，小便清，烧热微微而惊悸，此为心经虚热，治用茯神、远志、甘草煎服。

心热昏迷似惊风

其候热平常似有惊而不抽掣，昏迷无知，治用半夏　陈皮　桔梗各二钱　煎服，后用炙草三钱　连翘　木通各一钱　服之自愈此症舌尖必燥而谵语。

辨肝经烧热

面色青，目勇视，或多惊，或两手寻衣捻物，或多怒，天保采微汤主之方见前或泻肝汤主之。

泻肝汤

车前子　木通　生地　归尾　山栀　黄芩　龙胆草　炙草各五分。

辨时毒烧热

其候或肿颈，或肿腮，或身生肿毒，或头疮，捺药毒气归内气喘，用天保采微汤一二剂。

辨血虚烧热

面无血气，下午至夜烧热加重，唇口淡白，大便常滞而不

223

出，出则溏泻此症妇女尤多，若闺女患此不可作童劳治，四物汤主之。

四物汤

当归　熟地　白芍　川芎各二钱，或少加厚朴、橘红亦可。

惊痫死症辨

视其体不近肥，痰不甚盛，不省人事，张目视人，咬齿摇头，此肺经已绝不治之症也。如强欲治之。只灸肺俞穴三壮。药用天保采微汤方俱见上。

辨慢症

夏禹铸曰：人动曰慢惊，予独曰慢症，此症多成于大病之后，或庸医一见病愈，遂不防守去路，或初误汗、误下、吐泻久而脾胃虚极故成慢症。慢者，缓也，虽非急来之症，然所以成此症者，皆由父母怠慢之故，或有汗出不止者，听之；或有吐泻不止者，听之，以致汗久亡阳、泻久亡阴、吐久亡胃遂成难起之慢症。慢症原非惊症，若以慢症而云惊，皆庸医。见儿眼翻手掣，握拳形状似惊，故以惊名之，切不可作惊治而以金石镇坠、寒凉削乏等药治之，未见有能生者。盖慢症者，脾虚也，凡两目无神，而多昏沉，睡则目不能合紧而露睛，此脾虚、脾败之候，故咽喉有牵锯之声，四肢厥冷，大便泻青而小便清利，便知为慢脾之症，若作疗惊、祛风、解热皆非其治也，宜固真汤加天麻、钩藤或六君子汤加炮姜或理中汤加附子主之方见前。

固真汤治慢惊四肢冷，不省人事

熟附子　炙草　人参　山药　黄芪　肉桂　白术　白茯各一钱　姜、枣引。

凡小儿病到慢惊，十仅能医六七，至此肺、心、脾三脏俱虚，胃气、大肠两腑俱败，惟于面上看宝色以决之。

224

辨伤寒

小儿之十指俱冷，以吾三指按其额俱热，身壮热，此伤寒症也，芎苏饮主之。

芎苏饮

川芎　苏叶　陈皮　半夏　柴胡　桔梗　枳壳　干葛　茯苓　炙草各一钱　煎服，如作口渴、小便赤是内有热而外伤寒也，先表外而后清里，表外用芎苏饮，清里用茯苓、半夏、陈皮、连翘、木通、枳壳、炙草煎服。

辨夹食伤寒

小儿十指俱热，以手按小儿之额则冷，其候或吐泻，或不吐泻，口必恶食而腹必浮胀，拍如鼓声，或作痛是也，消导二陈汤主之方见前加柴胡、紫苏。

辨腹痛脐以上属火，脐以下属寒

其因不一，有寒痛、热痛、伤食痛、积滞痛、木乘脾而痛、蛔动而痛之不同，不可一例治之。

寒痛

则面白口气冷，大便青色，小便清利，痛且纡①缓绵绵，以热手按之其痛稍止，腹皮冰冷是也，用干姜、肉桂各五分煎熟，加木香三分，服之自愈。

热痛

则面赤口气热，口渴唇红，大便秘，小便赤，时痛时止，弹之不响，以热手按之痛愈甚，肚皮滚热，此真热也，用灯草一团　车前子一钱　灶心土五钱　木香三分　煎服，木香磨水另入。

---

① 纡：音"愚"，yū。缓慢。

伤食痛

必恶食，眼胞浮肿，或泻酸臭，腹必饱胀，弹如鼓声，或身热是也，消导二陈汤主之方见前。

积滞痛

面色黄，嗳气馊，大便馊臭，便后痛减，足冷嗜卧，不思饮食是也，用枳壳、槟榔、木香下之，下后以小异功散补之。

小异功散治先泻后吐，脾胃虚冷

人参　白术　橘皮　茯苓各一钱　姜、枣引。

木乘脾而痛

唇白，口中色淡，面多青色，痛则腹连两胁，重按其腹则痛止，起手又痛是也，四君子汤主之。

四君子汤

人参　白术　白茯　炙草各一钱　加柴胡　白芍各一钱。

蛔虫痛

腰曲，口流青涎，时痛时止，面黄唇白是也，用使君子十粒去壳，湿纸包煨，吃二次即止，如使君子不效，用苦楝树根取皮一两煎水一杯吃下，虫即尽出。

凡婴儿腹痛，口不能言，何以知之？但观其双肩蹙皱而哭声雄惨，以是知之也。

夏禹铸曰：又有一种奇痛，只大叫几声痛、痛、痛，即抱胸晕死。予家一婢犯此症，先君在日予见将婢面仆地，用冷水一盆以婢膝着水，上于委中穴穴在两膝弯浇水，狠拍之，但见紫黑之筋肿起，用针于傍筋刺入二分，连刺二三下，流出恶血，叫一声痛即甦。随用滚水、井水各一茶杯和匀饮之，立愈。记先君曰：此急痧症也，与霍乱转筋症同，若平常腹痛从未有一痛而即死者，此乃急痧之症，紧记在此。

辨胃虚发吐

其候面白神疲，不热不渴，口气温和而带微冷，额前微汗，助胃膏主之。

助胃膏治胃气虚寒呕吐

党参　白术　白茯　炙草　山药　木香　丁香　藿香　砂仁各一钱。

辨胃热发吐

面赤唇红，烦渴尿赤，口气蒸手，用熟石膏　神茶各一钱研末服。

辨脾虚作泻

所泻白色或谷食不化，或水液澄清，其候面白神疲，唇口惨淡，舌白，口气温冷，六君子汤主之方见前或理中汤加附子主之。

附子理中汤治虚寒等症

干姜　白术　炙草　人参　附子各一钱，或加山药、茯苓、炙芪亦可，姜、枣引。

辨脾热作泻

泻时暴注下迫，便黄溺赤，口气蒸手，烦渴少食，五苓散主之加栀仁。

五苓散治吐泻

猪苓　白术　泽泻　肉桂各一钱　加山栀仁一钱　茯苓。

辨先泻后吐

面白神疲，不热不渴，额微汗乃脾胃虚寒也。理中汤、小异功散、六君子汤主之方俱见前。

辨先吐后泻

面赤唇燥，烦渴溺赤乃脾胃有热也，五苓散主之方见前。

长夏夹暑吐泻

六和汤主之。

六和汤治暑泻

陈皮、半夏、白茯、甘草、黄连、厚朴、藿香、香茹，加扁豆、木瓜亦可，各一钱。

治疟有寒有热总方

初发一二次，先用柴胡、青皮、前胡、陈皮、苍术、茯苓、白术、炙草、猪苓、泽泻、知母、贝母、厚朴、半夏各一钱，姜、枣引，以清之。然后于发疟前一时，以前方加常山、槟榔、草果仁各一钱，煎服以截之，即愈。如久疟不止，中气虚弱名曰脾寒，四兽饮加姜、枣引主之。

四兽饮

治虚疟。

白术　人参　白茯　草果　半夏　炙草　陈皮　乌梅各一钱
姜、枣引。

辨阴虚似疟

盖谓阴虚症有似于疟非实疟也，若作疟①治误矣。辨在疟症由重减轻，阴虚由轻加重，两症判然不同。凡阴虚似疟，如潮热重于寒，四物汤方见前加生地；如寒重于潮热，四物汤加黄芪、甘草；如寒热平平，只用四物汤治之；如女人患此症，加红花二三分。

---

① 原作"疮"，今据上下文义改。

228

辨脾虚肺嗽

乃土不能生金之故也。其候唇口惨白，气弱神疲，小便清短，大便或溏泻，淡白色，此脾虚之嗽也，六君子汤主之方见前。

辨火烁肺嫩

乃心火盛，肺金受克而嗽也。其候舌红唇燥，小便赤涩，口气蒸手，此心火克肺之嗽也，法当泻心，用贝母　陈皮　炙草　黄连　木通　杏仁　麦冬　五味子各一钱　灯草三十根为引，煎服三四剂。

辨肝侮肺嗽

乃肺弱不能制肝木，木旺反侮肺金而嗽也。其候目勇视，口苦，面或青色，此肝木侮肺金之嗽也，用白芍、柴胡、款冬花、五味子、枳壳、半夏、炙草各一钱，服五剂自愈。

辨水火不交之嗽

乃肾水不能上升则火炎无制，上刑肺金而嗽也。其候涕唾带血，甚至血溢而出，滋阴降火汤主之，服二三剂自愈，屡治屡效，案难尽载。

滋阴降火汤治阴虚痰结

当归、白芍、熟地、黄连、白茯、知母、花粉、莲子、元参、炙草、麦冬各一钱，灯草引或加生地五分。

辨胃热熏蒸肺窍而嗽

其候唇红口红，作渴，气出大热，用熟石膏、款冬花、麻仁、五味子，煎服数剂。以上诸嗽如喘加麦冬、天冬；如嗽有声无痰，加杏仁、防风；如有声有痰加半夏、枳壳。

辨风寒咳嗽

其候面白畏风，烧热，无汗头疼，鼻流清涕，唇色晦暗，痰涎白色，小便清长，疏风顺气汤主之或清肺饮去白术加防风主之。

疏风顺气汤

治风寒发喘。

紫苏　干葛　桑皮　前胡　杏仁　炙草各一钱　麻黄三分
煎服。

清肺饮 治同上

茯苓　陈皮　薄荷　桑皮　桔梗　炙草　防风各一钱　细辛
三分　南星五分。

辨暑气侵肺而嗽

其候口渴唇淡，用香茹、厚朴、扁豆、款冬花、麦冬各一
钱，水煎。

辨咯血

肾虚也，婴儿无此症。

辨衄血

脾热传肺，肺不能统血，血从鼻出也，宜六君子汤方见前加
桔梗、当归、栀仁、黄芩。

辨吐血

胃中积热也，麦门冬饮主之或清胃饮主之。

麦门冬饮 治吐血久不止

麦冬、炙芪、当归、人参、生地、五味子各一钱。

清胃汤 治同上，兼治粪后见血

山栀子、生地、丹皮、黄连、当归各一钱。

粪前见血

黄连芍药汤主之。

230

黄连芍药汤治先吐后泻

黄连、芍药、猪苓、泽泻、白茯、炙草各一钱。

粪后见血

清胃汤主之方见前，久不止者用补中益气汤加胡黄连。

补中益气汤

炙芪　人参党参代亦可　炙草　陈皮　白术　当归各一钱　升麻五分　柴胡八分　水煎。

辨咳嗽而吐血

庸医一见小孩吐血便以童子痨治之，大误！大误！此乃肾水心火不相升降，火炎无制也，滋阴降火汤主之方见前，立效。

夏鼎曰：小儿血脱、嗽血二种症候不多见，附录效案以凭较证。予友陈公载侄女七岁吐血数升，身冷如冰，通身筋现青色，平常扑跌处青更甚，唇口惨白，口气微冷，此乃气虚血脱之症。初大方脉[①]作肺热迫血妄行，用栀仁、黄芩等味，吐愈甚，此固照理用剂，却不知看色之妙，后予用人参、黄芪、肉桂、麦冬炙草、白茯二剂而愈，此气虚血脱，望形、审窍之一验也，至咳嗽带血，方用滋阴降火汤，已见于前，屡用屡效。

辨中暑、中热

夏鼎曰：前辈云动而得之谓中热，静而得之谓中暑，此言甚是。然中暑与中热病形无异，中暑作渴说诡话，中热亦作渴说诡话，若不细审形色，虽得动静二字究何益也？如中暑说诡话乃低声平平而说，若中热发狂雄壮而说，此犹恐不得其真，只于口中一看，舌色惨白、唇无血色、口气微弱而冷便是中暑，宜用清暑

---

① 大方脉：我国古代分科的一种，专门治疗成年人疾病，相当于现在的内科。

益气汤，立愈；若唇舌皆红，气出如焚，小便赤涩，定是心经中热，宜用木通、薄荷各二钱煎熟，再以犀角磨水一杯、羚羊角磨水半杯，和前药服，即解。

清暑益气汤治伤暑烦热

黄芪、升麻、人参、白术、陈皮、神曲、泽泻、黄柏、当归、青皮、干葛、五味子、炙草各一钱，水煎。

夏鼎曰：方绍文仅一子乃予婿，十七岁抱疾，以予只知幼科，延两方脉共治，彼见口说诡话便作热治，用尽犀角、连翘、黄芩、石膏凉剂，疾益加甚。急闻于予，予往，见直卧如尸，口气冰冷，唇舌皆白，乃中暑之症，误作中热，大可怪也，用清暑益气汤一服而愈，此大方脉切脉不如小儿科望色、辨窍为妙之一证也。

辨夜啼有数种

面色深红，多泪，无灯啼稍息见灯则啼愈甚，此心火畏灯而啼也，其候手腹心热，小便赤，用导赤散加栀仁、薄荷、天麻主之。

哭多睡少，天明则已，面色青白，便亦清白，宜温下焦备急方主之。

为异物所侵，目有所视，口不能言，但睡中惊悸，抱母大哭，面色紫黑，用陈皮、生姜、茯神、远志、炙草，煎服。

心血不足而啼哭，其候睡浓忽悸而哭，舌色淡白，面色不莹，安神汤主之。

脏寒肠痛而啼，以手按其腹即不啼，起手又啼，其候面必青，手必冷，口不吮乳，用当归、白芍、人参、炙草、桔梗、橘皮各一钱煎服。外此，而啼非病也，或夜醒时为戏灯所惯，无灯而啼者；或因乳少而啼者，有之。

导赤散治夜啼

木通、生地、甘草、竹叶、黄芩各一钱，加栀仁、薄荷、天麻。

备急方治夜啼内吊

用葱煎汤淋洗其腹，又以艾绒烘热包熨脐下十数次。

安神汤治心血不足，惊悸不眠

麦冬、人参、当归、黄连、枣仁、生地、茯神各一钱，煎服。

辨疳有数种

面黄颊赤，小便赤，满口舌生疮，烦渴，此心疳也，宁心丸主之。

瘦削，目胞赤肿，生翳泪多，白膜遮睛，泻青色，此肝疳也，肝疳丸主之。

黄瘦腹大，或吃土、吃米、吃茶叶，此脾疳也，调脾汤主之。

潮热咳嗽，鼻烂流涕，此肺疳也，先用清肺汤，次用化𪒰丸主之。

疳乃由疳久脾衰不能制水，故头面四肢发肿，胀甚者褐子丸主之，大喘者不治。

丁奚疳，腹大项小，哺露翻食，吐蛔，芦荟丸主之。

宁心丸

麦冬五钱，去心　寒水石一两　白茯　炙草　牙硝　山药各五钱　朱砂一两　龙脑一字　上为末，炼蜜为丸，如芡实大，每服半丸，砂糖水磨下。

肝疳丸

五灵脂、夜明砂、龙胆草、干蟾蜍、天麻、全蝎一个、蝉

233

蜕、川芎、芦荟、黄连、青黛、防风，上为末，猪胆调为丸，麻子大，每十丸薄荷汤下。

调脾汤

陈皮、白术、丁香、人参、诃子、青皮、甘草各一钱。

清肺汤

白术　茯苓　陈皮　薄荷　南星　桑皮　桔梗　甘草各一钱　细辛三分。

化愿丸

芜荑　青黛　芦荟　川芎　白芷　胡连　川连各五钱　虾蟆灰五钱　为末，猪胆汁为丸，麻子大，每服二十个，临卧杏仁汤下。

褐子丸治疳眼

萝卜子一两　青皮　陈皮　槟榔　赤苓　黑牵牛　莪术　五灵脂各五钱　木香二钱　上为末，面糊为丸，绿豆大，每服十五丸，桑皮、紫苏煎汤或萝白汤下。

芦荟丸治丁奚疳

芦荟　党参人参更妙　白术　白茯　山药　木香　陈皮　青皮　麦芽　神曲　当归各三钱　槟榔两个　麝香二分　上为末，猪胆打面糊为丸，如麻子大，白汤送下。

尿白如泔汁

党参、甘草、当归、木通、猪苓、赤芍、赤苓、青皮、川萆薢服之。

辨汗症

寝中通身如浴，觉来方知，属阴虚，四物汤加黄芪、浮小麦煎服。

234

不时自汗，动则乃息，属阳虚，补中益气汤主之加浮小麦、麦门冬。

脾虚泄泻、自汗，此症大虚，六君子汤或附子理中汤加姜、枣引煎服方俱见前。

辨黄疸

面目、指爪、小便、遍身皆黄，用地黄茵陈汤主之方见前。

肿胀有二症

一曰气肿，先肿而后喘，遍身浮肿也，五子五皮汤，十剂而愈。

一曰水肿，先喘后肿，皮肤光肿也，胃苓汤主之。

又凡泻后、痢后、疟疾诸病后，脾虚发肿者，宜调脾胃为主，六君子汤或补中益气汤主之，切不可用通药，如一通万不能活。如不因疟痢诸病突然而肿胀者，方从水肿、气肿二肿治之。又或通身不肿，只有腹肿，弹之如鼓声，按之却绵软，此脾虚也，宜六君子加厚朴主之方见前。若腹肿弹之不响，按之如石，此单腹胀也，不治之症。

五子五皮饮治肿胀

苏子、山楂子、萝卜子、葶苈子、香附子、桑皮、橘皮、大腹皮、茯苓皮、生姜皮各二钱，水煎。

胃苓汤治长夏暑泻

泽泻、陈皮、白茯、猪苓、厚朴、白术、甘草、苍术，水煎。

小儿睡中闻声即惊醒不寐

此胆虚极也，参竹汤主之。

参竹汤

麦冬、人参、竹叶、甘草、半夏、小麦、粳米、陈皮、生姜各一钱。

龟胸

大黄三分　杏仁　百合　木通　桑皮　甜葶苈　天冬　石膏
各五钱　为末，炼蜜为丸，如黍米大，食后临卧热水化下。

龟背

松花　枳壳　防风　独活各一两　麻黄　前胡　大黄　桂心
各五钱　为末，黍米大，每服二十丸粥饮下，外以龟尿点脊背中
心即愈，取龟尿：以镜照之尿自出。

干瘦似疳 想乳之故

凡小儿平时不伤饮食，又不缺饮食，又非病后，但见逐日消
瘦，其症必由有所思想而难遂。或二三岁时母又有所生，以乳哺
幼儿，置之怀中多有疼爱之声，长儿从旁窥，同见其爱有所夺，
不能入怀吮乳，惟朝思暮想，久则伤脾，所以瘦削如柴，意忽忽
如有所失，治之非药所及。

夏鼎曰：余先君在日，余妹归宁，见长甥干瘦，审无他症，
顷见妹乳次甥而长甥倚膝观视，觉神不在舍，乃问予妹，瘦始于
何日？妹曰自得次甥后渐瘦，今月余矣。先君知为思乳所致，命
妹哺儿之时，勿令瘦甥得见，哺后阳抱入怀以空乳喂之且慰之，
曰我只疼你，如此一月，果不药而肥。追思先君，妙何如也？神
何如也？

头颈手足强直如冰

乃肝受风邪，小续命汤主之。

小续命汤

治刚柔痉。

麻黄、人参、黄芩、川芎、芍药、甘草、杏仁、防风、防
己、肉桂、附子各一钱，水煎。

236

耳内出脓

黄鳝一条以刀斩断，滴血入耳，数次愈；或服天保采薇汤方见前。

治重舌木舌 重舌者，舌根下复生如一小舌也；木舌者，舌肿硬塞口也

用黄连、灶心土、木通、连翘各二钱，煎汤，再磨犀角水和服。

被迅雷或火炮惊死

参竹汤主之方见前。

痱疮 即夏月所生痱子

天保采薇汤主之方见前。

小儿茎肿

用黄连、木通各一钱，煎服。

肾囊肿如琉璃灯样

取水上浮萍以筛盛之，日中晒干为末，每服二钱，即消。萍用火焙不能干。

葛万山奉敕校四库全书时，其幼孙误吞铁钉，医家以朴、硝等药攻之，不下，奄奄就毙，适校至《苏沈良方》即苏东坡、沈存中，见有误吞铁物，方云：剥新木炭皮为末，调粥三碗与食，其铁自下，依方试之，果炭屑裹铁钉而出，乃知方技、杂书俱有用处。

简便良方卷之四集方

补养诸方

方中多有人参，或以高丽参须代之可也，无力者竟以党参代之亦可。此卷多本仲景《伤寒论》间及《脉诀》，意义较深，然不集诸方一门，恐遇伤寒各大症，治法不备。

六味地黄丸

治肝肾不足，真阴亏损，精血枯竭，羸弱咳嗽，头晕目眩耳鸣，失血，虚火上炎。

熟地黄砂仁、酒拌，九蒸九晒，八两　山茱肉　山药各四两　茯苓乳拌　丹皮　泽泻各三两　蜜丸，空心盐汤、冬酒，在下补真阴。

桂附八味丸

即前方加附子、肉桂各一两，尺脉弱者宜之，为补火之剂。治火不归经大热烦渴，目赤唇裂，舌上生刺，喉如烟火，足心如烙，脉洪大无伦，此等症候似乎纯火，何以反用桂附，不以火济火乎？辨在脉，虽洪大按之微弱耳似火而非火，乃虚火上炎，非实火也，最宜详辨，故云尺脉弱者宜之。

知柏八味丸

即六味地黄丸加知母、黄柏各二两，治阴虚火动，骨痿髓枯，尺脉旺者宜之。朱丹溪曰：君火者，心火也，人火也，可以水灭，可以直折，黄连之属可以制之；相火者，天火也，龙雷之火也，阴火也，不可以水湿折之，当从其类而伏之，惟黄柏之属可以制。凡病起房劳，真阴亏损，阴虚火上故咳血之症作矣，当先以六味丸之类补其真阴，使

238

水升火降，随以参、芪救肺之品补肾之母，使金水相生则病易愈矣。世之专用寒凉者固不足齿，间有知用参、芪者，不知先壮水以制火而遽投参、芪以补阳，反使阳火旺而金益受伤，又不知先后之著者也。

七味地黄丸

即六味丸加肉桂一两，引无根之火降而归元。

都气丸

即六味丸加五味子三两，治劳嗽益肺源以生肾水。

肾气丸

即桂附八味丸加车前子、牛膝各二两，治蛊胀。

还少丹

治脾肾虚寒，血气羸乏，不思饮食，发热盗汗，遗精白浊，体瘦齿痛。

熟地二两　山药　牛膝　枸杞　山茱肉　茯苓　杜仲　远志　五味子　楮实　小茴香　巴戟　苁蓉　石菖蒲各一两　加枣肉四两，蜜丸，或盐或酒下。

打老儿丸

即六味丸茯苓换茯神，加川续断一两，昔有妇人年过百岁打其老儿子不肯服此丸。

黑地黄丸

治脾肾不足，虚损形瘦，面色青黄。

苍术酒浸　熟地各一斤　五味子半斤　干姜春冬一两，秋七钱，夏五钱　枣肉为丸，米饮或酒下，健脾补肾。

虎潜丸

治精血不足，筋骨痿弱，足不任地及骨蒸劳热。

黄柏 知母俱盐、酒炒 熟地各三两 虎胫骨酥炙，一两 龟版酥炙，四两 锁阳 当归各两半 牛膝 白芍 陈皮各二两 羯羊①肉二斤 煮烂为丸，盐汤下补阴。

龙虎济阴丹

即前方加龙骨二两，治遗精。

天真丸治亡血过多，形槁肢羸，久服生血益气暖胃。

精羊肉七斤，去筋膜、皮，劈开，入下药末 肉苁蓉 山药各八两当归十二两 天冬一斤 共为末，安羊肉内，缚定，酒四瓶，煮酒干，入水二斗煮烂，再入后药，黄芪五两、人参三两、白术二两为末，糯米饭作饼，焙干和丸，酒下，如难丸，用蒸饼杵丸。

三才封髓丹

降心火，益肾水，滋阴养血，润而不燥。

天门冬 熟地黄各二两 人参一两 黄柏二两 砂仁两半 炙草五钱 面糊丸，用肉苁蓉五钱切片，酒一大盏，浸一宿，次日煎汤送下。

凤髓丹

即前方去天冬、熟地、人参，治心火旺盛，肾精不固，易于施泄。

人参固本丸

治肺劳虚热。

人参二两 天冬 麦冬 生地 熟地各四两 蜜丸，水下。

参乳丸

大补气血。

---

① 羯羊：被阉割后的公羊。

人参末、人乳粉等分，蜜丸，滚汤下。取乳法：以乳顿入锡瓢内，浮滚水，再浮冷水上，立干，刮取。

天王补心丹终南宣律师课诵劳心，梦天王授以此方，故名

治思虑过度，心血不足，怔忡健忘，心口多汗，口舌生疮，读书之人所宜常服。

生地四两　人参　元参　丹参　茯苓　茯神　桔梗　远志各五钱　酸枣仁　柏子仁　天冬　麦冬　当归　五味子　蜜丸，弹子大，朱砂为衣，临卧灯心汤下一丸。一方加石菖蒲四钱。

孔圣枕中丹

治读书善忘，久服令人聪明。

败龟版酥炙　龙骨研末，入鸡腹煮一宿　远志　九节菖蒲等分为末，每服酒调一钱，日三服。

大补阴丸

治水亏火炎，耳鸣耳聋，虚热，肾脉洪大，不能受峻补者。
黄柏、知母、熟地、败龟版各六两，猪髓和蜜丸，盐汤下。

斑龙丸

治虚损，理百病，驻颜益寿。
鹿角胶、鹿角霜、菟丝子、柏子仁、熟地等分，酒化胶为丸。

成都道士赞斑龙丸歌曰：尾闾不禁沧海竭，九转灵丹都谩说，惟有斑龙顶上珠，能补玉堂关下穴。

241

龟鹿二仙丹

治梦泄、目暗、精极①，大补气血。

鹿角十斤　龟版五斤　枸杞二斤　人参。先将鹿角、龟版锯、截、刮净，水浸，熬成胶，再将枸杞、人参熬膏和入，每晨酒服三钱。

补火丸

治冷劳，气血枯竭，肢倦言微，专补肾命之火。

石硫磺一斤　猪大肠二尺　将硫磺为末实猪肠中，烂煮三时，去肠，将硫磺用蒸饼为丸，如梧子大，每服十丸，日渐加之。

硫半丸

半夏、硫磺各二两，生姜糊丸，治老人虚秘、冷秘。

唐郑相国方

治虚寒喘嗽，腰脚酸痛。

破故纸十两，酒蒸为末　胡桃肉二十两，去皮烂研　蜜调如饴，每晨酒服一大匙，水调亦可。忌芸苔、羊肉。加杜仲一斤、生姜炒、蒜四两名青娥丸，治肾虚腰痛。

黑锡丹

黑铅、硫磺各二两，将锡镕化，渐入硫磺，候结成片，倾地上出火气，研至无声为度，治阴阳不升降，上盛下虚头目眩晕。

二至丸

补腰膝，壮筋骨，强阴肾，乌须黑发，价廉而功大。

---

① 精极：六极之一。指脏腑精气衰竭等疾患。见《诸病源候论·虚劳病诸候》。《太平圣惠方·治精极诸方》曰："夫精极者，通主五脏六腑之病候也。若五脏六腑衰，则形体皆极，眼视无明，齿焦而发落，身体重，耳聋，行不正。"可伴见羸瘦、惊悸、阳痿、遗精、白浊等症。

冬青子即女贞实，冬至日采，不拘多少，阴干，蜜水同酒拌蒸，过一夜，粗袋擦去皮，晒干为末，或先熬旱莲膏配用　旱莲草夏至日采，不拘多少，捣汁熬成膏　和前药为丸，临卧酒服。一方加桑椹熬膏和入。

扶桑丸

除风湿，润五脏，乌须发，却病延年。

嫩桑叶一斤　黑芝麻四两　白蜜一斤　将芝麻擂碎熬汁，和蜜炼至滴水成珠，入桑叶末先将桑叶晒干为末为丸，早盐汤、晚酒下。

歌曰：扶桑扶桑高入云，海东日出气氤氲；沧海变田几亿载，此树遗根今尚存；结子如丹忽如漆，绿叶英英翠可扪；真人采钫天地气，留与红霞共吐吞；濯磨入鼎即灵药，芝术区区未可群；餐松已有人仙去，我今朝夕从此君；叶兮叶兮愿玉汝，绿荫里面有桃津。

妙香散

王荆公所立之方，治梦遗、惊悸、郁结。

山药二两，姜汁炒　人参　黄芪　远志　茯苓　茯神各一两桔梗　甘草各二钱　木香钱半　麝香一钱　辰砂二钱　为末，每服二钱酒下。

玉屏风散

治自汗不止，气虚表弱，易感风寒。此与伤风自汗不同，彼责之邪实，此责之表虚。

黄芪炙　防风各一两　白术二两　为末，每服三钱。

四君子汤

补阳益气，健脾进食。

人参　白术　茯苓各二钱　甘草一钱　姜、枣引。

异功散

即前方加陈皮。

六君子汤

即四君子加陈皮、半夏，治脾虚有痰、鼓胀。

香砂六君子汤

即六君子加香附、砂仁，治虚寒胃痛或腹痛泄泻。六君子加麦冬、竹沥治四肢不举；六君子加柴胡、葛根、黄芩、白芍治虚潮体倦。

四兽饮

即六君子加乌梅、草果、姜、枣引，治痰聚疟疾。四君子加黄芪、山药为病后调理，助脾进食之剂。

七味白术散

即四君子加木香、藿香、干葛，治脾虚肌热，泄泻作渴。

二白汤

即四君子除人参，加白芍，治或泻或渴，为调理内伤、外感之奇方。

六神散

即四君子加山药、扁豆、姜、枣煎，治小儿表热既除复又发热者。

四物汤

当归　川芎　熟地　白芍

十全大补汤

即四君、四物再加黄芪、肉桂，治真阴内竭，虚阳外鼓诸症。

升阳益胃汤

治脾胃虚弱，倦怠嗜卧，洒洒恶寒，惨惨不乐，乃阳气不

244

升也。

黄芪二两　人参　炙草　半夏脉涩者，用各一两　白芍　羌活
独活　防风各五钱　陈皮留白，四钱　白术　茯苓小便利，不渴者不用
泽泻不淋不用　柴胡各三钱　黄连二钱　姜、枣引，每服三钱。

补肺汤

补肺止咳。

人参　炙芪　五味子　紫菀各一钱　桑白皮　熟地各二钱　入
蜜少许，和服。

补肺阿胶散

治肺虚有火，嗽无津液而气哽者。

阿胶蛤粉炒，两半　马兜铃　炙草　牛蒡子各一两　杏仁去皮
尖，七钱　糯米一两　煎服。

百合固金汤

治肺伤咽痛，喘嗽痰血。

生地　熟地各三钱　麦冬　百合钱半　芍药　当归　贝母
生甘草各一钱　元参　桔梗各八分　煎服。

紫菀汤

治肺热劳热，久嗽，吐痰吐血。

紫菀　阿胶　知母　贝母　桔梗　人参　茯苓　甘草各一钱
五味子二十七粒。一方加莲肉。

秦艽扶羸汤

治肺痿骨蒸，或寒或热，成劳咳嗽，声嗄不出，自汗。

柴胡二钱　秦艽　人参　当归　鳖甲　地骨皮　紫菀　半夏
甘草各一钱　姜、枣引。

黄芪鳖甲散

治男女虚劳，五心烦热，咳嗽咽干，自汗，日晡发热。

245

炙芪　鳖甲　天冬　秦艽　柴胡　地骨皮　茯苓各五钱　桑白皮　紫菀　半夏　白芍　生地　知母　炙草各三钱　人参　桔梗　肉桂各三钱　每一两加姜煎。

秦艽鳖甲散

治风劳骨蒸，午后壮热，咳嗽，颊赤盗汗，脉来细数。

鳖甲一两,炙　秦艽　知母　当归各五钱　柴胡　地骨皮各一两　乌梅一个　青蒿五叶,汗多倍黄芪。

益气聪明汤

治内障目昏，耳鸣耳聋。

炙芪　人参各五钱　葛根　蔓荆子三钱　白芍　黄柏各二钱升麻钱半　每四钱临卧服，五更再服。

归脾养心汤 治心神不宁，脾胃虚弱。

人参、炙芪、白术、炙草、当归、茯神、远志、枣仁、龙眼肉，大枣引。

人参养荣汤 治气血两弱，多汗。

人参、白术、炙芪、炙草、陈皮、当归、熟地、五味、茯苓、远志、白芍、肉桂，姜、枣引。

加味六君子汤 治胸闷有痰食。

人参、白术、茯苓、炙草、陈皮、半夏、乌药、枳壳、厚朴、砂仁，姜、枣引。

六味回阳饮

治真元已败，气血俱亡，阴阳将脱，非此莫能挽回，此景岳新方，知者尚少。

熟地五钱　当归三钱　黑姜二钱　熟附二钱　肉桂二钱　人参三钱　加鹿茸数钱其功更捷，姜、枣引。

参苓白术散

人参、白术、茯苓、炙草、苡仁、莲子、桔梗、扁豆、砂仁，姜、枣引。

治脾胃虚弱，吐泄及大病后以此调理脾胃。

太乙种子丸

专治阳痿精少无子，一服奇效。

鱼鳔_{四两，炒成珠} 真桑螵蛸_{四两，炒黄} 韭子 苁蓉_{去鳞甲} 莲须 熟地 杜仲 牛膝 枸杞 沙蒺藜 天冬 菟丝子_{酒煮} 鹿茸_炙 龟版_炙 故纸 当归 茯神 志肉 人参_{各一两} 青盐五钱，蜜丸，空心每服三钱。

神仙巨胜丸

日进二服诸病皆除，能定魄美颜，通神延寿，补髓驻精，益气治虚弱，壮骨润肤，久服头白再黑，齿落更生，目视五里，寒暑不侵，无倦怠诸症，神效不可尽述。

巨胜子_{去皮，二两} 莲芯 枣仁 天冬 麦冬 故纸 志肉_{甘草水煮} 五味子 木香 苍术 芡实_{去壳} 柏子仁_{各一两} 枸杞子 石菖蒲_{去皮} 白茯 杜仲 山萸 肉苁蓉 牛膝_{各二两} 赤首乌 白首乌_{同牛膝蒸，各四两} 熟地 生地_{各四两} 鹿茸_炙 续断_蒸 莲肉 韭子 覆盆子 楮实子 山药_{饭蒸，各二两} 人参_{一两} 青盐五钱，蜜丸，每服三四钱，空心酒吞或盐汤下。耳聋仍听，眼花再明，一月元气盛，两月白发变黑，百日容颜改，易黑处能穿针。昔有一老人耳聋眼花，七十无子，传受此方，齿生发黑，有四妾、生十子，寿至一百余岁，后人服之皆效，真水火既济之良方，延寿续嗣之至宝。

瓮头春

此酒专能壮阳种子，填精补髓，人年四十以后用之神效。

247

头红花　白芍　归身　生地　熟地各二两　苍术　茯苓　牛膝　五加皮　白术各四两　肉苁蓉　天冬　麦冬　杜仲　故纸　人参　干菊　地骨皮各一两　砂仁　白蔻　川椒去汗，去椒目　丁香　大附子　沉香各五钱　枸杞三两　豨莶草酒蜜拌和二斤，九蒸九晒共为细末，夏布包，浸酒数十斤，再加红枣五斤，烧酒浸更好。

治怔忡酒方

麦冬二两　茯苓一两　柏子仁去油　归身各一两　生地一钱半　龙眼肉四两　上药盛绢袋中浸酒，十斤，连坛煮熟。

杞苓丸

茯苓四两，半赤、白　枸杞二两，酒浸　菟丝　当归酒泡，洗各一两　青盐五钱，为丸，治肾虚，眼目昏暗。浸酒亦妙。

助神奇妙酒

枸杞八两　熟地　当归各四两　五加皮　金银花　麦冬　牛膝　杜仲　巴戟　陈皮各二两　圆肉一斤　黑枣肉斤半　烧酒四十斤，浸七日饮，每饭量饮数杯，不可间断，渐见功效。

种子良方妇女服

益母草半斤　当归　川芎　赤芍　广木香各一两　泡甜酒常服，百日内有孕。

八仙糕

潞党人参更妙　山药　茯苓　芡实　莲肉各半斤　糯米三升　粳米七升　白糖霜三斤　白蜜一斤　将药为末，米为粉，糖蜜顿化，共和匀，切成条糕铺笼内蒸熟、烘干，每日早空心白汤下数条，但知饥时随用数条，至百日身轻耐老，壮助元阳，培养脾胃，妙难尽述。

阳春酒

党参人参更妙　白术　熟地各一两　当归　天冬　枸杞　柏子

248

仁　志肉各五钱　浸酒常服，妙不可言。

八珍汤

人参、白术、茯苓、炙草、川芎、当归、熟地、白芍，姜、枣引，水煎服，治心肺虚损，气血两虚，反胃。

还童酒

生地　全归各四两　熟地　麦冬　枸杞各三两　荜拨　牛膝广皮　丹皮各二两　秦艽　苍术各三两　羌活　小茴香　乌药　宣木瓜　独活各一两　五加皮四两　肉桂五钱　续断二两　绢袋盛，好酒五十斤，烧酒亦可，汤煮三炷香，早晚饮三五杯，填精补髓，强筋骨，驱风活络，大补气血，加蕲蛇、虎骨更妙。

十子丸

四明沈嘉则无子，七十外服此，连举数子。

槐角子合首乌蒸七次　覆盆子　枸杞子去梗者及蒂　桑椹子　菟丝子去壳，酒蒸　柏子仁酒蒸　没石子　蛇床子蒸　五味子打碎，蒸，各二两　研末，蜜丸，每服四钱，空心盐汤下，干点心压之。

种子奇方

凡梦遗、精滑、真精亏损服之神验，有火者同治。

沙苑蒺藜八两，微焙，四两为末，四两为膏　川续断酒蒸　芡实粉生用　枸杞各二两　山茱萸肉生用　菟丝子酒浸，各三两　莲须生用，四两　共为末，以蒺藜膏同蜜和丸，每服五钱，空心盐汤送下。

壮阳种子方

尺脉微弱而痿虚无火者宜。

熟地捣烂　枸杞各二两　牛膝酒洗　志肉去心　山药炒　山茱肉　巴戟去骨，酒蒸　白茯　五味　石菖蒲　楮实子　苁蓉去鳞甲、中心白膜　杜仲　茴香盐水炒，各一两　冬加肉桂五钱，为末，蜜和枣肉为丸，空心酒、盐汤任下。

芡实散

久服延年益寿，不老身轻。

芡实粉　金银花　干藕各一斤，蒸熟，晒干　共为末，汤水调服。

七宝美髯丹

何首乌赤、白二个，各一斤，黑豆蒸晒　白茯苓乳拌蒸　山萸肉　川续断盐水炒　山药乳拌蒸　枸杞各八两　故纸黑芝麻拌蒸，四两　人乳一碗　共研末，蜜为丸，每早服三钱，开水下。无病时常服，益寿延年，乌须黑发，忌葱、蒜、苋。

表里之辨

凡邪之伤人，先中于表以渐传入于里，始自太阳以及阳明、少阳，乃入阴经，由太阴以及厥阴，六经乃尽也。治病者，当及其在表而汗之、散之，使不至于传经入里，则病易已矣。若表邪未尽而遽下之，则表邪乘虚入里，或误补之，则内邪壅闭不出，变成坏症者多矣。经曰：善治者，先治皮毛，次治肌肤，次治筋脉，次治六腑，次治五脏，治五脏者，半死半生也。

伤寒伤风辨

凡伤寒郁而后能发热，伤风即能发热；伤寒无汗，伤风有汗；伤寒无涕，伤风有涕；伤寒手足微厥，伤风手足背皆温；伤寒脉紧，伤风脉轻缓。

阴阳表里辨

凡阳症之表,发热恶寒,头痛脊强,便清,手足温和;阴症之表,无热无寒,面惨息冷,手足厥逆。阳症之里,唇焦舌燥,烦渴掀衣,扬手掷足,大便秘结,小便赤涩,爪甲红活,身轻易于转侧,脉浮洪数;阴症之里,不渴倦卧,引衣自盖,唇紫舌卷,大便滑泄,小便清白,爪甲青黑,身重难于转侧,脉沉细数,惟腹痛与呕,阴、阳里症皆有之。又曰:但有一毫头痛、恶寒,邪尚在表。

发表诸方

麻黄汤

治伤寒无汗,邪气在表,发热头痛,周身骨节俱痛,恶寒,恶风,脉浮而紧。

麻黄去节,三两　桂枝二两　杏仁七十枚,去皮尖　炙草一两　先煮麻黄,去沫后入诸药煎,热服,覆取微汗,不必尽剂,无汗再服。

桂枝汤

治伤风有汗,发热头痛,恶风,鼻鸣干呕。

桂枝　芍药　生姜各三两　炙草二两　大枣十二枚　热服,须臾啜稀热粥以助药力,温覆取微汗,不可令如水淋漓。凡头痛发热,身痛无汗为伤寒,有汗为伤风。

桂枝附子汤

即前方除芍药加附子,治伤寒八九日,风湿相搏,身痛不能转侧,不呕不渴,脉浮虚而涩。

251

桂枝加芍药汤

即桂枝汤减甘草一半，加芍药一倍，仲景以之治表邪未罢而误下，表邪乘虚入里，当作结胸，今不结胸而腹痛、腹满，故以此治之。

大青龙汤

治太阳中风，脉浮紧，身疼痛，发热恶寒，不汗出而烦躁；又治伤寒脉浮数，身不痛但重，乍有轻时，无少阴症者。

麻黄　桂枝　炙草　杏仁　石膏_{鸡蛋大一块}　生姜_{三两}　大枣

先煮麻黄，去沫，入诸药煎，一服汗出者止勿服。成氏曰：桂枝主伤风，麻黄主伤寒，今风寒两伤，欲以桂枝解肌驱风而不能已其寒，欲以麻黄发汗散寒而不能去其风，仲景所以立青龙而两解也。此方必脉浮紧、浮数，烦躁无汗方可服。若脉微弱，汗出恶风不可服此。仲景三方治分三症，桂枝解肌驱风，麻黄发汗散寒，青龙风寒两解，各分疆界，鼎足三，大纲也。按：大青龙为发汗之重剂。陶节庵曰：此汤险峻，须风寒俱甚又加烦躁乃可用之。又内热曰烦为有根之火，外热曰燥为无根之火。

葛根汤

治太阳病无汗恶风_{无汗恶风，太阳症中风而表实也}，恐将传阳明，故用葛根以断之。亦治太阳阳明合病下利_{合病者，邪气盛也，太阳阳明合病，其病头痛，腰痛，肌热，鼻干目痛，脉浮大而长。太阳主皮毛，阳明主肌肉；头、腰，太阳也，肌、目、鼻，阳明也；浮大，太阳也，脉长，阳明也。阳经合病必自下利，邪并于阳则阳实而阴虚，阳外实而不主里则里虚，故下利。吴鹤皋曰：庸医便谓伤寒漏底不治，用此汤以散经中表邪，则阳不实而阴气平，利不治而自止矣。盖三阳为表，而太阳为表之表，阳明为表之里，少阳为半表半里。凡表症宜汗；若心下满、腹痛为里实，宜下之；若但胸满尚非里实，虽有阳明肌热、脉长之症，邪尚在表，宜汗不宜下。经云：阳明病，脉浮，无汗而喘者，发汗则愈，宜麻黄汤；又曰：阳明病，宜发汗反下之，此为大逆，须葛根汤发其汗而解其肌。}此方以中风表实，故加葛根、麻黄于桂枝汤中。仲景以有汗、无汗定伤风、伤寒之别，有汗为伤风，用桂枝加葛根汤，不用麻黄；无汗为伤寒，用此汤。张元素曰：二汤加葛根所以断太阳入阳明之路，非太阳药也。若太阳初病便服升葛，是反引邪气入阳明也。周扬俊曰：不去麻黄复加葛根大开肌肉之药，不虑大汗无制乎？故以桂枝监之，且以芍药收之。按：葛根大开肌肉，津从外泄，故小儿布痘、见点之时忌之。今人知忌升麻而恣用葛根，儿命遭枉者多矣。

葛根四两　麻黄　生姜三两　桂枝　芍药　炙草二两　大枣十二枚　煎服。本方加半夏治太阳阳明合并不下利但呕。

麻黄附子细辛汤

治伤寒少阴症，始得之反反字宜细思细辨发热脉沉者少阴症脉细微但欲寐是也，发热脉沉乃太阳之邪直入里而表热，谓之表里相传，非两感也。

麻黄　细辛二两　附子一枚，泡　先煮麻黄，去沫入诸药煎。

太阳症发热脉当浮，今反沉；少阴症脉沉当无热，今发热，故曰反也。热为邪在表，当汗；脉沉属阴，又当温，故以附子温少阴之经，以麻黄散太阳之寒而发汗，以细辛肾经表药联属其间，是汗剂之重者。赵嗣真曰：仲景太阳篇云：病发热头痛，脉反沉，身体疼痛当救其里，宜四逆汤；少阴篇云：少阴病始得之，反发热，脉沉者，麻黄附子细辛汤主之。均是发热、脉沉，以其头痛，故属太阳症。脉当浮而反不能浮者，以里久虚寒，正气衰微，又身体疼痛，故宜救里，使正气内强逼邪外出，而干姜、附子亦能出汗而散，假令里不虚寒而脉浮则正属太阳麻黄症矣。均是脉沉、发热，以无头痛，故名少阴病。阴病当无热，今反热，寒邪在表未全传里，但皮肤郁闭为热，故用麻黄、细辛以发表，熟附子以温少阴之经，假使寒邪入里，外必无热，当见吐利、厥逆等症，而正属少阴四逆汤症矣。由此观之，表邪浮浅，发热之反犹轻，正气衰微，脉沉之反为重，此四逆汤不为不重于麻黄附子细辛汤矣。又可见熟附配麻黄发中有补，生附配干姜补中有发，仲景之旨微矣。

升麻葛根汤

治阳明伤寒、中风，头疼身痛，发热恶寒，无汗口渴，目痛鼻干，不得卧及阳明发斑，欲出不出，寒暄不时，人多疾疫。三阳皆有头痛，故头痛属表，六经皆有身痛，在阳经则烦痛拘急。又轻如蚊点为疹，重若锦纹为斑。

升麻三钱　葛根　芍药二钱　甘草一钱　加姜煎，凡斑疹已出者勿服，恐重虚其表也。麻疹已见红点则不可服，若欲出未出之际服此汤以透其毒。

升麻解肌汤

治太阳阳明合病，头自眼眶痛，鼻干，不眠，恶寒无汗，脉微洪。

柴胡、葛根、羌活、白芷、黄芩、芍药、桔梗、炙草、石膏各一钱，姜、枣引，无汗恶寒甚，去黄芩加苏叶。

柴胡升麻汤

治少阳阳明合病，伤风壮热恶风，头痛体痛，鼻塞咽干，痰盛咳嗽，唾涕稠黏及元气下陷，时行瘟疫。

柴胡　前胡　黄芩各六钱　升麻五钱　葛根　桑白皮各四钱　荆芥七钱　赤芍　石膏一两　姜三片、豉十二粒引，煎。阳明而兼少阳则表里俱不可攻，只宜和解。

九味羌活汤

治伤寒伤风，憎寒壮热，头痛身痛，项痛脊强，呕吐口渴，太阳无汗及感冒四时不正之气，温病热病。

羌活　防风　苍术各钱半　细辛五分　川芎　白芷　生地　黄芩　甘草各一钱　生姜、葱白煎。如风症自汗者，去苍术加白术、黄芪。张元素曰：有汗不得用麻黄，无汗不得用桂枝，若误用变不可言，故立九味羌活汤为解表神方，冬可治寒，夏可治热，秋可治湿，春可治温，但阴虚气弱者忌用耳。

十神汤

治时气瘟疫，风寒两感，头痛发热，无汗恶寒，咳嗽，鼻塞声重。

麻黄、葛根、升麻、川芎、白芷、紫苏、甘草、陈皮、香附、赤芍各二钱，加姜、葱白煎。

神术散

治内伤冷饮，外感寒邪而无汗者，亦治刚痓无汗为刚痓，有汗为柔痓，其症头摇口噤，手足搐搦，项背反张。

漂苍术　防风各三两　炙草一两　生姜、葱白煎。

葱豉汤

治伤寒初觉头痛身热，脉洪便当服此。

葱白一握、豉一升煎服取汁，如无汗加葛根三两，此方用代麻黄之多所顾忌。

人参败毒散

治伤寒头痛，憎寒壮热，项强睛暗，鼻塞声重，风痰咳嗽及时气疫疠，岚障鬼疟，或声如蛙鸣，眼赤口疮，湿毒流注脚肿，腮肿喉痹，毒痢诸斑疹。

人参　羌活　柴胡　前胡　独活　川芎　枳壳　桔梗　茯苓各一两　炙草五钱　每服一两加姜三片、薄荷少许煎人参无力者不用。口干舌燥加黄芩。按：嘉靖己未江淮大疫，用败毒散倍人参，去前胡、独活，服者尽效；万历己丑大疫，用本方复效；崇祯辛巳壬午大饥大疫，道馑相望①，俱用此方效。

荆防败毒散

即前方加荆芥、防风，治肠风下血清鲜。

---

①　道馑相望：馑，音"仅"，jǐn，饿死。道路上饿死的人到处都是。出《左传·昭公二年》："宫室兹侈，道殣相望。"汉·刘向《新序·善谋下》："相攻击十年，兵凋民劳，百姓空虚，道殣想望，槽车相属，寇盗满山，天下摇动。"

连翘败毒散

即本方去人参，加连翘、金银花，治疮毒。

再造散

治阳虚不能作汗。陶节庵曰：治头痛项强，发热恶寒，无汗，服发汗药一二剂汗不出者为阳虚不能作汗，名曰无阳症，庸医不识，不论时令遂以麻黄重药劫取其汗，误人死者多矣。

人参　炙芪　桂枝　炙草　熟附子　细辛　羌活　防风　川芎　煨姜各三钱　枣三枚　加白芍一钱。

大羌活汤

治两感伤寒。《内经》曰：伤寒一日太阳受之，故头痛，腰脊强；二日阳明受之，故身热，目疼，鼻干，不得卧；三日少阳受之，故胸胁痛而耳聋；四日太阴受之，故腹满而咽干；五日少阴受之，故口燥舌干而渴；六日厥阴受之，故烦满而囊缩。

两感者，一日则太阳与少阴俱病，有头痛项强而又口干烦满也；二日则阳明与太阴俱病，有身热谵语而又腹满不欲食也；三日则少阳与厥阴俱病，有胁痛耳聋而又囊缩厥逆也。此阴阳表里俱病，欲汗之则有里症，欲下则有表症，故《内经》、仲景皆谓必死。洁古制此方，谓感之浅者尚或可平也。

羌活　独活　防风　细辛　防己　黄芩　黄连　苍术　白术　炙草各三钱　知母　川芎　生地各一两　每服五钱，热饮。

仲景书云：两感无治法。又云：两感病俱作，治有先后，如表症急当先救表，里症急者当先救里。李梴[①]曰：表里俱急者大羌活汤。阳症体痛而不下利者为表急，先以葛根麻黄解表，后以

---

①　梴：原作"埏"，今据《医学入门·外集·卷三·论正伤寒名义》改。

256

调胃承气攻里；阴症身痛而下利者为里急，先用四逆①救里，后以桂枝汤救表；阴阳未分者，陶氏冲和汤探之。古法一日太阳少阴，五苓散主之，头痛加羌活、防风，口渴加黄柏、知母；二日阳明太阴，大柴胡汤；三日少阳厥阴，危甚，大承气加川芎、柴胡救之。刘宗厚曰：两感病脉从阳者可治，从阴者难治。

桂枝羌活汤

治疟发在处暑以前，头颈痛，脉浮，有汗恶风。

桂枝、羌活、防风、甘草等分，每服五钱，迎其发而服之，或吐加半夏<small>朱丹溪曰：治疟无汗要有汗，散邪为主，带补可也；有汗要无汗，扶正为主，带散可也。</small>

涌吐诸方

瓜蒂散

治急黄症<small>卒然发黄，心满气喘，命在须臾，曰急黄。</small>或服此散或搐鼻中。

甜瓜蒂<small>炒黄</small> 赤小豆共为末，热水调下，吐不止，葱白汤解之。良久不吐者，含砂糖一块即吐<small>非尺脉绝者，不宜便服此。</small>

稀涎散

治中风暴仆，痰涎壅盛，气闭不通，先开其关令微吐稀涎，续进他药；亦治喉痹不能进食。

皂角<small>去皮弦</small> 白矾<small>各一两</small> 为末，温水调下五分。<small>按：痰不可尽攻，不独中风也，胃气虚赖痰以养。</small>

干霍乱泻吐方

治干霍乱欲吐不得吐，欲泻不得泻，腹中大痛。邪在上焦则

---

① 四逆：原作"四送"，今据上下文义改。

吐，在下焦则泻，在中焦则吐泻交作，此湿霍乱症，轻，易治。若欲吐不吐，欲泻不泻，邪不得出，壅遏正气，关格阴阳，其死甚速，俗名绞肠痧，切勿与谷食，即米汤，下喉亦死，须病好一二时后进食。

烧盐一两　热童便一盅　三饮而三吐之咸能软坚，炒之则苦，故能涌吐。方极简便而有回生之功，不可忽视。

烧盐探吐法

食盐一两入铁勺内，火上炒，烧熟水调饮，以指探吐，治伤食痛连胸膈，痞闷不通，手足逆冷，尺脉全无。汪切庵曰：此即中食之症，有忽然厥逆口不能言，肢不能举者，名曰食厥；若作中风、中气治之，死可立待，宜先以盐吐之，再行消食导气之药。

集方攻里类

大承气汤

治伤寒阳明腑症，阳邪入里，胃实不大便，发热谵语，自汗出，不恶寒，痞满燥实坚全见，杂病三焦大热，脉沉实者。阳明症能食为中风，风，阳邪也；能消谷不能食，为中寒，寒，阴邪也，不能消谷以此为辨。亦治阳明刚痉，此攻里之剂也。

厚朴半斤　大黄四两，酒洗　芒硝三合　枳实五枚　先煎朴、实，将熟入大黄煮二三沸，倾碗内和芒硝服，得利则止。陶节庵曰：去实热用大黄无枳实不通，温经络用附子无干姜不热，发表用麻黄无葱白不发，吐痰用瓜蒂无淡豉不涌。然非大实大满者不可轻投。

黄龙汤

即前方加人参、甘草、当归、桔梗、姜、枣，治热邪传里，胃有燥粪，心下硬痛，身热口渴，谵语，下利纯清水。有燥屎何以又下清水？陶节庵曰：此非内寒而利，乃口饮汤药而下渗也，名热结利，庸医妄谓漏底伤寒以热药止之，杀人多矣。年老气血虚者，去芒硝。又柴胡三钱、黄芩、赤芍、炙草各二钱，姜、枣引，亦名黄龙汤，治发热不退，寒热往来。

当下诸证

发汗不解，腹满痛者，急下；下利三部脉皆平，按之心下硬者，急下之；少阴病得之二三日，口燥咽干者，急下之；邪入未深便作口燥，此肾水将干，宜急下以救欲绝之水；少阴六七日，腹胀不大便者，急下之；伤寒六七日，目中不了了，睛不和，无表里证，大便难，身微热者，此为实也，急下之；厥阴症，舌卷囊缩，宜急下之，此症仲景无治法。按：此症有寒极而缩者，宜附子四逆加吴茱萸汤，并灸关元、气海，葱熨等法；若阳明之热陷入厥阴，舌卷囊缩者，此为热极，当泻阴①以救阴，以上皆承气汤症也。

忌下诸症

太阳症头痛，外症未解，不可下；脉浮大为病在表，不可下；恶寒为邪在表，不可下；呕多，虽有阳明症，不可下，呕为邪在上焦；太阳阳明合病，喘而胸满，不可下；脉数不可下；恶水者不可下；头痛目黄者，不可下；虚家不可下；四肢逆厥者不下。

小承气汤

治伤寒阳明症，谵语便硬，潮热而喘及杂病上焦痞满不通。
大黄四两　厚朴姜炒，二两　枳实三枚，麸炒　煎服。

调胃承气汤

治伤寒阳明症，不恶寒反恶热，口渴，便闭谵语，腹满，中

---

① 泻阴：疑为"泻阳"。

焦燥实及伤寒吐后腹胀满者，亦治渴症中消，善食而溲。

大黄　芒硝各一两　炙草五钱　少少温服，大黄用酒浸。

大陷胸汤

治伤寒下之早，表邪入里，心下满而硬痛，或重汗而复下之，不大便五六日，舌上燥渴，日晡潮热，从心至小腹硬满，痛不可近，或无大热，但头微汗出，脉沉，为水结胸。

大黄二两　芒硝一升　甘遂一钱，为末　先煮大黄，去滓入芒硝，煮一二沸，入甘遂末，温服，分作数剂服。

小陷胸汤

治伤寒误下，小结胸，正在心下，按之则痛，脉浮滑者及痰热塞胸。

黄连一两　半夏半升　瓜蒌大者，一枚　煎服。

三物备急丸

治食停肠胃，冷热不调，腹胀气息，痛满欲死及中恶客忤卒暴诸症食滞痛胀欲死，法宜下之。

巴豆霜、大黄、干姜等分，蜜丸小豆大，每服二三丸，中恶口噤者，折齿灌之，三药峻厉，非急莫施，故曰备急。

表里诸方

大柴胡汤

治伤寒发热汗出不解，阳邪入里，热结在里，心下痞硬，呕而下利，或往来寒热，烦渴谵语，腹满便闭，表症未除，里症又急，脉洪或沉实弦数者病在表者，宜汗、宜散；病在里者，宜下、宜清；至于表症未除里症又急，仲景所以复立大柴胡汤、葛根黄芩等法而表里兼治。

柴胡八两　半夏半升　黄芩　白芍各三两　生姜五两　大枣十二

260

枚，掣　枳实四枚　大黄二两，酒浸　此表里交治之剂。表症未除者，发热头痛，胁痛寒热仍在也；里症又急者，痞硬燥渴，谵狂便秘也。脉沉实，为在里；脉弦数者，邪在少阳也；洪者，邪在阳明也。

三黄石膏汤

治伤寒温毒，表里俱热，狂叫欲走，燥烦大渴，面赤鼻干，两目如火，身形拘急而不得汗，或已经汗下，不解，三焦大热，谵狂鼻衄，身目俱黄，六脉洪数及阳毒发斑。

石膏两半　黄芩　黄连　黄柏各七钱　栀子三十个　麻黄　淡豉二合　每服一两，姜、枣、细茶引，此表里之邪俱盛，欲治内则表邪未除，欲发表则里又急，是方表里分消之药也。

五积散

治少阴伤寒及外感风寒，内伤生冷，身热无汗，头痛身痛，项背拘急，胸满，恶食呕吐，腹痛，寒热往来，脚气肿痛，冷秘寒疝，寒疟恶寒无汗，妇人经水不调。

白芷　陈皮　厚朴六分　当归　川芎　白芍　茯苓　桔梗二分　苍术　枳壳七分　半夏　麻黄四分　干姜　肉桂重表者用桂枝甘草三分　加葱、姜煎。

又法，除桂、芷、枳壳、陈皮勿炒，余药慢火炒，摊冷入桂、芷等同煎，名熟料五积散。此阴阳表里通用之剂也，有汗去苍术、麻黄；气虚去枳壳，加人参、白术；腹痛夹气加吴茱萸；胃寒加煨姜；阴症伤寒加附子本方能散寒积、食积、气积、血积、痰积，故名五积。陶节庵曰：夫病不身热头痛，初起畏寒，腹痛，呕吐泄泻，蜷卧沉重，不渴，脉沉迟无力，人皆知为阴症矣。至于发热面赤，烦躁揭去衣被，脉大，人皆不识，误作阳症，投以寒药，死者多矣。不知阴症不分热与不热，不论脉之浮沉大小，但指下无力重按全无便是沉阴，急与五积散一剂通解肌表之寒，若内有沉寒必须姜、附温之，若作热治而用凉药则渴燥愈甚，岂得生乎？此取脉不取症也。

参苏饮

治外感、内伤发热头痛，呕逆，咳嗽，痰塞中焦，眩晕，嘈烦，伤风泄泻及伤寒已汗，发热不止。

人参　紫苏　干葛　前胡　半夏　茯苓各七钱半　陈皮去白　甘草　枳壳　桔梗　木香各二钱　每五钱加姜、枣煎，外感多者去枣加葱。

香苏饮

治感冒头痛发热，或兼内伤，胸膈满闷，嗳气恶食轻为感冒，重者为伤风，又重为中风。

香附　紫苏各二钱　陈皮一钱　甘草七分　姜、葱煎。有痰加半夏；头痛加川芎、白芷；伤风自汗加桂枝；伤寒无汗加麻黄、干姜；鼻塞头昏加羌活、荆芥；心中卒痛加延胡索酒一杯。

茵陈丸

治黄病正药也，备汗、吐、下三法，如不应再服一丸，如应可作煎剂投之。

茵陈　栀子　鳖甲炙　芒硝二两　大黄五两　常山　杏仁炒，二两　巴豆五钱，去心、皮炒　蜜丸梧子大，每服一丸。

和解诸方

小柴胡汤

治伤寒中风少阳症邪在表宜汗；在上宜吐；在里宜下；若在半表半里，治宜和解，故仲景于少阳症而以汗、吐、下三者为戒也，此方半表半里和解之剂也。治伤寒中风少阳症，往来寒热，胸胁痞满，默默不欲食，心烦喜呕，或腹中痛，或胁下痛，或渴，或咳，或利，或悸，小便不利，口苦耳聋，脉弦；或汗后余热不解；及春月时嗽；疟发寒热；妇人伤寒热入血室。

柴胡八两　半夏半升　人参　甘草　黄芩　生姜各三两　红枣十二枚。呕逆加生姜、陈皮；咳嗽去人参、枣、姜，加五味子、干姜。

黄连汤

治伤寒胸中有热而欲呕，胃中有寒而腹痛。

黄连炒　干姜炒　桂枝　炙草各三两　人参二两　半夏半升　大枣十二枚　上中二焦寒热交战以此和解之。

黄芩汤

治太阳少阳合病自下利者合病者，谓有太阳之症，身热头痛，脊强，又有少阳之症，耳聋，胁痛，呕而口苦，寒热往来也。

黄芩三两　芍药　甘草二两　大枣十二枚。

黄芩加半夏生姜汤

即前方加半夏、生姜，治胆府发咳，呕苦水如胆汁。

芍药甘草汤

上二味各四两，治腹中不和而痛。腹痛有寒，有热，有虚，有实，有食积，有湿痰，有死血，有虫。寒痛者，痛无增减，或兼吐利；热痛者，时痛时止，腹满坚结；实痛者，痛甚胀满，手不可按；虚痛者，按之即止；食痛者，痛甚则利，利后稍减；湿痰痛者，脉滑，痰气阻碍；死血痛者，痛有常处；虫痛者，时作时止，面白唇红。

白术芍药汤

即前方加白术，治脾湿水泻，身重困弱凡暴下者，皆太阴受病，不可离芍药。

瓜蒌薤白白酒汤

治胸痹，咳唾胸背痛。

瓜蒌一个　薤白三两　白酒四斤　煎饮。

温胆汤

治胆虚痰热不眠，虚烦惊悸，口苦呕涎。

陈皮、半夏、茯苓、甘草、枳实、竹茹，加姜煎。

逍遥散

治血虚肝燥，骨蒸劳热，咳嗽，潮热，往来寒热，口干便涩，月经不调。

柴胡　当归　白芍　白术　茯苓各一钱　甘草五分　加煨姜、薄荷煎。咳嗽加前胡、陈皮、桔梗。并治妇人子午对时潮热。

八味逍遥散

即前方加丹皮、栀子，治怒气伤肝，血少目暗。

六和汤

治夏月饮食不调，内伤生冷，外伤暑气，寒热交作，霍乱吐泻及伏暑烦闷，倦怠嗜卧，口渴便赤，中酒等症。

砂仁、藿香、厚朴、杏仁、半夏、扁豆、木瓜、人参、白术、赤苓、甘草，加姜、枣煎。伤暑加香薷；伤冷加紫苏。

藿香正气散

治外感风寒，内伤饮食，憎寒壮热，头痛呕逆，胸膈满闷及伤冷，伤湿，疟疾，中暑，霍乱吐泻，岚瘴不正之气。

藿香　紫苏　白芷　大腹皮　茯苓各三两　白术　陈皮　半夏　厚朴　桔梗各二两　甘草　每服五钱，加姜、枣煎。

清脾饮

治疟疾热多寒少，口苦嗌干，小便赤涩，脉来弦数。

青皮、厚朴、柴胡、黄芩、半夏、茯苓、白术、炙草、草果，加姜煎。

264

痛泻要方

治痛泻不止 <small>戴氏曰：水泻腹不痛者，湿也；痛甚而泻，泻而痛减者，食积也；泻水，腹痛肠鸣，痛一阵泻一阵者，火也；或泻或不泻，或多或少者，痰也；完谷不化者，脾气虚也。</small>

黄连阿胶丸

治冷热不调，下痢赤白，里急后重，脐腹㽲痛，口燥烦渴，小便不利。

黄连<small>一两</small>　茯苓<small>二两</small>　阿胶<small>炒，一两</small>　为末，水熬阿胶为丸，空心米汤下。

姜茶饮

治赤白痢及寒热疟。

生姜、陈细茶各三钱，浓煎服。

芦根汤

治伤寒病后呕哕，不下食。

芦根<small>一斤</small>　竹茹<small>一斤</small>　生姜<small>二两</small>　粳米<small>一合</small>。

大黄甘草汤

即前方加大黄，治上、中、下三焦消渴。

内伤外感辨

李东垣曰：伤于饮食劳役、七情六欲为内伤，伤于风寒暑湿为外感。内伤发热时热时止，外感发热热甚不休；内伤恶寒得暖便解，外感恶寒虽厚衣烈火不除；内伤恶风不畏甚风，反①畏隙

---

① 反：原作"歹"，今据清·严则庵《伤寒捷诀·伤寒有四症相类》改。

风，外感恶风见风便恶；内伤头痛乍痛乍止，外感头痛连痛不休，直待表邪传里方罢；内伤有湿或不作渴，或心火乘肺亦作燥渴，外感须二三日外，表邪传里口方作渴；内伤则热伤气，四肢沉困无力、倦怠嗜卧，外感则风伤筋、寒伤骨，一身筋骨疼痛；内伤则短气以息，外感则喘壅气盛有余；内伤则手心热，外感则手背热；天气通于肺，鼻者肺之外候，外感伤寒则鼻塞，伤风则流涕，然能饮食，口知味，腹中和，二便如常，地气通于脾，口者脾之外候，内伤则懒言，恶食，口不知味，小便黄赤，大便或秘或溏，左人迎脉大；外感则人迎大于气口，右气口脉主里，内伤则气口大于人迎。凡内伤症属不足，宜温宜补宜和，外感症属有余，宜汗宜吐宜下。

上内伤之症误作外感，妄发其表，重虚元气，祸如反掌，东垣故立补中益气汤主之。若外感之症误作内伤，妄用术芪补剂壅遏表邪，祸亦不旋踵，仲景故立麻黄、桂枝等汤主之。又有内伤外感兼病者，若内伤重者宜补养为先，外感重者宜发散为急。

理气诸方

补中益气汤

治烦劳内伤，身热心烦，头痛恶寒，懒言，恶食，脉洪大而虚，或喘，或渴，阳虚自汗自汗本方加浮小麦，其升、柴宜用蜜水炒，或气虚不能摄血，或疟痢，脾虚久不能愈，一切清阳下陷，中气不足之症。或此方治头痛乃清阳不升，浊气上逆之头痛，其痛或作或止，非如外感头痛不休之谓也。李东垣内伤外感辨分晰最详，此方内伤头痛用之神效，与外感头痛无干。若上焦吐呕，中焦湿热，伤食膈满者不宜服。

黄芪蜜炙，钱半　人参　炙草一钱　白术　陈皮留白　当归各五分　升麻　柴胡各三分　姜、枣引。血不足加当归；精神短少加五味；肺热去人参；嗌干加葛根；头痛加蔓荆子，痛甚加川芎；

脑痛加藁本；风湿相搏，一身尽痛加羌活、防风；有痰加半夏、生姜；胃寒气滞加青皮、蔻仁、木香、益智；腹胀加枳实、厚朴、木香、砂仁；腹痛加白芍、甘草；热痛加黄连；咽痛加桔梗；有寒加肉桂；湿盛加苍术；阴火加黄柏、知母；阴虚去升、柴，加熟地、山萸、山药；大便秘加酒炒大黄；泄泻去当归，加茯苓、苍术；咳嗽，春加旋覆、款冬，夏加麦冬、五味，秋加黄芩，冬加干姜。

诸虚不足先建其中，中者何？脾胃是也 李士材曰：虚人感冒不任发散者，此方可以代之。东垣曰：肌热者，表热也，服此得微汗则愈。凡饮食劳倦为内伤元气，则真阳下陷，内生虚热，宜此汤补其气，提其下陷，此用气药以补气之不足也。又有劳心好色内伤真阴而变为火，是谓阴虚火旺劳瘵之症，与阳虚下陷者大不相同，故朱丹溪用四物加黄柏、知母补其阴而火自降，此用血药以补血之不足也。外感之与内伤，寒病之与热病，气虚之与血虚，如水炭相反，治之若差则轻病变重，重病必死矣。《医贯》曰：读伤寒书而不读东垣书，则内伤不明而杀人多矣；读东垣书而不读丹溪书，则阴虚不明而杀人多矣。东垣脾胃论深明饥饱劳役发热等症俱是内伤，悉类伤寒，切戒汗、下。以为内伤多而外感少，只须温补不必发散；如外感多内伤少，温补中少加发散，以补中益气为主，如内伤兼寒者加麻黄，兼风者加桂枝，兼暑者加黄连，兼湿者加羌活，实万世无疆之利，此东垣特发阳虚发热之一门也。然阴虚发热者，十之六七亦类伤寒，今人一见发热则曰伤寒，须用发散，发散而毙，则曰伤寒之法已穷。予尝于阴虚发热者，见其大热，面赤，口渴烦燥，与六味地黄丸大剂即愈。如下部恶寒、足冷，上部渴甚燥极或饮而反吐，即加肉桂、五味，甚则加附子，冷饮，以此活人多矣。

调中益气汤

即前方除当归、白术，加木香、苍术，治脾胃不调，脑满肢

267

倦，食少短气，口不知味及食入反出。本方加白芍、五味亦名调中益气汤，治气虚多汗。

乌药顺气丸

治中风遍身顽麻，骨节疼痛，步履艰难，语言謇涩，口眼㖞斜，喉中气急有痰。

乌药　橘红二钱　麻黄去节　川芎　白芷　桔梗　枳壳炒，一钱　僵蚕　炮姜　炙草各五分。虚汗者去麻黄；手足不能举动加防风、续断、威灵仙。

越鞠丸

统治六郁，胸膈痞闷，吞酸呕吐，饮食不消。

香附盐炒　苍术　抚芎　神曲　栀子等分　面为丸。

七气汤

治七情气郁痰涎结聚，咯不出，咽不下。

半夏五钱　厚朴三钱　茯苓四钱　紫苏二钱　姜、枣煎。

理血①诸方

四物汤

治一切血虚及妇人经病。

当归　生地　芍药　川芎各三钱。凡血症通用若失血太多，气息几微，慎勿与之。《准绳》云：丹溪论劳瘵主乎阴虚，用四物加知、柏，世医遵用百无一效，何哉？盖阴虚火必上炎，芎、归辛温非滋阴降火之药，又川芎上窜非虚火短气者所宜，地黄腻膈非胃弱、痰多、食少者所宜，知柏辛苦大寒，虽曰滋阴，其实燥血，

---

①　原作"理气"，今据目录改。

268

虽曰降火，久而增气，反能助火，至其败胃，所不待言，不若用薏仁、百合、天冬、麦冬、桑皮、地骨、丹皮、酸枣、五味子、枇杷叶之类，佐以生地汁、藕汁、人乳、童便等。如咳嗽则多用桑皮、枇杷叶，有痰增贝母，有血增苡仁、百合、阿胶，热甚增地骨，食少增苡仁至七八钱，而麦冬当为之主，以内保肺金而滋化源，无不辄效。本方加丹皮、地骨治妇人骨蒸。

大补黄芪汤

治气血两虚，自汗不止。

山茱、五味、防风、苁蓉、炙芪、肉桂、人参、白术、茯苓、炙草、当归、熟地、川芎各等分。

当归补血汤

治伤于劳役，肌热面赤，烦渴引饮，脉大而虚血实则身凉，血虚则身热，此以肌饱劳役伤其阴血，虚阳独胜故。肌热烦渴与阳明白虎症相似，但白虎症得之外感，实热内盛，故脉大而长按之有力，此症得之内伤，血虚发热，脉洪大而无力，《内经》所谓脉虚血虚也，误服白虎汤必毙。

炙芪一两　当归二钱　空心服。

归脾汤

治思虑过度劳伤心脾，怔忡健忘，惊悸，盗汗，食少不眠或脾虚不能摄血致血妄行。

人参　白术　茯神　枣仁　龙眼肉　黄芪各二钱　当归　远志各一钱　木香　炙草各五分　姜、枣煎。

养心汤

治心虚血少，神气不宁，怔忡惊悸。

蜜芪　茯苓　茯神　当归　川芎　半夏曲各一两　炙草一钱　柏子仁去油　枣仁　远志　五味子　人参　肉桂各二钱半　每服五钱。

人参养荣汤

治脾肺气虚，荣血不足，善忘多汗。

人参　白术　蜜芪　炙草　陈皮　桂心　当归各一钱　熟地
五味子　茯苓七分　远志五分　白芍钱半　姜、枣煎。薛立斋曰：气
血两虚用此汤，无不立效。

龙脑鸡苏丸

治肺有郁热，咳嗽吐血，衄血，下血。

鸡苏①叶一两半　生地六钱　麦冬四钱　蒲黄　阿胶　木通
银柴胡各二钱　甘草钱半　黄芪　人参一钱　先将木通、柴胡浸二
日，熬汁，地黄浸汁熬膏，再加蜜三两和丸，每服三钱，细嚼汤
下，此为热而涉虚者设。喻②嘉言曰：此丸两解气分血分之热，
宜常服之。

中风诸方

小续命汤

治中风，不省人事，口眼㖞斜，此方中风之通剂。凡中风口开
为心绝，手撒为脾绝，眼合为肝绝，遗尿为肾绝，鼻鼾为肺绝。吐沫直视，发
直头摇，面赤如妆，汗缀如珠者皆不治，或见一二症尚有得生者。

防风一钱半　桂枝　麻黄　杏仁　川芎　白芍　人参　炙草
黄芩　防己各一钱　附子五分　每服三钱加姜、枣煎。喻嘉言曰：中
风之脉虚浮迟数，正气下足，尚可补救；急大数疾，邪不受制，必死无疑。

---

① 鸡苏：即水苏，为唇形科植物水苏、华水苏或毛水苏全草。味辛、
性凉，归肺、胃经，功能清热解毒、止咳利咽、止血消肿，主治感冒、痧
证、肺痿等证。

② 喻：原作"谕"，今改。

270

侯氏黑散

治中风四肢烦重，心中①恶寒不足又治风癫。

菊花四钱　防风　白术一钱　桔梗　人参　茯苓　当归　川芎　干姜各八分　桂枝　细辛　牡蛎　矾石各三分　为末，酒调冷服。

大秦艽汤

治中风手足不能运掉，舌强不能言语。

秦艽　石膏各三两　当归　白芍　川芎　生地　熟地　白术　茯苓　炙草　黄芩　防风　羌活　独活　白芷各一两　细辛五钱　每服一两，此六经中风轻者之剂也。

三生饮

治中风卒然昏愦，不省人事，痰涎壅盛，语言謇涩。李东垣曰：中风非外来风，乃本气自病也，凡人年逾四旬气衰之际，或忧喜忿怒伤其气者，多有此症，壮岁之时无也。

生南星一两　生川乌去皮　生附子去皮，各五钱　木香二钱　每服一两加人参煎服。此乃行经治痰之剂，斩关擒王之师也。

地黄饮子　治中风舌暗不能言，足废不能行，此少阴气厥不至，名曰风痱，急当温之。

熟地、巴戟、山萸、苁蓉、附子炮、官桂、石斛、茯苓、石菖蒲、远志、麦冬、五味子等分，每服五钱，入薄荷少许，姜、枣煎。

顺风匀气散　治中风半身不遂，口眼㖞斜半身不遂，偏枯也。

白术二钱　乌药钱半　人参　天麻五分　白芷　苏叶　木瓜

---

① 心中："恶寒不足"前原无此二字，今据《医方集解·祛风之剂》补。

青皮　炙草　沉香磨，各三分　加姜煎。

牵正散

治中风口眼㖞斜，无他证者。

白附子　僵蚕　全蝎等分　每服二钱，酒调服。

独活汤

治风虚瘛疭，昏聩无觉。

独活　羌活　防风　细辛　桂心　白薇　当归　川芎　半夏
人参　茯神　远志　菖蒲各五钱　炙草二钱半　每服一两加姜、枣
煎。

活络丹

治中风手足不仁，日久不愈，经络中有湿痰死血，腿臂间忽
有一二点痛。

川乌炮，去脐皮　草乌炮，去皮　胆星各六两　地龙即蚯蚓，洗，
焙干　乳香去油　没药另研，各三两三钱　酒丸酒下。

上中下通用痛风丸

痛风有寒、有湿、有热、有痰、有血之不同，此为通治。

黄柏　苍术　南星姜汁制，各二两　神曲　川芎　桃仁去皮尖
胆草下行　防己下行　白芷各一两　羌活　威灵仙酒拌，上下行　桂
枝三钱，横行　红花二钱　面糊丸。

史国公药酒方

治中风语涩，手足拘挛，半身不遂，痿痹不仁。

羌活　防风　白术　当归　川牛膝　川萆薢　杜仲　松节打
碎　虎胫骨酥炙　鳖甲醋炙　晚蚕砂炒，各二两　秦艽　苍耳子炒，
槌碎，各四两　枸杞五两　茄根八两，蒸熟　为粗末，绢袋盛浸无灰
酒三十斤，煮熟饮。

蠲痹汤　治中风，身体烦痛，举动艰难。

炙芪　当归　赤芍　羌活　防风　片子姜黄　炙草　加姜、枣煎。

三痹汤

治气血凝滞，手足拘挛，风寒湿三痹痹即瘫痪。

人参、黄芪、茯苓、甘草、当归、川芎、白芷、生地、杜仲、川牛膝、川续断、桂心、细辛、秦艽、独活、防风等分，加姜煎。

通顶散

治初中风，不知人事，口噤不开。

藜芦　生甘草　细辛　人参　川芎各一钱　石膏五钱　为末，吹入鼻中，嚏者肺气未绝，可治。

乌梅擦牙关方

治中风口噤不开。

乌梅揩擦牙龈，涎出即开。

祛寒诸方

理中汤

治伤寒太阴病，自利不渴，寒多而呕，腹痛粪溏；或厥冷结胸，吐蛔，及感寒霍乱。

白术二两　人参　干姜炮　炙草各一两　每服四钱。自利腹痛加木香；腹满去甘草；呕吐去白术，加半夏、姜汁。

附子理中汤

即前方加附子，治中寒腹痛，身病倦卧，利不止。

枳实理中汤

即理中汤加枳实、茯苓，蜜丸，治寒实结胸欲绝，胸膈高起，手不可近。

理中安蛔丸

即理中汤去甘草，加茯苓、川椒、乌梅，治胃寒吐蛔。

连理汤

即理中汤加黄连、茯苓，治外感盛暑，内伤生冷，泻而作渴，非此不可。

补中汤

即理中汤加陈皮、茯苓，治泄泻。泻不止加附子；恶食，食不化加砂仁。

温胃汤

即理中汤加当归、白术、陈皮、厚朴、川芎，入姜煎，治脾肺气凝，胀满上冲，饮食不下。

四逆汤

治三阴伤寒，身痛腹痛，下利清谷，恶寒不汗，四肢厥冷，或反不恶寒，面赤烦燥，里寒外热，或干呕，或咽痛，脉沉微细欲绝脉沉必重按始得，紧数亦在沉细中见，不似阳症浮大而紧数也。薛慎斋曰：人知数为热，不知沉细中见数为寒甚。真阴寒症，脉常有七八至者，但按之无力而数耳，宜深察之。

生附子一枚　干姜一两　炙草二两　冷服。面赤者，格阳于上也，加葱九茎以通阳。喻嘉言曰：阳虚之人虽有表症其汗仍出，出手足必厥，若用表药立至亡阳，不用表药外邪不服，故用前汤加葱为治。腹痛者，真阴不足也，加芍药二两以敛阴；咽痛，阴气上结也，加桔梗一两以利咽；呕吐，加生姜。

274

茱萸四逆汤

即前方加吴茱萸，治腹内阴寒冷痛。

四逆散

治阳邪入里，四肢不温，或咳，或悸，或小便不利，或腹中痛。

柴胡、芍药、枳实、炙草等分为末，水调服。咳加五味、干姜；悸加桂枝；小便不利加茯苓；腹痛加附子。伤寒邪在三阳则手足必热；至太阴则手足温；至少阴则热邪渐深，四肢逆而不温；至厥阴则手足逆冷。经曰：热深厥亦深①，热微厥亦微，与此汤以散传经之热。

茵陈四逆汤

即四逆加茵陈，治阴黄。

浆水散

即四逆加官桂、良姜、半夏，治虚寒水泻，冷汗，脉微甚者，呕吐，此为急病或加浆水煎服。

真武汤

治少阴伤寒，腹痛，四肢沉重，疼痛自下利，或呕，或吐。伤寒脉沉细，欲吐不吐，心烦但欲寐，五六日而渴者为少阴症，宜此方。

附子炮②，一枚　白术三两　茯苓　白芍　生姜各三两。

白通加人尿猪胆汁汤

治少阴病，下利，脉微者，并厥逆无脉，干呕而烦。服此，脉暴出者，死；微续者，生。

葱白四茎　干姜一两　附子泡，一枚　人尿五合　猪胆一合。腹

---

①　原"热深厥亦深"后有"厥"字，今据《医方集解·祛寒之剂》删。

②　炮：原作"泡"，今据文义改，下文径改，不再出注。

痛去葱，加芍药二两。厥有阴阳二症，阴厥者，身凉不渴，脉迟细而微；阳厥者，阳热极而反厥，虽厥而烦渴谵妄，身复时温而脉数也。若阳厥极深，至于身冷、脉微欲绝，为①热极而将死矣，急以大承气下之，则厥愈，若以热药助其阳，则阴气暴绝，阳亦绝而死矣。至阴厥用白通、四逆，亦当急投、缓则无及。

葱熨、艾灸法

专治阴毒，手足逆冷，腹痛暴绝，服白通汤或四逆汤后，用葱一大握以绳缠束，切去两头，留白寸许，以火炎热安脐上，先将麝香半分填脐中，次放葱饼，用熨斗盛火熨，令气从脐入腹，痛甚者连熨二三饼，身温有汗即瘥，否则不治。或用艾灸关元、气海脐下一寸五分名气海，二寸为丹田，三寸名关元，各二三十壮，内外协攻，务令一时之内阴散阳回，得汗而解。或用酽醋拌麸皮炒熟，袋盛蒸熨，比前法尤捷。

吴茱萸汤

治阳明症，食谷欲呕食谷欲呕胃寒也。若得汤反剧者，则属上焦得汤反剧则为太阳热呕，而非胃寒，不可用茱萸汤，宜服葛根加半夏汤、小柴胡汤、栀子豉汤、黄芩汤。亦治少阴症，吐利，手足厥冷，烦燥欲死；兼治厥阴症，干呕吐涎，头痛三阳皆有头痛，太阴、少阴之脉不上循头，故无头痛，惟厥阴与肾脉会于巅顶，亦有头痛，宜细辨。

吴茱萸一升，炮　人参三两　大枣十二枚　生姜六两　煎服，每服一两。

吴茱附子汤

即前方加附子，治寒疝，腰痛牵引睾丸，尺脉沉迟。

---

① 为：原作"而"，今据《医方集解·祛寒之剂》改。

大建中汤

治心胸中大寒痛，呕不能饮食，寒气上冲皮见高起，痛不可触近者。

蜀椒二合　干姜四两　人参二两　煎去渣，入饴糖一升，微煎温服。

十四味建中汤

治气血不足，虚损欲成劳瘵，及阴症发斑，寒甚脉微阴寒发斑，其色淡红，隐隐见于肌表，与阳热发斑色紫赤者不同，此胃气极虚，若服寒药，立见危殆。

黄芪、人参、白术、伏苓、炙草、半夏、当归、白芍、熟地、川芎、麦冬、肉苁蓉、附子、肉桂等分，加姜、枣煎。

小建中汤

治伤寒腹中急痛。

桂枝　生姜各三两　芍药六两　炙草一两　大枣十二枚　入饴糖一升微火解服呕家不用建中，以甜故也。

黄芪建中汤

治虚劳诸不足，即小建中加炙芪两半。

白术附子汤

治风虚上攻，头间重眩，苦极。

白术二两　甘草一两　附子炮，一枚　每服五钱，姜、枣煎。

益元汤

治面赤身热，不烦而燥。内热曰烦，谓心中郁烦，为有根之火，故但烦不躁及先烦后躁者皆可治；外热曰躁，谓身体、手足动扰欲裸入井，为无根之火，故但躁而不烦及先躁后烦者皆不治。

附子炮、干姜、艾叶、黄连、知母、人参、麦冬、五味子、甘草、姜、枣、葱白煎，加童便一匙冷服。

回阳救急汤

治三阴中寒，初病身不热，头不痛，恶寒战栗，四肢厥冷，引衣自盖，蜷卧沉重，腹痛吐泻，口中不渴，或指甲唇青，口吐涎沫，或无脉，或脉沉迟无力。

附子炮　干姜　肉桂　人参各五分　白术　茯苓各一钱　半夏陈皮各七分　甘草二分　五味子九粒，加姜煎，入麝三厘服。无脉加猪胆汁；泄泻加升麻、炙芪；吐涎沫加盐炒吴萸。

四神丸

治肾泻、脾泻肾泻者，五更将交阳分时则泻；脾泻者，清阳下陷不痛而泻。

破故纸酒浸，四两　五味子三两，炒　肉豆蔻二两　吴萸一两，盐汤泡　用大枣百枚、生姜八两切片同煮，枣烂去姜，取枣肉同药捣丸，每服二钱，临卧盐汤下。

二神丸

治同上。

破故纸四两　肉豆蔻三两　为丸。许学士曰：有全不进食者，服补脾药皆不效，予投二神丸顿能进食，此症不可全作脾虚治，亦有命门火衰也。

五味子散

治同上。

五味子三两　吴茱萸二两，盐水泡　为丸。

又茴香一两　木香五钱　破故纸四两，酒浸　肉豆蔻二两　姜、枣煮为丸，亦名四神丸，治同。《薛氏医案》云：脾胃虚寒下陷者，补中益气汤加木香、肉蔻、破故纸；脾气虚寒不禁者，六君子汤加炮姜、肉桂；脾肾气血俱虚者，十全大补汤送四神丸。

导气汤

治寒疝疼痛，此方乃治疝之通剂。

川楝子四钱　木香三钱　茴香二钱　吴萸一钱　长流水煎。

疝气方

治疝气疼痛。

吴萸、枳壳、栀子、山楂、荔枝核等分，为末，空长流水下二钱。

橘核丸

治四种癞疝①茎囊、睾丸肿硬，不痛不痒为癞疝，亦有引脐腹绞痛者。

橘核　川楝子　海藻　海带　昆布　桃仁各二两　延胡索厚朴　槐实　木通　桂心　木香五钱　酒糊丸，盐汤或酒下。

乌头栀子汤

治疝气疼痛。

山栀、附子酒煎，加盐少许服。

泻火诸方

黄连解毒汤

治一切火热，狂燥烦心，口燥咽干，大热干呕，错语不眠，热甚发斑、吐血、衄血崔尚书曰：胃有燥粪令人错语，热盛亦令人错语，若秘而错语者，宜承气汤，通而错语者，宜黄连解毒汤。

黄连、黄芩、黄柏、栀子等分，然非实热不可轻投。

附子泻心汤

治伤寒心下痞，而复恶寒汗出者。

大黄　黄连各一两　黄芩　附子一枚，泡去皮，破开煮取汁　煎

---

① 癞疝：病名。又作"㿗疝"。《素问·阴阳别论》："三阳为病发寒热……其传为㿗疝。"此处指寒湿下注所引起的阴囊肿大。

服。吴鹤皋曰：非三黄不能去痞热，非附子恐三黄益损其阳。喻嘉言曰：此邪热既甚，真阳复虚之症，故宜此方。

半夏泻心汤

治伤寒下之早，胸满而不痛者，为痞。若心下满而硬痛者，此为结胸也，大陷胸汤主之，凡用泻心者，皆属误下之症也。

半夏半升 黄连一两 黄芩 炙草 人参 干姜各三两 大枣十二枚

甘草泻心汤

即前方除人参，再加甘草一两，治伤寒中风，医反下利，谷不化，腹中雷鸣，心下痞硬而满，干呕心烦。

白虎汤

治伤寒脉浮滑，表有热，里有寒[①]浮为在表，滑为在里，及三阳合病，脉浮大，腹满身重，难以转侧，口不仁而面垢，谵语，遗尿。发汗则谵语；下之则头上生汗，手足逆冷，自汗出者。腹满身重，口不仁，谵语，阳明症也；面垢少阳症也；遗尿太阳症也，三症之中，阳明为多，属表里有邪。发表则燥热益甚，故谵语；攻里则阴气下竭而虚阳上脱，必额汗出而手足逆冷；若自汗出者，三阳热甚也，用此汤以解内外之热。通治阳明病，脉洪大而长，不恶汗反恶热，头痛，自汗，口渴舌胎，目痛鼻干，不得卧，心燥燥乱，日哺潮热，或阳毒发斑，胃热。邪热盛故脉洪大，热在表而浅；邪恶正，故恶寒，热入里而深；邪甚无畏，故不恶寒反恶热。中风有汗，伤寒无汗，传入阳明则有汗，谓之热越。

---

① 表有热，里有寒：此句明显有误，当作表里俱热为是。宋本《伤寒论》作："臣亿等谨按：前篇云，热结在里，表里俱热者，白虎汤主之；又云：其表不解，不可与白虎汤；此云：脉浮滑，表有热，里有寒者，必表里字差矣。又阳明一证云：脉浮迟，表热里寒，四逆汤主之。又少阴一证云：里寒外热，通脉四逆汤主之。以此表里自差明矣。"《医宗金鉴》："按：里有寒之寒字，当是热字。若是寒字，非白虎汤证也，宜改之。"

石膏一斤　知母六两　甘草二两　粳米六合　先煮石膏二时，再投药米，米熟汤成温服。石膏、甘草不但清里兼能发表，然必实热方可用。或有血虚身热，脾虚发热及阴盛格阳，面赤烦燥类白虎汤症，误投之不可救也。按：白虎症脉洪大有力，类白虎症脉大而虚，以此为辨。又按：阴盛格阳、阳盛格阴一症至为难辨，盖阴盛极而为格阳于外，外热而内寒，阳盛极而格阴于外，外冷而内热，当于小便分之，便清者外虽燥热而中必寒，便赤者外虽厥冷而内实热；再看口中燥润及舌苔浅深，盖舌为心苗，应南方，邪在表则未生胎；邪入里，津液搏结则生胎而滑；胎白者，丹田有热，胸中有寒，邪在半表半里也；热入渐深则胎燥而涩；热聚于胃则黄，宜承气、白虎汤；若热病口干舌黑，乃肾水刑于心火，热益深而病笃矣；然亦有胎黑属寒者，舌无芒刺，口有津液也，又当用温补之剂，尤宜细辨。

人参白虎汤

即前方加人参，治伤寒渴欲饮水，无表症者。凡身发热为热在表，渴欲饮水为热在里，身热饮水表里俱有热，身凉不渴，表里俱无热，欲饮水不可过饮。亦治伤寒无大热，口燥渴，心烦，背微恶寒者背恶寒，口中和者，少阴病也，宜附子汤，今热未退而微恶寒，为表未全罢尚属太阳，然燥渴、心烦为里热已炽，用白虎汤解表邪，清里热，加人参补气生津。太阳病在表故恶寒，少阳在半表半里亦微恶寒，阳明在里故不恶寒而反恶热，间有恶寒者与太阳合病也。亦治太阳中暍即中暑，身热汗出，恶寒足冷，脉微而渴身热恶寒为在表，足冷脉微又不可表。

桂枝白虎汤

即前方加桂枝，除人参，治温疟，但热无寒，骨节疼痛，时呕。

化斑汤

即白虎汤去粳米、加人参，治胃热发斑，脉虚者。

竹叶石膏汤

治伤寒解后，虚羸少气，气逆欲吐，亦治伤暑发渴，脉虚。
竹叶二把　石膏一斤　人参三两　炙草二两　麦冬一升　半夏半

升　粳米半升　加姜煎。

升阳散火汤

治肌热表热，四肢发热，骨髓中热，热如火燎，扪之烙手，此病多因血虚得之，及胃虚过食冷物。

柴胡八钱　防风二钱　葛根　升麻　羌活　独活　人参　白芍各五钱　炙草三钱　生甘草三钱　每服五钱，加姜、枣煎。

火郁汤

即前方除人参、独活加葱白，治同火郁者内热外寒，脉沉而数。

陶节庵升阳散火汤

人参、白术、茯神、甘草、陈皮、麦冬、当归、芍药、柴胡、黄芩，加姜、枣，金器煎，治伤寒叉手冒心，寻衣摸床，谵语昏沉，不省人事此名撮空症，小便利可治。

凉膈散

治心火上盛，中焦燥实，烦燥口渴，目赤头眩，口疮唇裂，吐血衄血，大小便闭，诸风瘛疭，胃热发斑，发狂及小儿痘疮黑陷。

连翘四两　大黄酒浸　芒硝　甘草各二两　栀子炒　黄芩　薄荷各一两　为末，每服三钱，加竹叶、生蜜煎。

龙胆泻肝汤

治肝胆经实火湿热，胁痛，耳聋，胆溢口苦，筋痿，阴汗，阴肿，阴痛，白浊，溲血。肝主谋虑，胆主决断，胆虚故谋虑而不能决。阴者，阴器也。

龙胆草、黄芩、栀子、泽泻、木通、车前子、当归、生地、柴胡、生甘草。

左金丸

治肝火燥盛，左胁作痛，吞酸吐酸。

282

黄连六两，姜汁炒　吴茱萸一两，盐水泡　水丸。肝居左，肺居右。

泻青丸

治肝火郁热，不能安卧，多惊多怒，筋痿不起，目赤肿痛。

龙胆草、栀子、大黄、川芎、当归、羌活、防风等分蜜丸，竹叶汤下。方中多养肝血、润肝燥之品，世医多云肝有泻而无补，不知五行之中惟木有发荣畅茂之象，水、火、金、土皆无是也，花果蒨葱，艳丽而可爱，结果成实，食之以养生，此皆木也，使天地而无木，则世界黯淡而无色矣，由是言之，培之养之，尤恐不暇，而尚欲翦之、伐之乎，故养血和肝，使火不上炎，则得其要矣。

泻黄散

治脾胃伏火，口燥唇干，口疮口臭，烦渴易饥，热在肌肉。口燥唇干，口疮口臭皆属脾火，烦渴易饥名中消症。脾主肌肉，脾有火，热在肉分，轻按、重按皆不热，不轻不重乃得之，适夜尤甚者，为脾热，实热宜此汤，虚热宜补中益气汤。

防风四两　藿香七钱　山栀一两　石膏五钱　甘草二钱　为末，炒香，蜜、酒调服。

清胃散

治胃火牙痛，牵引头脑，其牙喜寒恶热，或牙龈溃烂，颊腮肿痛。

生地、丹皮、黄连、当归、升麻等分，一方加石膏。

甘露饮

治胃热，口臭，喉疮，齿龈宣露，齿血。

生地、熟地、天冬、麦冬、石斛、茵陈、黄芩、枳壳、枇杷叶、甘草等分，每服五钱。

泻白散

治肺火，皮肤蒸热，洒淅寒热，日晡尤甚，喘嗽气急肺主皮毛，轻按则热，重按全无，是热在皮毛。

桑白皮　地骨皮各一钱　甘草五分　粳米百粒。

加减泻白散

即上方除甘草、粳米，加黄芩、知母、麦冬、五味、桔梗，治过饮伤肺，气出腥臭，唾涕稠黏，口苦舌燥。

导赤散

治小肠有火，便赤淋痛心与小肠相表里，心热则小肠亦热，面赤狂燥，口糜舌疮，咬牙口渴皆心热也，轻手按至皮毛之下，肌肉之上则热，日中尤甚，是热在血脉，为心热。

生地黄、木通、甘草梢、淡竹叶等分，煎。木通降心火，入小肠，君火宜木通，相火宜泽泻。心，君火也；肾，相火也。

莲子清心饮

治忧思抑郁，发热烦燥；或酒食过度，消渴，遗精，五心烦热，夜静昼甚，女人崩带。

石莲肉　人参　黄芪　茯苓　柴胡各三钱　黄芩　地骨皮麦冬　车前子　炙草各二钱　空心服治心火，淋浊。

导赤各半汤

治伤寒后心下不硬，腹中不满，二便如常，身无寒热，渐变神昏不语，或睡中独语，目赤，口干不饮水，与粥则咽，不与勿思，形如醉人，名越经症。

黄连、黄芩、犀角、知母、山栀、滑石、麦冬、人参、炙草、茯神等分，加灯心、姜、枣引。

普济消毒饮子

治大头天行，初觉憎寒体重，次传头面，肿盛目不能开，上喘，咽喉不利，口渴舌燥。俗云大头天行，亲戚不相访问，染者多不救。泰和间多有病此者，医以承气加蓝根下之，稍缓，翌日如故，下之又缓，终莫能愈，渐至危笃。东垣视之曰：夫身半以上，天之气也，身半以下，地之气也，

284

此邪热客于心肺之间，上攻头目为肿盛，乃以承气攻胃中之实热，是为诛伐无过也，遂制此为全，活甚众。

黄芩　黄连俱酒炒，五钱　陈皮去白　生甘草　元参各二钱　连翘　板蓝根　马勃　鼠黏子　薄荷各一钱　僵蚕　升麻各七分　柴胡　桔梗各二钱　为末，汤调时时服之，或拌蜜为丸噙化。

人参清肌散

治午前潮热，气虚无汗。

人参、白术、茯苓、炙草、半夏曲、当归、赤芍、柴胡、干葛，加姜、枣煎。此之无汗与伤寒无汗不同，故但解其肌热而不必发汗。

白术除湿汤

治午后发热，皆恶风，四肢沉困，少便色黄。热发午前，阳也；午后发热，热在阴分，阳陷阴中也。

人参　赤茯苓　炙草　柴胡各五钱　白术一两　生地　地骨皮　知母　泽泻各七钱　每服五钱，如有刺痛加当归七钱，小便利减苓、泻一半。

清骨散

治骨蒸劳热。李东垣曰：昼热夜静者，是阳气旺于阳分也；昼静夜热者，是阳气下陷入阴中，也名曰热入血室；昼夜俱热是重阳无阴也，当亟泻其阳，峻补其阴。

银柴胡钱半　胡黄连　秦艽　鳖甲童便炙　地骨皮　青蒿　知母各二钱　炙草五分。

石膏散

治劳热骨蒸，四肢羸瘦，有汗，脉长者。
石膏研细，每夕新汲水调服，热退为度。

二母散

治肺劳有热，不能服补气之剂者阴虚已甚，再服补阳之药，则火愈亢而阴愈亏。知母、贝母俱炒，等分为末，水调服。

甘桔汤

治少阴咽痛，喉痹，肺痈吐脓，干咳无痰，火郁在肺；亦治心脏发咳，咳则心痛，喉中介介如梗状。

甘草二两　桔梗一两，或等分　王好古加法：失音加诃子；声不出加半夏；上气陈皮；涎嗽加知母、贝母；咳、渴加五味；酒毒加葛根；少气加人参；呕加半夏、生姜；吐脓血加紫菀；肺病加阿胶；胸膈不利加枳壳；痞满加枳实；目赤加栀子、大黄；面肿加茯苓；发斑加荆芥、防风；肤痛加黄芪。汪讱庵曰：观海藏之所加，而用药之大，较亦可识亦。肺痈初起者宜用甘桔汤。

元参升麻汤

治发斑，咽痛。

元参、升麻、甘草等分。

消斑青黛饮

治伤寒热邪传里，里实外虚，阳毒发斑斑者轻如疹子，重若锦纹，紫黑者，热极而胃烂也，多死。此或因阳症误用热药之故也。

青黛、黄连、犀角、石膏、知母、元参、栀子、生地、柴胡、人参、甘草等分，加姜、枣煎，入酒半杯，大便实者，去人参加大黄。

肾热汤

治肾热，耳聋流脓血。

磁石煅红，淬七次　牡蛎盐水煮，炒粉　白术五两　麦冬　白芍四两　甘草一两　生地汁五合　葱白七条　大枣十五枚　分三服。

白通汤

治少阴症，下利无脉。

附子炮，三钱　干姜钱半　葱白三茎　水煎，凉服。

除痰诸方

二陈汤

治一切湿痰脾虚不能健运则生痰饮，稠者为痰，稀者为饮，水湿其本也。痰在肺则咳，在胃则呕，在头则眩，在心则悸，在背则冷，在胁则胀。又肾虚不能制水，水泛为痰，是无火之痰，痰清而稀；阴虚火动，火结为痰，是有火之痰，痰稠而浊。

半夏二钱　陈皮去白　茯苓各一钱　炙草五分　加姜煎。风痰加南星、白附、皂角、竹沥；寒痰加半夏、姜汁；火痰加石膏、青黛；湿痰加苍术、白术；燥痰加瓜蒌、杏仁；食痰加山楂、麦芽、神曲；胁痰在皮里膜外，加白芥子。经曰：有痰而渴，宜去半夏，代以贝母。按：贝母寒润，主肺家燥痰，半夏温燥，主脾家湿痰，倘或误施，贻害匪浅，用者审之。有阴虚火逆，肺家受伤，生痰而不生血者，名燥痰，当用润剂，如地黄、门冬、枸杞之类，滋阴降火而痰自清，若投二陈，立见危殆。又有头风眉棱骨痛者，投以风药不效，投以痰药见功。又如眼赤羞明，与之凉药不瘳，畀①以痰剂获愈。凡此之类，不一而足。又有人坐处吐痰满地，不甚稠黏，只是沫多，此气虚不能摄涎，不可用利药，宜六君子加益智仁一钱以摄之。

砂枳二陈汤

即前方加砂仁、枳壳，行痰利气。

导痰汤

即二陈汤加胆星、枳实，治顽痰胶固，非二陈所能除者。

---

① 畀：音"必"，bì，给与。《诗·鄘风·干旄》："彼姝者子，何以畀之。"

加味二陈汤

即二陈汤加苍术、枳壳、片子姜黄，治痰攻眼肿并酒家手臂重痛麻木。

温中化痰汤

即二陈汤除甘草，加干姜，姜汁糊丸，治胸膈寒痰不快。

三圣丸

即二陈除茯苓、甘草，加黄连，曲糊丸，姜汤下，治痰嘈杂，心悬如饥。

橘皮汤

治干呕哕及手足厥者。

陈皮、生姜等分，煎服。

润下丸

治膈中痰饮。

陈皮去白，八两，盐水浸洗　蜜炙草二钱　蒸饼，糊丸。

桂苓甘术汤

治心下有痰饮，胸胁支满，目眩稠者为痰，稀者为饮。

茯苓四两　桂枝　白术各三两　甘草二两。

顺气消食化痰丸

治酒食生痰，胸膈膨闷，五更咳嗽五更咳由胃有食积。

半夏　胆星各一斤　青皮　陈皮去白　莱菔子生用　苏子取沉水者炒　山楂　麦芽　神曲　葛根　杏仁去皮尖　香附制，各一两　姜汁和蒸饼为丸。

清肺饮

治痰湿气逆而咳嗽伤寒以有咳为轻，而七情以有咳为重。

杏仁　贝母　茯苓各一钱　桔梗　甘草　五味子　橘红各五分

加姜煎，湿痰除贝母加半夏、南星；燥痰加瓜蒌、知母、天冬；午前嗽加石膏、黄连；午后嗽加川芎、当归、芍药、生地、知柏、二冬、竹沥、姜汁；黄昏嗽加五倍子、五味子、诃子；劳嗽见血宜加归、芍、阿胶、天冬、知母、款冬、紫菀之类；久嗽加参、芪；如肺热去人参用沙参。

金沸草散

治肺经伤风，头目昏痛，咳嗽多痰。

旋覆花　前胡各一钱　荆芥钱半　赤茯苓六分　半夏五分　炙草三分　细辛三分　姜、枣煎。有热加柴胡、黄芩；头痛加川芎，此方治伤风咳嗽。

百花膏

治咳嗽，痰中有血，虚人尤宜。

百合、款冬花等分，蜜丸，每颗三钱，临卧姜汤下或噙化。此方治痰嗽。

二仙丹

治中脘气滞，痰涎不利。

南星曲　半夏曲各四两　香附二两　糊丸，姜汤下。此方治气痰。凡一咳痰即出者，脾湿胜而痰滑也，宜半夏、南星、皂角之属燥其脾，若利气之剂，所当忌也；有连咳痰不出者，肺燥胜而痰涩也，宜枳壳、紫苏、杏仁之属利其肺，若燥脾之剂所当忌也。

半夏天麻白术汤

治脾胃内伤，眼黑头眩，头痛如裂，身重如山，四肢厥冷，谓之足太阴痰厥头眩。

半夏　麦芽　神曲钱半　白术一钱　苍术　人参　黄芪　陈皮　茯苓　泽泻　天麻各五分　干姜　黄柏各二分　每服五钱。

茯苓丸

治痰停中脘，两臂疼痛。

半夏曲一两　茯苓一两　枳壳五钱　风化硝二钱半，去坚痰　姜汁丸，姜汤下。

控涎丹

治忽然周身筋骨牵引钓痛，走易不定，此痰涎在胸膈上下。

甘遂去心、大戟、白芥子等分为末，糊丸，临卧姜汤下二钱。

涤痰汤

治风痰迷心窍，舌强不能言。

半夏　胆星各二钱半　橘红　枳实　茯苓各二钱　人参　菖蒲各一钱　竹茹七分　甘草五分　加姜煎。

礞石滚痰丸

治实热老痰，顽痰怪病，非体实者勿轻投。

青礞石一两　沉香五钱　大黄　黄芩各八两　将礞石打碎用朴硝一两同入瓦罐，盐泥封固，晒干，火煅，石色如金，研细和诸药，水丸，姜汤下，量人虚实服之。吐痰水上以礞石末掺之，痰即下，故为利痰圣药。礞石煅过无金星者不可用。

夺命丹

单用礞石一味，治同前。

牛黄丸

治风痫昏迷，痰潮抽掣。

胆星　全蝎去足　蝉蜕各三钱　牛黄　白附子　僵蚕　防风天麻钱半　麝香五分　煮枣肉和水银五分细研入药，为丸，荆芥、姜汤下。

290

辰砂散

治风痰诸痫，癫狂失心。

辰砂一两　乳香　枣仁各五钱　温酒调下，恣饮沉醉，听睡一二日勿动，切不可惊令其寤。

白金丸

治癫狂失心。

白矾二两　郁金七两　薄荷糊丸，水下。

星香散

治中风痰盛，体肥不渴者。

胆星八钱，牛胆制　木香二钱　为末，或加金蝎。

集方消导类

平胃散

治脾有湿痰，宿食不消及不服水土。

苍术二钱　厚朴　陈皮　甘草一钱　加姜、枣煎。伤食加神曲、麦芽；痰多加半夏；伤寒头痛加葱豉取微汗。

藿香平胃散

即前方加藿香、半夏，治胃寒腹痛，呕吐及瘴疫。

枳术丸

消食除痰，健脾进食。

白术三两，上蒸　枳实一两　为末，荷叶包陈米饭煨干为丸。痞闷加陈皮，食积加麦芽、神曲。本汤煎服，治心下坚大如盘。

橘半枳术丸

即枳术丸加橘皮、半夏，健脾化痰，消食。

香砂枳术丸

即枳术丸加木香、砂仁，破滞消积，强脾进食。

保和丸

治食积腹痛，泄泻吐酸。

山楂肉三两　神曲　茯苓　半夏各一两　陈皮　莱菔子　连翘各一钱　曲糊丸，再加麦芽五钱。

建脾丸

治脾虚饮食不消。

人参①　白术各二两　陈皮　麦芽各一两　山楂肉两半　枳实二两　神曲糊丸，米饮下。

益气健脾丸

即前方去山楂、麦芽，加茯苓、炙草，治脾虚食少。

痞气丸

治脾积在于胃脘，大如盘，或发黄疸。《金匮》云：坚而不移者，名积，为脏病；推移不定者，名聚，为腑病。

黄连　厚朴各五钱　吴茱萸三钱　白术　黄芩　茵陈　干姜　砂仁各钱半　人参　茯苓　泽泻　川乌　川椒　肉桂各三钱　巴豆霜三分　蜜丸，灯草汤下。

葛花解醒汤

治酒积呕吐。

葛花　豆蔻　砂仁各一钱　木香一分　青皮　陈皮　白术　茯苓各六分　神曲　干姜　猪苓　泽泻各四分。

---

① 原脱"人参"二字，今据《医方集解·消导之剂》补。

清暑诸方

生脉散

治气短肺虚，咳嗽口渴人有将死脉绝者，服此复能生之，其功甚大。

人参　麦冬各五分　五味子十粒。

补气丸

即前方加陈皮、炙草，蒸饼为丸，治肺虚少气，咳嗽自汗。

补气汤

即生脉加黄芪为君，炙草、桔梗为佐，治气虚自汗，怔忡。

六一散

治中暑，烦热口渴，小便不通，霍乱吐泻。

滑石六两　甘草一两　为末，冷水或灯心汤调下。

缩脾饮

清暑气，止吐泻、霍乱。

砂仁　草果　乌梅　炙草各四两　扁豆　干姜二两。

消暑丸

治伏暑烦渴，发热头痛。

半夏一斤，醋煮　茯苓　生甘草　姜汁为丸。勿见生水、热汤送下，有痰姜汤下。

湿肿诸方

五苓散

治中风发热六七日不解，渴欲饮水，水入即吐，名曰水逆；

293

通治诸湿。《活人》云：脉浮大是表症，当汗；其人发热烦渴，小便赤涩，当下；此是表里俱见，五苓散主之。此方利小便之功居多。

猪苓　茯苓　白术各二钱　泽泻钱半　肉桂一钱，若有表症仍当用枝　伤暑加朱砂、灯心煎。

四苓散

即五苓去桂。周扬俊曰：五苓为渴而小便不利者设，若不渴则茯苓甘草汤足矣，若但渴则四苓足矣。

辰砂五苓散

即五苓加辰砂，并治小便不利。

茵陈五苓散

即五苓加茵陈，治湿热发黄，便秘烦渴。

桂苓丸

治冒暑烦渴，引饮过多，腹胀便赤。

肉桂、茯苓各二两，为丸。

茯苓白术汤

治脾虚不能制水，湿胜泄泻。

茯苓、白术各三两，为末，每服三钱，水煎服。

白茯苓汤

即茯苓白术汤加郁李仁，入姜汁服，治水肿。

猪苓汤

治发热，渴，小便不通，湿热黄疸。

猪苓、茯苓、泽泻、滑石、阿胶各一两。

茯苓甘草汤

治伤寒汗出不渴者。

茯苓　桂枝二两　甘草一两　生姜二两　煎服，并治饮水过

294

多，厥而心悸。

小半夏加茯苓汤

治卒呕吐，心下痞，膈间有水，眩悸。
半夏一两　茯苓三钱　生姜五钱　煎服。

小半夏汤

治呕吐黄疸。
半夏一两　生姜五钱　煎服。

大半夏汤

治反胃，食入即出。
半夏一两　人参三钱　白蜜一两　煎服。

加味肾气丸

治脾胃大虚，肚腹胀大，四肢浮肿，喘急痰盛，小便不利，大便溏黄，已成蛊症；亦治消渴，饮一溲一。
熟地四两　茯苓三两　山药　山萸肉　泽泻　牛膝　车前子
肉桂各一两　熟附子五钱　蜜丸。何柏斋曰：水火宜平不宜偏，宜交不宜分，水宜在上，火宜在下，则易交也，交则为既济，不交为未济，分而离则死矣。消渴症不交而火偏盛也，水肿症不交而水偏盛也；大旱而物不生，火偏盛也，太涝物亦不生，水偏盛也；人之脏腑火盛则脾胃燥，水盛则脾胃湿，皆不能化物乃生，诸病水肿之症，盖水盛而火不能化也，导水补火使二气平和则病去矣。《医贯》曰：人身水火原自均平，偏者病也。火偏多者，补水配火，不必去火；水偏多者，补火配水，不必去水。譬之天平，此重则彼轻，一边重者只补足轻者之一边，决不凿去法码。今之欲泻水降火者，凿法码者也。《难经》曰：阳气不足，阴气有余，当先补其阳而后泻其阴；阴气不足，阳气有余，当先补其阴而后泻其阳，营卫通行，此其要也。

越脾汤

治一身悉肿，脉浮，不渴，自汗。
麻黄六钱　石膏八钱　生姜三钱　甘草二钱　大枣十二枚　恶风

者加附子。

防己黄芪汤

治风水，脉浮身重，汗出恶风，及诸湿麻木身痛。东垣曰：麻木为风，三尺童子皆知之，细核则有区别。如久坐亦麻木，绳缚之人亦麻木，非有风邪乃气不行也，当补肺气麻木自去矣。愚谓因其气虚故风邪入而踞之，所以风为虚象，气虚其本也。

防己　黄芪各一两　白术七钱半　炙草五钱　每服五钱，加姜、枣煎。腹痛加芍药；热痛黄芩；寒痛加姜、桂；湿盛加茯苓、苍术；气满坚痛加陈皮、枳壳、苏叶。

防己茯苓汤

即前方去白术、姜、枣，加茯苓为君，桂枝为使，治水在皮肤，四肢聂聂而动，名皮水。凡脉浮，恶风，骨节疼痛，名风水；脉浮，胕肿，按之没指，其腹如鼓，不恶风，不渴，名皮水，当发其汗。又云：恶寒不渴名风水，不恶寒而渴名皮水，假令皮水不渴亦当发汗。

肾着汤

治伤湿身重，腹痛腰冷。

干姜炮　茯苓各四两　炙草　白术各二两，有寒者加附子此乃外感之湿邪，非肾虚也。

舟车丸

治水肿、水胀，形气俱实。俱实者，口渴面赤，气粗腹坚，大小便秘也。阳水先肿上身、肩背、手膊，手三阳经；阴水先肿下身、腰腹、胫胕，足三阴经。肿属脾，胀属肝。肿则阳气犹行，如单胀而不肿者名蛊胀，为木横克土，难治。肿胀，朝宽暮急为血虚，暮宽朝急为气虚，朝暮俱急为气血两虚。肿胀由心腹而散四肢者，吉；由四肢而入心腹者，危。男自下而上，女自上而下者，皆难治。肿胀唇黑则伤肝，缺盆平则伤心，脐出则伤脾，足心平则伤肾，背平则伤肺，皆不可治。又腹胀身热，脉大者是逆也，多死。

黑牵牛四两　大黄酒浸，二两　甘遂面包，煨　大戟面包，煨

芫花醋炒　青皮　橘红各一两　木香五钱　轻粉一钱　水丸。

疏凿饮子　治遍身水肿，喘呼口渴，大小便秘。

羌活、秦艽、槟榔、大腹皮、茯苓皮、椒目、木通、泽泻、商陆、赤小豆等分，加姜皮煎。

实脾饮　治肢体浮肿，色悴声短，口中不渴，二便通利治阴水发肿用此先实脾土。

白术、茯苓、炙草、厚朴、大腹皮、草豆蔻、木香、木瓜、附子、黑姜，加姜、枣煎。

五皮饮　治水病肿满，上气喘急，或腰以下肿。

五加皮、地骨皮、茯苓皮、大腹皮、生姜皮。一方五加易陈皮。罗氏五加易桑白皮，治病后脾肺气虚而致肿满。

麦门冬汤

治水溢高原，肢体皆肿。经曰：三焦者，决渎之官，水道出焉。上焦不治，水溢高原；中焦不治，水停中脘；下焦不治，水蓄膀胱。

麦冬五十枚，姜炒　粳米五十粒　煎服。

羌活胜湿汤

治湿气在表，头痛头重，或腰脊重痛，或一身尽痛，微热。汪切庵[①]曰：汤虽名胜湿，实伤风头痛通用之方。

羌活　独活各一钱　川芎　藁本　防风　炙草各五分　蔓荆子三分。如身重，腰中沉沉然，中有寒湿也，加酒洗防己、附子。

中满分消丸　治中满鼓胀、气胀、水胀、热胀。

厚朴一两　枳实　黄连　黄芩　半夏五钱　陈皮　知母各四钱　泽泻三钱　茯苓　砂仁　干姜二钱　姜黄　白术　炙草　猪苓

───────────

①　原作"汪润庵"，今改。

蒸饼丸，热服。

中满分消汤

治中满、寒胀、寒疝，二便不通，四肢厥逆，食入反出。

川乌　干姜　荜澄茄　生姜　黄连　当归　泽泻　青皮　麻黄　柴胡各二钱　吴茱萸　草蔻仁　厚朴　黄芪　黄柏各五分　益智仁　木香　半夏　茯苓　升麻各三分　热服。

大橘皮汤

治湿热内攻，心腹胀满及水肿等症。

滑石六钱　甘草一钱　赤茯苓一钱　猪苓　泽泻　白术　肉桂各一分　陈皮钱半　木香　槟榔各三分，加姜煎。

茵陈蒿汤

治湿热发黄，脉沉实者。

茵陈六钱　大黄酒浸，二钱　栀子八枚，并治二便不利。

萆薢分清饮

治阳虚白浊，小便频数，漩白如油，名曰膏淋。

川萆薢　石菖蒲　乌药　益智仁各二钱　甘草梢一钱　入盐少许，食前服。一方加茯苓。史国信曰：若欲兴阳，先滋筋力；若欲便清，先分肝火。萆薢能泄阳明之湿，入厥阴，① 清肝火。

琥珀散

治气淋、血淋、膏淋、砂淋诸淋多生于热，热甚生湿，则水液混浊而为淋。

滑石二钱　琥珀　木通　扁蓄　木香　当归　郁金各三钱为末服。

---

① 原脱"能泄阳明之湿，入厥阴"一句，今据《医方集解·利湿之剂》补。

防己饮

治脚气，足胫肿痛。

防己、木通、槟榔、生地、川芎、白术、苍术盐炒、黄柏、甘草梢、犀角，食前服。

当归拈痛方

治肢节烦痛，或遍身疼痛，或脚气肿痛，或脚膝生疮，脓水不绝及湿热发黄湿则肿，热则痛。

茵陈、羌活、防风、升麻、葛根、苍术、白术、炙草、黄芩、苦参、知母、当归、猪苓、泽泻，空心服。

禹功散

治阴囊肿胀，寒湿水疝。

黑牵牛四两 茴香一两 为末，每服一钱，姜汁调下。

升阳除湿防风汤

治大便闭塞，或里急后重，不得便，或有白脓或血，慎勿利之。此汤升举其阳则阴自降矣。

苍术四钱 防风二钱 茯苓 白术 芍药一钱 姜、枣煎。

润燥诸方

琼玉膏

治干咳嗽有声无痰谓之干咳，肺火盛津液枯，故干咳。

地黄四斤 茯苓十二两 人参六两 白蜜二斤 先将地黄熬汁去渣，入蜜炼稠，再将参、苓为末，入瓷罐封口，水煮半日，白汤化服。臞仙①加琥珀、沉香各五钱，自云奇妙。按：肺虚用人参，若肺热有火人参禁用，不如以麦冬代之。

滋燥养荣汤

治火烁肺金，皮肤皱痒，血虚便秘。

当归一钱　生地　熟地　芍药　黄芩　秦艽各一钱　防风甘草各五分。

搜风散气丸

治中风，风秘，遍身虚痒，亦治肠风，瘫痪。

大黄九蒸九晒，五两　大麻仁　郁李仁去皮　山药　山茱萸车前子　牛膝　菟丝子　独活　防风　槟榔　枳壳各一两　蜜丸。

润肠丸

治肠胃有伏火，大便秘涩，全不思食。

大黄　归尾　羌活各五钱　桃仁　大麻仁去皮，各一两　蜜丸。

朱丹溪曰：若老人、虚人津液少而秘者，宜滑，不宜下，用胡麻、麻仁、阿胶之类，如妄以峻药逐之，则津液走，气血耗，必变生他症。

通幽汤

治幽门不通下脘即幽门，胃之下口也，上攻吸门②，噎塞不开，大便干燥不行。

当归身　桃仁　升麻　红花　炙草各一钱　生地　熟地各五分。

---

① 臞仙：朱权。为明太祖朱元璋之十七子，封宁王。因政事失意后，专心学问，与文人多往来，耽于养生炼丹，兼谙医理，著有《延寿仙方》、《乾坤生意》、《寿世神方》、《活人心法》、《臞仙神隐》等书。

② 吸门：解剖结构名。七冲门之一，即会厌。《难经·四十四难》："会厌为吸门。"

韭汁牛乳饮

治胃脘有死血，干燥枯槁，食下作痛，翻胃，便秘。膈噎、翻胃多因气血两虚，胃槁、胃冷而成。饮可下而食不可下，槁在吸门，即喉间之会厌也；食下胃脘痛，须臾吐出，槁在贲门，胃之上口也，此上焦，名噎；食下良久吐出，槁在幽门，胃之下口也，此中焦，名膈；朝食暮吐，槁在阑门，小肠下口也，此下焦，名反胃。

韭菜汁、牛乳等分，时时呷，有痰阻者加姜汁。朱丹溪曰：此症不可服人乳，宜服牛羊乳，时时咽之，兼服四物汤为上策。又禁用香燥药，不如少服药，只饮牛乳加韭汁，或姜汁，或陈酒最佳。

又方

韭汁散瘀　竹沥　姜汁消痰　童便降火　牛羊乳润燥补血　芦根汁止呕　茅根汁凉血　甘蔗　梨汁和胃　荸荠汁消食　驴尿杀虫或加烧酒、米醋、白蜜和诸汁，顿服亦佳。

黄芪汤

治心中烦燥，生津润燥进食。

黄芪　熟地　芍药　五味子　麦冬各三两　天冬　炙草各二钱茯苓一两　每服三钱，加乌梅、姜、枣煎。

消渴方

治渴症，胃热，善消水谷。渴而多饮为上消，肺热也；多食善饿为中消，胃热也；渴而小便数有膏为下消，肾热也，皆火盛而水衰也。

黄连、天花粉、生地汁、藕汁、牛乳，将黄连、花粉为末，调服，或加姜汁、蜂蜜为膏，噙化。

地黄饮子

治消渴，烦燥，咽干面赤。

黄芪、炙草、生地、熟地、天冬、麦冬、枇杷叶蜜炙、石斛、泽泻、枳壳等分，每服三钱。

301

白茯苓丸

治肾消，两腿渐细，腰膝无力。

茯苓　黄连　花粉　萆薢　熟地　覆盆子　元参各一两　石斛　蛇床子各七钱半　鸡肫胵即鸡肫皮，三十具　蜜丸，磁石汤送下。喻嘉言曰：友人病消渴后，渴少，止反加躁急，足膝痿弱，予主是丸，加犀角而效。

桑白皮等汁十味煎

治久嗽将成肺痿，乍寒乍热，喘息气上，唇口焦干，唾血，悴瘦，色败毛耸。

桑白皮一升　地骨皮三升，二味合煎，取汁三升　生地汁五升　生麦冬汁二升　生葛根汁　竹沥各三升　生姜汁　白蜜　枣膏各一升　牛酥三合　以麦冬、生地、葛根、竹沥、姜汁和煎；减半，再入桑皮、地骨汁和煎；三分减一，再入酥、蜜、枣膏，搅勿停手，煎如饴糖。夜卧时，取一胡桃大含之，或日服亦可。

治久嗽方

白蜜三斤　生姜二斤，取汁　先称铜铫，知斤两，入蜜、姜汁，微火熬，令姜汁尽，惟有蜜，斤两在则止，每服如枣大，一日三丸。宋洪迈有痰疾，晚对上谕以胡桃三枚、姜三片，卧时嚼服，即饮汤复嚼如前数，静卧必愈。迈如是服，久而痰消嗽止，亦同此意。朱丹溪曰：阴分嗽者，多属阴虚，用知母止嗽，勿用生姜，以其辛散故也。

猪膏酒

治过劳，数数转筋，不能久立。

猪脂　姜汁各二斤，煮取三升，再入酒　酒五合　分三服。

猪膏发煎

治诸黄，令病从小便出。用猪油煮发消化，加酒服。

麻仁苏子粥

治产后大便不通，并治老人便秘。

大麻仁、紫苏子等分，洗净合研，再用水研取汁，煮粥食。

许叔微曰：一妇年八十四，忽小腹痛头痛，恶心不食，医皆议补脾治风，清利头目，服药虽愈，全不进食，其家忧惶。予曰前药皆误，此是老人风秘，脏腑壅滞所致。作此粥，两啜而气泄，下结粪如椒者十余枚，渐得通利，不药而愈。

收涩诸方

桃花汤

治腹痛下利，便脓血凡下利便脓，身冷，脉小者，易治；身热，脉大者，难治。

赤石脂一斤　干姜一两　粳米一升。

赤石脂禹余粮汤

治下利不止。

赤石脂、禹余粮等分，杵碎，煎服。

诃子散

治虚寒泄泻，米谷不化，肠鸣腹痛，脱肛①。

御米壳去蒂，蜜炒，五分　诃子煨，去核，七分　干姜炮　橘红各五分　上末空心服。

茯菟丹

治遗精、白浊及强中、消渴。

菟丝子十两　五味子八两　石莲肉　白茯苓各三两　山药六两为丸。漏精，盐汤下；赤浊，灯心汤下；白浊，茯苓汤下；消

---

① 原作"脱肚"，今据《医方集解·收涩之剂》改。

渴，米饮下。

水陆二仙丹

治遗精、精滑。

金樱膏一斤　芡实一斤，蒸熟为粉　和丸，盐汤下。

金锁固精丸

治精滑不禁。

沙苑蒺藜　芡实　莲须各二两　龙骨炙　牡蛎盐水煮一日一夜，煅粉，一两　莲子粉和丸，盐汤下。

桑螵蛸散

治小便数而欠。

茯苓　远志　石菖蒲　桑螵蛸盐水炒　龙骨煅　龟版醋炙　当归各等分　为末，临卧水服二钱。

杀虫诸方

乌梅丸

治吐蛔。

乌梅一百个　细辛　桂枝　附子　黄柏各一两　黄连两半　干姜五两　川椒　当归各一两　为末，醋浸乌梅一日，去核，蒸熟，蜜和丸。

集效丸

治虫啮腹痛，作止有时。

大黄两半　鹤虱炒　诃子皮　芜荑　木香　干姜　附子七钱五分　蜜丸，食煎乌梅汤下。

雄槟丸

治腹、胃痛，时止时作，为虫痛。

雄黄、槟榔、白矾等分，饭丸，每服五分。

化虫丸

治肠胃诸虫。

鹤虱　胡粉　苦楝根东引未出土者　槟榔　芜荑　使君子各一两　枯矾二钱半　为末，酒煮，面糊丸，量人大小服，一岁儿五分。

獭肝丸

治鬼疰，传尸劳瘵。

獭肝一具，须从獭身取下者方真阴干为末，水服二钱，日三服。此五疰之一，其症寒热沉沉、默默不知所苦，死后传人，乃至灭门。

消渴杀虫方

治消渴幼虫。

苦楝根，取其白皮一握，切、焙，入麝香少许煎，空心服，虫下渴止。

菩提丸

治时行瘟疫诸症，不服水土，山岚瘴气等症。此方极效，系抚军程公讳含章在广东任内，时值疫症大行，自云照方制送，无不应验。大人二丸，小者一丸，凡一切伤寒等症皆治。

陈皮、半夏、苍术、厚朴、砂仁、枳壳、香附、茯苓、白扁豆、黄芩、藿香、薄荷、苏叶、山楂肉、神曲、麦芽、生甘草，共为末，鲜荷叶煎浓汤为丸，重三钱，姜汤下。

辟瘟丹

红枣二斤　茵陈　大黄各八两　上三味合一处，清早烧，能却时症瘟气，加安息香更妙。

简便良方卷之四补遗

疮科补遗

飞龙夺命丹

总治疔疮、发背、脑疽、乳痈，一切无名肿毒，用此丹服之便有头；不痒不痛者，服之便知痒痛；未成者内消，已成者即溃，其毒化为黑水从小便中出，乃恶瘇①毒中之仙丹也。

用蟾酥干者，酒化二钱　胆矾一钱　海羊虫②二十个　雄黄三钱　轻粉五分　蜈蚣一条，炙黄，去手足　麝香　冰片各五分　共为细末，酒为丸，如绿豆大，每服三丸，用葱白三根长三寸，自嚼烂，吐在男左女右手心，以前丸裹于葱内，热水、酒三四杯送下，厚被盖之取汗，约顿饭之久，再用热酒催助，汗出其毒即消。如汗不出，其毒乃重，再服三丸，汗出即效。只是发背、疔毒方可取汗。

痈疽及无名肿毒神方

金银花四两　蒲公英　当归　元参各一两　水五碗煎三碗，饥服，毒尽化为水矣，分两切不可减去。

---

① 瘇：音"肿"，zhǒng，通"肿"，浮肿。《灵枢·水胀》："水始起也，目窠上微肿，如新卧起之状，其颈脉动，时咳，阴股间寒，足胫瘇，腹乃大，其水已成矣。"

② 海羊虫：蜗牛之异名。《仙传外科集验方·增添别本经验诸方·治诸疔疮方法·飞龙夺命丹》："海羊……蜗牛即是。"

治大麻风神方

元参、苍术、熟地、苍耳子、薏仁、茯苓各四两，为末，蜜为丸，每日白水吞一两，二料必愈。

又方

苍术　熟地　元参　苍耳子　车前子　生甘草各四两　金银花一斤　白芥子四两　蒲公英八两　蜜为丸，一料全愈，至效至奇之方，宜先刻一张广行传播，功德无量。

疔疮恶疮异方

水粉　黄蜡各五钱　寒水石一两，研细，水飞过　乳香二钱，去油麻油三两　先入锅煎滚，入蜡化开，再入粉石，后入乳香，搅匀成膏，贴之即愈。

治小疮毒如神方

金银花　当归　蒲公英各一两　生甘草三钱　荆芥　连翘各一钱　水煎服二三剂。头上禁用升药，宜用降火之药。

瘿瘤分辨

瘿者，根大而身亦大；瘤者，根小而身大也。即瘤之中又各不同，有粉瘤，有肉瘤，有筋瘤，有物瘤。筋瘤无治法，终身不过大如核桃；粉瘤三年之后自破，出粉如香末，自愈，亦不必治也；肉瘤最易治，水银一钱，儿茶、血竭各三钱，冰片、麝香各三分，硼砂一钱，黄柏五钱为末，擦于瘤之根处，随擦随落；物瘤则根大难治，不时而动，无故而鸣，必须用针刺破，则物自出，后用生肌神药敷之，则瘤化为水而平复矣。

生肌散

人参一钱　三七根末三钱　轻粉五分　麒麟血竭三钱　象皮　乳香　没药　木香各一钱　千年石灰三钱　冰片三分　儿茶二钱

各为末，端午日修合，勿令人见。瘰则湿热之病，由小而大，由大而破，由破而死矣。初起之时宜用小刀割略破，出白水，以生肌散敷之，立愈。倘若失治，渐渐大来，用药一点点，其陷处半日作疼，必然出水，其色白者易愈，黄者、红者皆难愈。

点药方

水银　硼砂　轻粉　鹊粪　莺粪　绿矾　皂矾　冰片五分　麝香三分　朝脑五分　为极细末，用针刺一小孔，乘其血出将药点上，约一分，以人乳调，一日点三次，第二日必然流水，流水不必再点，三日后水尽皮宽如袋，再用煎方。山药三钱　茯苓　白芍各一钱　薏仁　黄芪各一两　泽泻　猪苓　生甘草　陈皮各一钱　水煎服，十剂全消。

手臂生疮，变成大块如拳头

以小刀略破其皮一分，以药末敷之，立愈。方用硼砂　冰片各一分　轻粉半分　为末，掺之即化为水矣此乃化毒神方。

足上生瘤如斗大

以针轻刺一小孔，以前药敷，必流水而止，用煎方治之。黄芪　白芥子各三两　生甘草　薏仁各五两　水煎服，二剂即愈。

换皮法

如皮生顽癣，百方无效，当用刀削去顽癣之皮，然后用前生肌药敷之，更当先用麻药与饮，使人不知痛，而后割之、掺之。

麻药方

羊踯躅三钱　茉莉花根一钱　当归一两　菖蒲三分　水煎。服一碗即人如睡寝，任人刀削，不痛不痒。换皮后三日，用茯苓五钱　生甘草三钱　陈皮　菖蒲各五分　半夏　白薇各一钱　煎服，即醒加人参更妙。

被人咬落舌尖，二三日俱可接之

速取狗舌一条，观其人舌之大小，切正如人舌光景，令病人坐在椅上，仰面，头放在椅背上，以自己手拿住喉咙，则舌自伸出。急将狗舌蘸药末，接在人舌上，一交接上，永不落矣。

接舌药方

龙齿透明者三钱　冰片二分　人参透明者二钱　象皮一钱　生地三钱　土狗三个，去头翅　地虱二十个　先将人参等研细末，后用土狗、地虱捣烂，和前药捣之，佩身上一日半，候干为末，盛在瓶内，临急用之神效舌虽断多日亦可接。此方接骨更奇，每服一钱。

鹤膝风立而行房，水气袭之故也

黄芪八两　肉桂三钱　薏仁四两　茯苓　白术各二两　防风五钱
水十碗煎至二碗，作两次服之，得汗而愈。

鼻肿痛肺火盛也

皂角末吹入，打清嚏十数而愈。

口舌生疮心经热也

黄柏　僵蚕各一钱　枳壳烧灰　炙甘草　薄荷　山豆根各五分
冰片三厘　为末，掺之，二日愈。

又方

黄连三钱　菖蒲一钱　水煎服。

手足冻疮

用犬屎露天久变成白色者，用炭火煅过，再用陈久石灰以麻油调敷，立愈。若耳上、面上虽冻而不成疮者，止用荆芥汤洗之，三日而愈。

坐板疮

轻粉一钱　萝卜子三钱　冰片半分　杏仁去皮尖，十四粒　研末，擦之神效。

筋急拳缩，不能俯仰

当归—两　白芍　苡仁　生地　元参各五钱　柴胡—钱　水煎服。

洗火眼方

黄连—钱　花椒七粒①　明矾三分　荆芥五分　生姜—片　水煎半碗，先熏后乘热洗，一日洗七次，即愈。

又方

柴胡　防风各二分　黄连三分　花椒三粒　明矾—分　水蒸洗眼，一日洗三次，即痛止。

阴虚双蛾

附子—钱，盐水炒　知母—片　含在口中，立时有路可以用汤药矣，后以八味丸一两水送下，立愈，六味汤亦妙。

---

① 此处剂量原脱，今据《石室秘录·卷二·上治法》补。

简便良方卷之四奇异怪症

奇异怪症

腹中有应声虫

生甘草、白矾各三钱，煎水饮下即愈。

身生人面疮

以贝母末敷之即愈。

又方

雷丸三钱　轻粉　白茯苓各一钱　为末，服之立化。

舌生黄靥，吐出不收①

冰片一分入于蚌口内，立化为水，以鸭翎蘸扫，立刻收入便可饮食。

鼻垂红线尺许，痛甚欲死

硼砂、冰片各一分为末，以人乳调之，轻轻点在红线中间，顷刻即消。

耳内奇痒，以木刺、铁钉通之始快

龙骨一钱　皂退刺②一条，烧灰　冰片三分　雄鼠胆一枚　先将药为末，后以鼠胆汁调匀，后入人乳再调，塞入耳内必然痒不可

---

① 舌生黄靥，吐出不收：即舌祟，多由心脾火旺上攻所致。症见舌上生疮，吐出口外，上结黄靥，难以饮食。治宜清热凉血，泻火解毒。

② 皂退刺：疑为皂角刺。

当，必须人执其两手，痒定而愈。后服六味丸二十斤。

又耳中如闻蚂蚁战斗之声，乃肾水耗尽，怒气伤肝所致

用白芍三两　柴胡　栀子　白芥子各三钱　熟地　山萸　麦冬一两　水煎服，为丸亦可，服一月即愈。

人无故见奇形异鬼

白术　苍术各三两　半夏　天戟　山慈菇各一两　附子一钱南星二钱　为末，加麝香二钱，做成饼子，每服三钱，必吐顽痰碗许而愈。

山魈、狐狸、虫蛇作祟，凭于人身

生桐油搽其下体私隐之处，最能驱之。

又方

以本人裤子自包其头，则妖自大笑而去，永不再犯，奇法也。又睡梦中有物来压人者，亦以此法治之。

背裂开一缝，出虱无数

熟地　山茱萸各三两　杜仲一两　白术五钱　防己一钱　豨莶草三钱　三剂愈。

又方

蓖麻子五粒　红枣五枚，去核　捣碎为丸，火烧之，熏衣上则虱死缝合蓖麻子最能杀虱子。

大便从小便出，小便从大便出

以五苓散治之亦妙。更有一方，车前子三两煎汤三碗，一气服完而愈。

腹中生蛇其人必干涸如柴，似有鳞甲，蛇毒也

雄黄一两　白芷五钱　生甘草二两　棕子米和为丸。服后必作痛，用力忍，切不可饮水，一饮水则不效。

312

又方

白芷三两为丸，每日米饮送下五钱盖白芷能烂蛇。

腹中生鳖甲之虫，似鳖而非鳖

亦用前方加马尿一碗服之。

遍身生疙瘩、核块，或外似蘑菇、木耳，数年后必破孔出血而死

当先用洗药，后用汤药。洗方用苍耳子草一斤　荆芥　苦参　白芷各三两　煎水一大盆，先熏后洗。三日后乃用煎方，白术　芡实各五钱　薏仁一两　黄芪二两　茵陈　半夏　泽泻　黄芩各三钱　白菜子　附子各一钱　水煎服，一连十剂，自然全消。

头上、臂上、皮下生鸟鹊，能啼叫

必用刀割破其皮，则为鹊脱然而出，乃用生肌散敷之。此乃不敬神道而戏弄之耳。

妇人腹中高大如怀胎，而形容憔悴，骨瘦毛干，乃鬼胎也

红花半斤　大黄五钱　雷丸三钱　水煎服，后倾盆泻出血块如鸡肝者数百片而愈，后用六君子汤调之。

头角太阳生疮，当日头重如山，二日即变青紫，三日青至心胸而死此症得之好服春药

初起即用金银花一斤煎汤，饮之数十碗，方可少解其毒，然必溃烂，再用金银花三两　当归二两　生甘草一两　元参三两　水煎汤，日服一剂，七日始可收口脚。大指生疮亦多不救，亦可以此法治之此即脱疽之类。

背脊中生蛇一条，二尺善跳跃

昔一人背脊疼甚，初无肿块，久则肿矣，长有尺许一条，直

似立在脊上。医者问其何故而得此症，其人曰：我至一庙见塑一女娘甚觉美丽，偶兴云雨之思，顿得脊背之痛，今三月以来痛不可忍，若有蛇钻刺光景，医者疑有怪物，见其人又壮健，用刀轻轻破其皮肉，不意蛇即跳出而人竟死也。乃用人参一两　半夏三钱　南星三钱　附子一钱治之，忽甦，又以生肌散敷之而愈。可见病之奇而神之不可亵也。

七孔流血肾虚热也

六味地黄汤加麦冬三钱，五味子、骨碎补各一钱治之。

足上毛孔忽标血如一线，流而不止即死

急以米醋三升煮热，以足浸之即止，再用党参一两　当归三两　山甲一片，炙为末　水煎，入山甲末服之，不再发此症得之酒色。风皮死出血俱以此方救之。

脐中出血

用六味汤加骨碎补一钱饮之。如齿出血，亦用此方。

肠胃中痒甚，无可扒搔乃火郁结，非虫也

柴胡三钱　白芍一两　甘草二钱　栀子炒　花粉各三钱　水煎服。

遍身奇痒，或用锥刺或用刀割少快，以致体无完肤此乃冤孽索报

人参一两　当归三两　荆芥三钱　水煎服。贫者以黄芪二两代人参，三剂必效。效后万勿作冤孽，事有冤雠①者，为之忏经礼佛，庶几不再发耳。

皮肤手足之间如蚯蚓行鸣

即取蚯蚓粪厚敷即止。再用白术五钱　薏仁　芡实各一两

---

①　雠：音"悉"，chóu，同"雠"，"仇"。仇恨，仇怨。

314

生甘草三钱　黄芩二钱　附子三分　防风五分　水煎服。

舌忽缩入，不能言语

附子二钱　人参三钱　白术五钱　肉桂一钱　干姜一钱　水煎服。

舌出血如泉

六味地黄汤加槐花三钱饮之，立愈。

唇上生疮，又生齿牙于唇上

柴胡　白芍　当归　生地各三钱　黄连　川芎　黄芩各一钱花粉二钱　白果十个　水煎服。外用冰片一分　僵蚕一钱　黄柏三钱　为末掺之。

鼻大如拳，疼痛欲死

黄芩　生甘草　麦冬　花粉各三钱　桔梗　天冬各五钱　紫菀二钱　百部　紫苏各一钱　水煎，四剂而消。

男子乳房忽壅肿，如妇人之乳

金银花　蒲公英各一两　花粉　白芥子各五钱　附子　木通各一钱　柴胡二钱　白芍　通草　栀子　茯苓各三钱　水煎服。

脚板中色红如火，不可落地当用内消

熟地三两　山茱萸　菊花　茯苓　五味子　丹皮　牛膝　泽泻　车前子各三钱　麦冬　元参　沙参　石斛各一两　荜拨二钱水煎服，二十剂。忌房事三月。

手足渐烂渐脱此乃伤寒，过饮冷水所致

初起手足出水，即指节、脚板将落之渐，急用薏仁三两　茯苓二两　肉桂一钱　白术一两　车前子五钱　水煎服，十剂。

指缝流血，生虫能飞去

茯苓　黄芪　当归　白芍　生地　白术　生甘草各三钱　柴

315

胡　荆芥　川芎各一钱　熟地　薏仁各五钱　水煎服。

喉间肿大，又非瘿瘤，忽痛忽止，外现五色，按之半实半空
乃痰结也

海藻　半夏　白芥子　贝母　南星　人参各三钱　茯苓五钱
昆布一钱　附子一分　桔梗三钱　甘草一钱　水煎服。海藻、贝布与甘
草相反，古方同用，何也？

脐中忽长出二寸如蛇尾

硼砂一分　白芷　雄黄各一钱　冰片　麝香各一分　儿茶二钱
为末敷之。

粪门拖出一条似蛇状

内用当归　白芍各一两　枳壳　槟榔　大黄各一钱　萝卜子三
钱　地榆五钱　水煎服，二剂。外用冰片点之，先以木耳一两煎
汤洗之。

小便溺五色石，痛如刀割

熟地　山茱萸　泽泻各三两　茯苓　薏仁　车前子　麦冬各
五两　骨碎补二两　芡实八两　肉桂三钱　为末，蜜丸，早晚白汤
送下一两。

眼内长怪肉二条如线香

黄连　生甘草各一分　硼砂半分　研极细，人乳调点肉尖上。

腰间忽生肉带围至脐间

熟地　山茱萸　白术各一斤　杜仲　山药各半斤　故纸　白果
当归　车前子各三两　白芍六两　为末，蜜丸，早晚水吞一两，
忌房事百日。

316

腹胁间忽生鳞甲此孽龙化人，同妇人相交之故

雷丸、大黄、白矾、铁衣①、雄黄各三钱为末，枣肉为丸，酒送三钱即化下，如人精者一碗再服，甲尽落矣。

手上皮间现蛇形一条，痛不可忍

以刀刺出黑汁，外用白芷为末，掺之，连刺、掺数次，先刺尾后刺头。

喉中似有虫行动，或上或下，皮裂流水，足肿如斗

用鸡一只煮熟，调治芬馥，乘人睡熟将鸡列在病人口边，必有蜈蚣闻香即出，立时拿住，不许其仍进口内，然后用生甘草 茯苓各三钱　苡仁　当归　黄芪各一两　白芍五钱　防风五分　荆芥　陈皮各一钱　水煎服，十剂。

人胃脘作痛，饥则更甚，尤畏大寒

以大蒜二两捣汁灌之，忽吐蛇一条长三尺而愈。

面肿如斗，视人如三寸，呻吟而睡此痰也

瓜蒂散吐之而肿消，再吐视人如故矣，后用人参　白术　茯苓　半夏各三钱　甘草一钱　陈皮五分　水煎服。

心疼忽长肉一条，手不可近此肾火也

硼砂、冰片各一分，点之立化为水，后用六味地黄丸大料，饮之二料，全愈。

大腿肿硬如石

用绳系足高悬梁上，其疼稍可，放下疼即如砍，腿中响亮一

---

① 铁衣：铁锈。《本草纲目·金石一·铁锈》："铁衣，藏器曰：'此铁上赤衣也，刮下用。'"

声，即移大臀之上，肿如巴斗①，不可着席此邪凭之故也。生甘草一两　白芷三两　水煎服。

心窝外忽生疮如碗大，变成数口，能作人声喊叫此乃忧郁不舒而祟凭之也

生甘草一两　白矾　茯神各三钱　金银花三两　水煎服，二剂而愈有力者加人参。

昔陈登患心闷面赤，不能饮食，医曰：此食鲤鱼腥物过多，有虫生于胸中

用半夏　甘草各三钱　瓜蒂七个　黄连　陈皮各一钱　吐之。吐虫三升，皆赤头而尾似鱼，医谓能断酒色可长愈，否则复发而死，后果然。

---

① 巴斗：一种容器，底为半球形，一般用竹、藤或柳条等编制而成。《老残游记》第十回："北墙上嵌了两个滴圆夜明珠，有巴斗大小。"

简便良方卷之五疮科

疮　科

方中间用人参贵难措辨以高丽参须代之可也。无力者竟以党参代之亦可。疮科虽立专门亦常参见各门，宜参看乃备。

诸疮毒初起发热

金银花叶捣汁煎服，渣敷患处，立效。

又方

银砂五钱，生桐油调匀，摊如膏药，贴之。

诸疮发痒

熟明矾、干姜末，先以茶、盐水洗过后，将药掺之。

皮肤风痒

茵陈煮浓汁洗之。

又方

百部切细，浸烧酒内，青布蘸酒擦之，立止。

又方

苦参一两　甘草一两　皮硝五钱　煎水洗。

火丹赤肿

大黄磨水常涂。

丹毒

苎麻根煮汁频浴。

又方

栀子调水涂。

又方

赤小豆末调鸡蛋清搽之。

又方

燕窠土向阳者，鸡子白调敷。

风丹红痒

用蓝叶散服之，外用百部浸烧酒擦之。

蜘蛛丹毒

抱过蠹[①]纸烧灰，麻油调，搽上立好。

蛇缠丹毒

糯米粉合盐嚼，涂之。

赤白蛇缠疮

兜粪勺上竹箍烧灰研末，香油调涂即愈。

流火丹

夏枯草一斤煎，放瓮内熏痛处，立止。

肿毒初起

麻油煎，待黑乘热用手旋涂，自散。

又方

败龟甲烧灰研末，酒服四钱，兼治妇人乳毒。

又方

明矾五钱水化开，浸草纸在内，敷疮上，干则换，十余张

---

① 蠹：音"杜"，dù。蛀虫。《说文》："蠹，木中虫。"

即消。

诸疮臭烂

白矾、雄黄煎水洗，不臭且疮好。

治一切肿毒屡验

杏仁不拘甜苦，剖开两瓣，取边棱齐全者数枚，涂以溏鸡粪，加麝香些须，罨在疮上，即吸住不脱，移时毒聚，则杏仁迸起，乃毒未尽也。即以第二枚罨之，毒起必轻，一触即脱。无不愈者。

诸疮不合口

干牛屎烧灰，鸡蛋清调敷。

又方

老鼠一只烧灰敷之。

治一切无名肿毒

泽兰叶一两　广胶五钱，另酒化冲入　白及　牛膝　白芷各三钱。人身以脐为中，如患在脐以上及头面者，去牛膝入白芷；在脐以下及足膝者，去白芷入牛膝；上下俱患者，二味并用。水煎，临卧服。接饮热陈酒必得酩酊，盖被出汗为度。已未溃俱服。

又方

山药捣泥涂之，立消。

漆疮

石灰水调，敷上，一日除根。

又方

杭粉、石膏、轻粉为末，水调敷。

治生猴子方

以蜈蚣大钳挑猴子，其软如腐，挑尽自愈。此方得自葛祖先传，已经验过。

皮肤顽麻，瘾疹瘙痒

荆芥　陈皮　厚朴　甘草各二钱半　防风　羌活　藿香　僵蚕　蝉蜕　川芎　茯苓各一两　为末，每服三钱，茶汤下，疮癣酒下。

漆疮

白菜捣烂涂。

又方

用螃蟹煮汤洗之，壳烧灰油调搽亦可。

又方

荷叶煎汤洗。

又方

杉木皮熬水洗。

冻疮

黄柏一块烧末，鸡蛋清调涂，立消。

脓窠疮神方

用旧龌龊鞋一只，最旧年久丝棉絮筋，二种烧灰，加大风子肉为末，香油调敷，两日全愈。如末干燥以灰掺之，其效如神。

天泡疮

红肿发及遍身，丝瓜叶捣汁搽之；若日久破烂，石膏煅　轻粉各一钱　青黛　黄柏各三钱　为末掺之。

虱瘤

发无定在，先发肉团子，其痒彻骨，破开有虱无数，内有最大一虱，用铍针挑尽，外贴玉红膏方见后。

天泡疮

生百合捣、涂，立愈。

又方

鸡蛋黄煎香油搽。

漏疮

人牙灰、油发灰、雄鸡内金灰为末，麝香、轻粉少许，油调敷。

诸疮十年不瘥者

鲫鱼烧灰，和酱涂之。

拔毒异法

极细铁屑好醋调之，煎二三沸，捞起，将铁屑铺患处，以吸铁磁石频频吸之，阴疮用之，其毒自出。

干疥肿痒

水银　轻粉　潮脑各一钱　大风子肉十个　杏仁一粒，去皮尖蛇床子一钱　共为末，烛油调匀，先以肥皂、热水洗澡后，涂即愈。

治疥疮良方

猪膏　姜汁各二升，熬取三升，再入酒　酒五合　金银花三两　同酒煮，和猪膏、姜汁服。

疥疮

花椒、轻粉、樟脑、雄黄、枯矾、水银、杏仁、大风子、木鳖子、蛇床子为末，加猪油、核桃肉捣烂，葛布①包，擦之。

伤寒斑出

猪胆汁一个　鸡蛋一个　苦酒一碗　煮服，汗出即愈。

暑月痱疮

绿豆粉二两　滑石一两　蛤粉二两　和匀扑之。

又方

鸡蛋清调黄柏末涂之，干再易。

又方

芙蓉叶和菊花煎水洗，捣敷亦可。

热疖

墙上陈白螺蛳壳烧灰，同屋上倒挂灰尘为末，香油调涂。

又方

黑芝麻炒熟，嚼烂，敷。

牛皮癣

牛蹄甲、驴粪各一两，烧灰，油调，抓破敷之。

一方

生驴皮一块，朴硝腌过，烧灰，油调搽。

---

① 葛布：用葛的纤维制成的布，俗称夏布。汉·袁康《越绝书·外传记越地传》："使越女织治葛布，献于吴王夫差。"清·龚自珍《农宗》："米斗直葛布匹，绢三之，木棉之布视绢，皆不得以澹泉货。"

又方

竹虱子①、地虱子焙，研末，砂糖熬，调敷。

各样癣疮

韭菜根晒干，炒焦为末，猪脂和，涂。

又方

五倍子去屎、枯矾共为末，油调搽。

又方

白果切断，擦之。

又

日午取桃叶捣汁擦。

湿癣

桃树、青皮为末，醋和敷。

燥癣

鸡冠血频涂。

久年松皮癣

鸽肉烂煮食，再用杨柳叶、地骨皮煎水洗。

软痈

桦皮烧末，每服二钱，酒下，久服自效。

---

① 竹虱子：一种寄生在竹上的小虫。明·李时珍《本草纲目·虫三·竹虱》："竹虱生诸竹及草木上皆有之，初生如粉点，久便能动，百十成簇，形大如虱，苍灰色……可治中风。"

风癣奇方

松明子①剖破，以鹅不食草捣汁蘸擦之，俟干再用洋铁锈粉涂，三次即愈。

烂癣奇方

臭硫磺　生大黄　土茯苓各二两　明雄黄一两　明矾五钱　共为末，草纸铺药、卷紧，用桐油浸透，灯上点烧，其滴下油用瓷盘接盛，候凉涂癣上，二次必痊。

各样癣疮

川槿皮为末，酒浸调敷。

牛皮癣

牛膝　寒水石　白矾各三钱　花椒钱半　为末，猪油同鸡蛋清搽擦，即愈。

治一切顽癣

鸡蛋四枚和香油、葱、椒炒作饼子，乘热贴患处。

洗痒疮方

苦参半斤切片，河水煎，去渣入公猪胆汁四五枚，洗之，痒自止。

上部诸疮

头疮

乌梅烧灰为末，麻油调涂。

---

① 松明子：山松多油脂，劈成细条，燃以照明，叫"松明子"。宋·梅尧臣《宣城杂诗》之十八："野粮收橡子，山屋点松明。"明·陆深《燕闲录》："深山老松，心有油者如蜡，山西人多以代烛，谓之松明，颇不畏风。"

又方

鳖甲烧灰敷之。

又方

黑豆烧灰研末，油调敷，愈。

头皮内生蛆

丝瓜叶捣汁，搽之，蛆即尽出。

头上软节

石灰一盅入饭捣烂，敷之。

又方

小虾蟆剥皮贴之。

又方

取鳙鱼尾，贴即愈鳙鱼即鲇鱼。

黄水疮

蛤粉　石膏煅，各一两　轻粉　黄柏各五钱　为末，凉水调搽。

口疮

黄柏一两　青黛三钱　肉桂一钱　冰片二分　为末，吹患上。

唇疮

其患下唇发痒肿裂流水。

铜青五钱　官粉三钱　明矾钱半　麝香分半　冰片一分二厘　黄连二两,煎膏　为末，黄连膏为丸，每丸五分，泡水洗疮。

口角生疮

名燕口疮。

乱发烧灰，油调敷，并服之。

鼻生息肉，气息不通，不闻香臭

辛夷、白芷、升麻、藁本、防风、川芎、细辛、木通、甘草等分为末，每服三钱茶调下。

鼻笋奇疼

白矾、硇砂少许为末，吹鼻，笋化为水，愈。

鼻中息肉

蚯蚓炒，一条　牙皂角一片　为末，蜜调涂患处。

鼻中生疮

黄柏、槟榔为末，猪油调敷。

又方

嫩桃叶塞之，无叶用皮。

鼻皶赤皰

用密陀僧一两细研，入乳调，夜涂早洗。

又赤鼻酒渣

用枇杷叶、栀子为末，温酒调服二钱，一日三服或白盐常擦之。

唇干裂痛

桃仁捣烂，和猪油涂之。

唇黑肿痛

古钱四文，于石上磨猪胆汁，涂之。

满口烂疮

生姜自然汁时时漱吐，或涂疮上。

又方

萝卜自然汁频漱去涎。

又方

用青钱十二文烧红，投酒中，服酒立愈。

又方

鸡肫皮烧灰敷之。

口疮、口疳、咽痛

茱萸末醋调，涂足心。

秃头疮

羊粪晒干研末，老鼠一二个煎油，调搽即愈，且能生发。

秃疮屡验方

荞麦面一两，炒黄　硫磺五钱　共为末，羊油调搽。

白头秃疮

用石灰炒黄色，以马齿苋汁调敷，干复易之。

又方

抱鸡蛋壳七个炒，研末，油调敷。

又方

花椒研末，猪油调敷五七次。

赤秃头疮出脓

用马蹄爪烧灰，生麻油调敷。

头痒生疮

醋汤洗净，用百草霜入水粉少许，生麻油调敷。

赤秃发落

羖羊角①烧灰，猪油调敷。

中部诸疮

胁疽

赤小豆末油调敷，仍煮豆饮汁。

手笞②

全蝎去针，三五枚　核桃肉　研末，好酒冲服，二次即消。

涂背疮神效

并治头疼，耳边发肿，太阳疟腮疼不可忍。

大黄一两　青木香　姜黄　槟榔各三钱　共为末，醋、蜜调涂，中留顶上一孔，干则易涂。

缠腰火丹

用宝钞一张烧灰，用米醋调稀，鸡翎蘸涂患上。

火丹作痒，延及遍身

侧柏叶炒黄，五钱　蚯蚓粪韭菜土内者佳　黄柏　大黄各五钱　赤豆　轻粉各三钱　为末，新汲水调搽。如意金黄散敷之亦效方见下。

---

①　羖羊角：载于《神农本草经》，为牛科动物雄性山羊或雄性绵羊的角，味苦、咸，性寒，归心、肝经，功能清热镇惊、明目解毒。

②　手笞：笞，音"吃"，chī，古代用鞭子或竹板拷打的刑罚。此指手部被打后所成之疮。《清稗类钞·义侠类二·谢选门赡养亲族》："署中人众，而约束极严，子弟之擅出宅门者，手笞之，阖署肃然。"

蛇头指疮

雄黄、轻粉、蟾蜍、冰片为末，以新汲水调，顿热敷患处，用纸盖之，日换三四次。

天蛇头疮

荔枝肉同麻油敷。

手心肿痛足心同

白盐、花椒等分研末，醋和敷。

鹅掌风

鸽屎、白雄鸡屎炒，研 煎水频洗。

又方

皂角末，将石烧红置瓦罐中，撒下皂角末，烧烟熏手，其皮痒甚再熏数次，愈。

又方

蕲艾五两，瓦罐煮，熏数次，神效。

手足雁风①

侧柏叶、败船灰，先将败船灰研末，桐油调擦，再将柏叶烧烟熏，二次全愈。

---

① 手足雁风：又名雁来风。《解围元薮·卷一·三十六疯六经分属·雁来风》："此症每起于七八月间，作时则手足乖癫、燥痒，形如蚀癣，或白或紫，或顽浓如牛领之皮，搔破则血水流出，疼痛无时，交春则愈，交秋则发，按年如是，故曰雁来风，感受非时也。"

僵螂蛀①

生于手指节中，蟾酥丸涂之方见疔疮门。

田螺泡②

生于手足，忽如火燃，随生紫、白、黄泡。

宜防风、牛子、山栀、石膏、黄芩、苍术、甘草、木通各一钱，灯心引，煎服。

误食头发在腹中成绳

白马尿饮下即出。

肠痈

小腹坚硬如掌而热，按之则痛，肉色如故，或焮赤微肿，小便频数，汗出憎寒，脉紧实而有力，服此神效。

朴硝、大黄、白芥子、丹皮、桃仁去皮，尖　各二钱，水煎，空心温服。

肠痈不必药治

皂角刺酒煎服，即从小便下脓，立效。

治大小肠痈小肠痈则左足缩，大肠痈则右足缩

地榆一斤，水十碗，煎三碗，生甘草二两、金银花一两，再煎至一碗，空心服，立消，忌房事。

---

① 僵螂蛀：《外科正宗·卷之四·杂疮毒门》："僵螂蛀多生手指节中，不红不热，肿如蝉腹，乃手少阴痰气凝滞而生。初起不疼，日久方痛，痛久方腐，肿仍不消。

② 田螺泡：发于手指或足跗部之水泡，见《外科正宗》卷四。多因脾经湿热下注，外寒闭塞；或因热足涉水，湿冷之气郁滞；或因长期涉水作业等所致。多发于手指、足趾。

下部诸疮

痔疮初起

马齿苋不拘干鲜，煮熟多食，以汤熏洗。

痔疮肿痛

红椒如狗肾形者，又名海椒、秦椒，切碎和猪油及酱炒、蒸熟作小菜，顿顿食之，奇效勿疑。

又方

冬瓜煎汤洗之。

又方

热童便入白矾一钱洗之，日三次。

又方

郁金末水调涂即消。

又内外痔

凤尾草熬水洗。

肠痔下血

赤豆三碗、醋五碗煮熟，晒干为末，每酒服一钱，或葱白煮汤熏洗。

又方

皮硝五钱入小便罐内，冲开水熏洗，神效。

痔疮下虫

白芷烧灰　乳香去油,四钱　共为末，空心，每酒下二钱，日三次。

久近痔漏

莲花芯　黑牵牛头各两半　当归五钱　为末，每服二钱，空心酒下，忌热物，二服除根。

痔漏脱肛

苎麻根捣汁，连根煎汤，熏洗。

又方

蜗牛数个烧灰，猪油调敷，立缩。

又方

五倍子三钱、白矾一块，煎汤洗，立效。

肛门肿痛

马齿苋叶、酸草等分，煎水熏洗。

又方

苎麻根捣烂坐之。

胎元七味丸泰安太守萨公讳槎传

专治痔漏，不拘远年近日，脓血通肠者服之化管除根。此方异人传授，救难止疼，活人多矣。

元胎三个，即男子脐带，瓦焙干，存性　陈棕①十钱，多年者佳，烧灰存性　牛黄三分　槐角子五钱，肥大者，焙干　刺猬皮三钱，醋炙　象皮四钱，醋炙　共研末，酥油为丸，若不成丸加糯米糊少许即成，每服七分空心滚水下。三日化管止痛，七日平满、血清脓止，十日除根，第一奇方。

又方

化痔疮管。

---

① 陈棕：棕榈。

蔓荆子一两为末，每二钱酒调服。

洗痔回春方

河边柳根须一把　白芥子　花椒各一两　煎汤熏洗，其虫头黑身白俱从疮出。

又外敷药方

大黑枣三枚去核，入铜绿衔住，外以红土为泥包好，煅红取起，去土，研细，麻油调敷。

痔漏神效丸 江南锡山谢汉文桢氏传

当归　川连　象牙末　槐花各五钱　川芎　滴乳香各二钱　露蜂房一个，槐树者佳，榆树上次之妙　共为末，黄蜡二两溶化，入药末为丸，每服三钱，空心漏芦煎汤送下，至五日漏孔内退出肉管，待二三指长剪去，再出再剪，管尽肌生而愈，神效之极。

痔方

顶大木瓜一个，浸高粱烧酒十斤，封固，埋地中，一月取出，随其量饮之，酒尽自愈。

秦艽白术丸

治痔疮、痔漏，大便燥结，痛不可忍。

秦艽　白术　归尾　桃仁各一两　枳实　皂角子烧末　泽泻各五钱　地榆三钱　面糊丸。

洗痔枳壳汤

治痔肿痛，肛门下坠，洗之自消。

枳壳二两　癞虾蟆草一名荔枝草，四季常有，面青背白，麻纹累累者是，二两　水煎，先熏后洗。

五倍子散

治痔疮、脏毒，肛门肿硬不收。

五倍子一大个，敲一小孔，用阴干癞虾蟆草揉碎填塞五倍子内，以纸塞孔，湿纸包，煨为末，每一钱加轻粉三钱、冰片五厘，共研细，用前方洗后以此干擦痔上，除根不发，极效。

田螺冰

治痔疮及脱肛肿泛不收。

大田螺一个，挑起螺盖，将冰片五厘入内，待螺渗出浆水，鸡翎蘸搽患上，其肿自消。

唤痔散

凡内痔不得出用此即出。

草乌生用，一钱　刺猬皮一钱，烧存性　枯矾五钱　食盐三钱　麝香五分　研细，用津唾调药三钱填入肛门，片时痔即出。

肛门生疮

鸡肫皮烧存性为末，干擦之神效。

肠痈

鳖甲烧存性，研末，水调服一钱，日三次。

又

雄鸡顶上毛并屎共烧灰，空心酒服。

肠头挺出

虾蟆皮一片瓶内烧烟，熏之并敷。

便毒初起

核桃烧七个，研末，酒服，三服效。

阳物头生疮

蜜炙甘草为末，频掺之。

又

鳖甲一个烧，研末，以鸡蛋清敷。

336

又

凤凰衣烧存性，油调敷，神效。

又

绿豆粉、蚯蚓粪研涂。

阴虱作痒

白果仁嚼细，频擦即效。

阴囊肿胀

莴苣子一合研末，水煎温服。

又

蛇床子末，鸡蛋黄调敷。

阴囊阳茎皆热肿

牛屎同黄柏煮汁洗之。

阴囊生疮

花椒七粒、葱七条煮水洗。

阳茎疳疮

橄榄烧存性，研末，油调敷。

又方

发灰一钱、桃核七个，烧，研末，油调敷。

又方

母猪屎黄泥包，煅，存性，为末，以米泔水洗患处，净擦之。

又方

萹蓄四钱　瞿麦一钱　滑石二钱　甘草一钱　灯心引，便秘加大黄。

下疳疮

用油透罗缎旧帽沿烧灰、杭粉瓦上煅黄各五钱为末，先用甘草红枣汤洗净阳茎，药末干擦，极效。

下疳肿烂

白蜡五分　冰片三厘　研末，撒上，止痛生肌。

肾囊风①

鸡蛋一个煮熟，用黄铜勺内炒出油，硼砂、吴萸各一钱，研末，和蛋油调擦。

又方

麸炭和紫苏叶，研末擦。

又

松毛②煎水频洗。

又方

猪尿胞火炙，盐和，食之效。

囊痈

凡小腹作痛牵引肾子，多寒少热，好饮热汤乃疝气也；如阴囊红肿发热，小便赤涩，内热口干作痛乃囊痈之候，不宜用疝家热药，清肝渗湿汤主之。

川芎　胆草　花粉　当归　生地　柴胡　山栀　黄芩各一钱

---

① 肾囊风：病名。癣疹之生于阴囊者，又名绣球风。见《外科正宗》卷四。初起肾囊干燥作痒，继则丘疹，奇痒难忍，搔破后浸淫脂水，迁延日久则局部皮肤变硬脱屑，阴囊紧缩，状如绣球。

② 松毛：松针，又称松叶。

泽泻　木通　甘草各五分　加灯心水煎服。溃后掺药：蚌壳、黄连、青黛各等分，研末敷之。

又方

抱出鸡蛋壳、黄连、轻粉等分为末，麻油调服。

烂腿奇方

木芙蓉鲜叶①阴阳瓦焙燥，研末，取乌背大鲫鱼去鳞骨，全捣，水熬，加入麻头②炼成稀膏，贮于瓷罐，视疮大小摊于油纸，贴上，无论十年烂腿，一月收功矣。

鹤膝风

槐枝、松枝、芫花根捣，煎汁，小深盆盛，熏膝，被盖候汗，揉之，再以草乌、细辛、防风等分为末，缝靴韈护内，久而自愈。

脚气

薏米仁作粥常食，赤小豆和鲤鱼煮食亦可。

寒湿脚气

麸皮醋蒸熨之，互易至汗出为妙。

又方

广胶、葱、姜各半斤，取汁留用，又将好酒、糟油二盏同葱姜汁熬成膏，布摊贴，痛止肿消。

风湿脚气此症感湿而身发热，脚或肿痛者是也，禁用人参，犯之者死，

---

①　木芙蓉鲜叶：也称芙蓉叶，出《滇南本草》，为锦葵科植物木芙蓉的叶。味辛、微苦，性凉，归肺、肝经，功能清肺凉血、解毒消肿，主治肺热咳嗽、痈疽肿毒等证。

②　麻头：麻叶。为桑科植物大麻的叶。

切忌

　　柴胡　防己　薏仁各一钱　芍药三钱　茯苓　陈皮　甘草各五钱　水煎服，二剂愈。盖脚气乃犯血道，宜从下散，一用人参引邪入气分故主死。

又方

　　金银花藤　闹羊花　二蚕花①各四两　垂杨柳枝七寸长的二十七枝　熬水熏洗，神效。

脚腿红肿俗名游风

　　热如火炙者，以铁锈水涂解。

腿肿腹内成块

　　桃树根半斤　牛蒡子根　牛膝各二斤　慢火熬膏如饴，每热酒服一匙，食前服。

鱼口②初起，周身发热

　　熟鸭蛋半个去黄，以蒜泥填满，蛋白合在疮上，用艾火手指大三丸灸之，立愈。

又方

　　木芙蓉，或花，或皮，或根，捣烂敷，立愈。花可煎汤，入酒少许服。

又方

　　五倍子数两瓦器盛，陈醋同熬膏，绵布摊贴，干再换，即愈。

---

　　①　二蚕花：又称二蚕砂，即蚕砂。习惯认为二眠蚕砂质量最好，故名。

　　②　鱼口：病名。系指唇上生疮，形如鱼口，痰涎不收的病证。《喉舌备要》认为此症乃脾经热毒所致。

八宝丹

专治一切鱼口便毒，顽疮二三年不愈者，服此应如反掌。

大黄一两 白芷 独活 南星 半夏 花粉各三钱 贝母 山甲各五钱 共为末，每药一两加粉霜三钱，糯米浓汁为丸，如凤仙花子大，朱砂为衣，每服三分，空心白水下，一日一服。即用柳根白皮熬水漱口十次，其毒从大便而出，不吐不泄，极为平和。

鱼口便毒

屋上瓦松花捣浓，敷上即效。

又鱼口便毒 东平展子明传

牛牙煅灰研末，每服一钱，黄酒送下，愈。

又方

斑蝥七个，头足俱全 鸡蛋一个 将蛋头打一孔用筋将蛋清、黄搅匀，入斑蝥在内，以湿纸封包，入灰内煨熟，去壳将蛋同斑蝥细嚼，黄酒送下，其毒从小便出。

臁疮

老母猪屎烧灰，桐油调搽。

又方

蒜梗烧灰香，油调搽。

又臁疮肿烂

豆腐渣炒，热敷，冷即换，以好为度。

久烂臁疮

棉花子一碗炒脆为末，将疮内填满，油纸包紧，三日一换，二次即好。

又方

葱白　健猪油去膜　樟脑五钱　捣烂，先以防风、金银花、甘草煎汤淋洗，按干，将药厚厚敷上，用油纸裹好，外以旧棉花扎紧，一日两换，不可见风，此方并治杖疮。

多年臁疮密云县牛兰山杨医传

铲下驴蹄片不拘多少，炒黑存性，研末敷患上。此疮百方不验者，此药神效。

臁疮不拘远近验过神方

旧鞋上牛皮掌子破碎者，阴阳瓦焙存性，为末，麻油调敷。

又方

初起紫黑者，乳香、松香、轻粉各等分为末，香油调，用夹纸一面以针密刺小孔，将药夹搽纸内，先以葱汤洗净，将纸有孔一面贴疮，三日一换。

蜈蚣钱

治多年臁疮，黑腐臭烂。

桐油三两　独活　白芷　甘草　蜈蚣各一钱　入油内煎焦，先将疮洗净，用面作圈围在疮之四边，以匙挑油乘热渐渐加满，待冷取去，再以膏药贴之。

程途急奔，热足下水生疮

牛角尖烧灰、水龙骨、松香、轻粉各等分为末，牛角髓调搽。

脚腿红肿，热如火炙

陈铁锁磨水，涂之即解。

脚胫烂疮，臭秽难近

蚰蜒十条瓦焙，研末，油调敷，立效。

342

脚丫湿烂

茶叶嚼烂塞之。

脚指肿痛

乌梅肉和鱼鲊①打碎，敷之。

脚上鸡眼

地骨皮、红花等分为末，麻油调敷。

冻脚裂破

人乳调黄柏末涂之。

又方

藕蒸熟，打烂，涂之。

冻脚指欲坠

马粪煮水，将冻指浸半日，即愈。

冻疮无论手足

生姜自然汁熬膏涂之。

又方

老丝瓜烧存性，为末，和猪油涂之。

远行脚上起泡

生面涂一夜即平。

臁疮

牛屎烧存性，研末，入轻粉涂之。

---

① 鱼鲊：鲊，音"眨"，zhǎ。腌鱼；糟鱼。北魏·贾思勰《齐民要术·作鱼鲊》："作鱼鲊法：剉鱼毕，便盐醃。"

又方

牛蹄甲烧灰，桐油和敷。

又方

人乳、桐油等分，以鸭翎扫之，神效。

足甲疽

先以盐汤净足疽，煅绿矾研末，厚敷。

骑马疮

金银花八两，煎水二碗　大黄　当归各一两　牛膝三钱　前子
生甘草　地榆各五钱　共煎至半碗，空心服，服后即睡，醒则病
失矣，过一日微泻而愈，忌房事一月。

又方

纺车上弦线烧灰敷，效。

癞胫阳烂

马钱子　五倍子各五钱　火煅，加冰片五分研末，先以花椒、
陈艾水洗，后搽药，效。

坐板疮神效

松香、宫粉等分入葱管内，瓦上炙干为末，麻油调涂。

又方

厚朴　硫磺各五钱　白矾一两　麻油调，止痒止痛，对朝见
效，并治疥疮。

又方

蚌壳烧灰存性，研末，加冰片少许，掺上。

又洗方

苦参、菖蒲煎汤，入公猪胆汁三枚，同洗。

344

坐板疮

丝瓜皮烧灰，酒调搽。

又方

生芝麻嚼敷。

又方

青布油浸，麻油调雄黄末二钱摊布上，捲之燃烟，熏之。

杖疮青肿

大黄末童便调敷。

大疮恶疮

桑木灸法

凡痈疽、无名肿毒不论阴阳，已溃未溃。新桑木长七寸，劈指大，一头燃著向患上灸之，火尽再换，每灸五六条，如未成者便消，已成者便破，有疔去疔，有毒去毒，熏疼者不疼而安，熏不疼者若疼即愈，屡试神效。

蒜片灸法

凡大疮将发，不知头顶，先以湿纸遍贴，先干之处即系疮顶。用蒜切片安于疮顶，著艾蒜上点火，三壮一换蒜片。初灸觉痛，以不痛似痒为止；初灸不痛，以知痛痒为住；如灸全然不知痛痒，当去蒜，明灸之，必知痛，甚为效。使内毒随火外发，诚疮科第一要法也，贵在早灸为佳，惟头上忌灸。

神授卫生汤

治痈疽、发背、脑疽、对口、丹瘤、瘰疬、疔疮、流注、一切疮症，但未成者即消，已成者即溃，诚疮疡首用方也。

羌活　金银花　皂角刺　归尾　甘草节　花粉各一钱　防风
白芷　穿山甲　沉香　红花　连翘　石决明煅,各八分　乳香二分
大黄一钱　水煎,加酒一杯。

内消沃雪汤

治发背并五脏内痈,尻臀诸肿,大小肠痈,肛门脏毒,初起
未出脓,坚硬疼痛并治。

青皮　陈皮　乳香　没药　连翘　黄芪　当归　甘草节　白
芷　射干　花粉　山甲　贝母　白芍　金银花　皂角刺各一钱
木香四分　大黄二钱　水煎。

内疏黄连汤

治痈疽肿硬发热,作呕,大便秘涩,燥烦饮冷,舌干口苦,
六脉沉实有力。

木香　黄连　山栀　当归　黄芩　白芍　薄荷　槟榔　桔梗
连翘各一钱　甘草五分　大黄二钱　水煎,加蜜二匙。

保安万灵丹

治一切痈疽恶疮,左瘫右痪,口眼㖞斜,半身不遂,偏坠疝
气,遍身疼痛,牙关紧闭等症。

苍术八两　全蝎　石斛　天麻　当归　炙草　川芎　羌活
荆芥　防风　麻黄　细辛　川乌炮,去皮　草乌炮,去皮尖　何首
乌各一两　雄黄六钱　为末,蜜丸,每丸二钱,葱五根连须用为
引。并治伤寒、四时感冒传变疫疬,服后被盖出汗为效,如汗
迟,再煎葱汤催之。

内消散

治一切恶疮,无名肿毒,能消毒为黑水从小便下。

金银花、知母、贝母、花粉、白及、半夏、穿山甲、皂角、
乳香各一钱,酒煎服,渣内加秋芙蓉花、白蜜同为末,敷疮上。

346

内固清心散

治发背、对口、疔毒，热甚烦燥饮冷，宜防毒内攻，服此庶不变症。

茯苓　辰砂　人参　元明粉　白豆蔻　甘草　乳香　雄黄　冰片各一钱　真豆粉二两　为末，每服一钱，蜜汤下。

护心散

治疮毒内攻，口干烦躁，呕吐。

真豆粉二两　乳香三钱　朱砂二钱　甘草一钱　研细末，每服二钱，白滚汤调服。

琥珀蜡矾丸

治恶疮已成未脓之际，恐毒内攻，预服，此方护膜护心。

白矾一两　黄蜡一两　雄黄一钱二分　琥珀一钱，另研细　朱砂一钱二分　蜜一匙　先将四味研极细，另将蜜、蜡铜勺内溶化，后入药搅匀成一块，乘热捻丸如绿豆大，朱砂为衣，每服二三十丸，日进二次。

又方

黄蜡二两　白矾一两　先将蜡溶化，少冷入矾，为丸，酒下三钱，治同上。

托里消毒散

治痈疽已成不得内消者。此汤以托之未成者，可消已成者，即溃腐肉易去，新肉易生，此时不可用内消、泄气、寒凉等药致伤脾胃为要。

人参　川芎　白芍　黄芪　当归　白术　茯苓　金银花各一钱　白芷　甘草　皂角针　桔梗各五分　水煎，脾弱者去白芷倍人参。

排脓内托散

治脑、项、诸发等疮，已溃流脓时宜服此。

当归　白术　人参各二钱　川芎　白芍　黄芪　陈皮　茯苓各一钱　香附　炙草各五分　肉桂八分　姜三片引。疮在项之上加白芷，胸之上加桔梗，下部加牛膝，各五分。

乳香黄芪散

治发背、疔毒痛不可忍，未成者速散，已成者速溃，不假刀砭，恶腐自然脱下。

乳香　没药各五分　黄芪　粟壳蜜炒　人参　甘草　川芎归身　白芍　陈皮　熟地各一钱　水煎。

神功内托散

治痈疽、脑项、诸发等疮二七后不脓溃，且疮不高肿，脉细，身凉者。

当归　白术　黄芪各二钱　人参钱半　白芍　茯苓　陈皮附子各一钱　木香　炙草　川芎各二钱　山甲八分　煨姜三片，大枣二枚，水煎。

透脓散

治诸毒疮内脓已成不穿破者，服此即破。

黄芪四钱　山甲末一钱　川芎三钱　当归二钱　皂针钱半　水煎，入酒一杯。

痈疽每患腐肉不去，医者概用钩割去之，讵①知只须用芸香、降香二味烧烟熏之，腐肉自去，甚神妙。

吕祖一枝梅

真仙方也，可能试知百病生死，不敢私秘，用以决人疑惑。

---

① 讵：音"具"，jù。岂，怎。

凡大人、男妇、小儿、新久诸病生死难定之间，只用药一豆大，捏饼贴于印堂之中，点官香①一枝，香尽去药，候一时许，药处有红斑晕色，肿气飞散，谓之红霞捧日，病虽危笃，其人不死。如贴处一时后无肿无红，皮肉照旧不变，谓白雪漫野，病虽轻浅，终归冥路。小儿急慢惊风，一切老幼痢疾，俱贴之，红肿即愈，方列后。

朱砂三钱　银朱钱半　五灵脂三钱　麝香三分　蓖麻仁五分　雄黄　巴豆仁不去油，各五钱　共研细，于端午日午时，静室中加油胭脂为膏，勿经妇人手，临用捏饼贴印堂中，其功立见。

大抵疮之初起有表症寒热头痛是也，便宜解表，万灵丹发汗解散风邪；有里症者烦躁便秘是也，便宜通利，先用消散，次用托里，溃后宜补，久则宜收敛，此为一定治法，不可混乱，妄投药饵。

治疮要法：无论痈疽大小，初觉便用蒜灸之法，次看未成者，消之，神授卫生汤、内消沃雪汤及内消散诸方是也；如疮过七日以后，形势已成，便宜托之，催毒外出以速其脓，禁用表下之药，宜服托里消毒散、乳香黄芪散诸方；如内脓已成，不穿破者，宜服透脓散、排脓内托散诸方，而排脓内托散一方尤宜于流脓时服之；若溃而不敛，宜十全大补诸方，此治痈疽之大要也。

竹叶黄芪汤

治诸恶疮表里热甚，口干大渴。

黄芪　甘草　黄芩　川芎　当归　白芍　人参　半夏　石膏　淡竹叶十片　麦冬各一钱　生地黄钱半　姜、灯心引。

---

① 官香：旧时祭祖、敬神用香之一种。清·叶梦珠《阅世篇·卷七》："真降香，前朝吊祭必用之……顺治之季，价忽腾贵……故吊客俱以檀条官香代之。"

回阳三建汤

治阴疽发背，初起不疼不肿，不热不红，硬若牛皮，坚如顽石，十日外脉细，身凉，肢体倦怠，皮如鳖甲，平散无脓，手热足冷者，俱急服之。

附子　人参　黄芪　当归　川芎　茯苓　枸杞　陈皮　吴萸各一钱　木香　甘草　紫草　厚朴　苍术　红花　独活各五分　煨姜三片　皂角树根上白皮二钱　煎服，入酒一杯，三服，疮热高起作脓者吉。

又方

用鸡冠剪血滴疽上。

又方

醋煮雄黄、艾叶热敷。

又方

用猪脑髓热敷。

人马平安散

凡途路伤风受暑，早行辟雾瘴，视疾免传染，验尸避秽气，俱用此预塞鼻中。

雄黄、熟明矾、火硝、朱砂、冰片、麝香、荜拨、金箔，共研细，吹鼻，男左女右，孕妇勿用。

寸金丹

防风　羌胡　乌药　前胡　川芎　木香　半夏　陈皮　厚朴砂仁　紫苏　薄荷　苍术　香附　藿香　赤苓　槟榔　神曲　枳壳　炙草　白豆蔻肉　以上各三两为末，再入神曲二十两，研细，姜汁为丸，每丸二钱，外用朱砂为衣，治中风、中寒、霍乱吐泻、饮食停积、四时感冒、发热头痛、伤风咳嗽、小儿慢惊风，俱用淡姜汤下，病重时用二丸，孕妇、险症勿服。

黍米寸金丹

此方异人所传，常有暴中急症，忽然卒倒者，撬开牙关，研灌三丸，其人即活。又能治发背、脑疽、附骨诸恶疮初起，憎寒壮热，毋分表里、老幼、轻重并宜服之。

麝香五分　乳香　没药　雄黄　狗宝　轻粉　乌金石①各一钱　蟾酥二钱　粉霜水银炼白色者　黄蜡各三钱　硇砂二钱　鲤鱼胆阴干，三个　狗胆干用，一个　白丁香即檐前麻雀屎，四十九粒　金头蜈蚣七条，金者，炙黄色　头胎男乳一合　为细末，除黄蜡、乳汁二味熬膏，同药和丸，如绿豆大，大人三丸，小儿一丸，冷病葱汤下，热病新汲水送下，取汗，病自如失。

敷　药　方

如意金黄散

治一切诸疮恶毒，随手应验。

天花粉二两　黄柏　大黄　姜黄　白花各一两　厚朴　陈皮　生甘草　苍术　天南星各五钱　为末，葱汤或蜜水调敷。

真君妙贴散

治诸毒异形异类，歹疮不作脓者。

硫磺三两　荞面　白面各二两　为末，水和风干，麻油调搽。

回阳玉龙膏

治阴疽，不高不热不脓，凡无皮红、肌热者一概用之。

----

① 乌金石：石炭，又称煤炭、石墨、铁炭、焦石。气味甘、辛、温，有毒。主治刀伤、误吞金银及钱在腹中不下、月经不通、产后儿枕痛等。

草乌两半　军姜①二两　赤芍　南星各六钱　肉桂二钱　为末，热酒调敷。

冲和膏

治诸疮冷热不明者。

紫荆皮二两　独活两半　赤芍一两　白芷　石菖蒲各五钱　为末，葱汤、热酒俱可调敷。

洗诸疮方

当归　独活　白芷　甘草各三钱　葱头五个　煎水洗。

加味太乙膏

贴一切恶疮及五损七伤，汤火刀枪，诸般疮疖，俱贴患处。

肉桂　白芷　当归　元参　赤芍　生地　大黄　木鳖各一两　真阿魏二钱　轻粉四钱　槐枝　柳枝各一百段　血余一两　黄丹四十两　乳香五钱　没药三钱　麻油五斤，将药浸入油内七日，用火熬至药枯，去渣，油要清净，将血余投下，熬至血余浮起，以柳、槐挑看，似膏溶化之象方算熬熟。每净油一斤将黄丹六两半徐徐投入，不住手搅，候锅内先发青烟，后白烟叠叠旋起，气味香馥，其膏已成，候烟渐尽，即起锅下来，方下阿魏，切成薄片散于膏上，化尽，次下乳香、没药、轻粉，搅匀倾入水内，以柳棍搂成一块，收贮，随便摊贴。

生肌玉红膏

治诸疮流脓时，去旧生新敛口之神药也。

白芷五钱　甘草一两二钱　归身二两　瓜儿血竭　轻粉各四钱

---

① 军姜：即干姜。《本草便读·菜部》："干姜即生姜之宿根老母姜，置流水中浸三日，刮净皮，晒干为之，又名军姜。辛热性燥，不如生者之散表，而热燥过之，入脾胃逐寒燥湿是其所长，与肺肾药同用，亦能入肺肾。"

白蜡二两　紫草二钱　麻油一斤　先将当归、甘草、紫草、白芷四味入油内浸三日，慢火熬微枯，去渣，下血竭化尽，次下白蜡，先用茶盅四枚预顿水中，将膏分作四处倾入盅内，候片时方下极细轻粉，每盅投和一钱，搅匀，取起用时，挑搽新腐肉上，以太乙膏盖之，早晚二次，换时先以甘草洗疮。

化腐紫霞膏

治诸疮内有脓而外不穿溃者，至顽者二次即溃，点诸疮顶。

轻粉　蓖麻仁研，各三钱　血竭二钱　巴豆研取白仁，五钱　潮脑二钱　金顶砒五分　螺蛳肉取肉晒干为末，二钱　共为细末，临用麻油调少许搽顽硬肉上，仍以膏药贴之。

以上各方，凡大疮恶毒初起及已成时选用。

大疮恶疮溃后补剂

十全大补汤

治一切大疮久不作脓，或脓成不溃，溃而不敛，或脓多，气血不足。

人参　黄芪　白芍　肉桂　川芎　熟地　当归　白术　茯苓各一钱　炙草五分　姜、枣引。

八珍汤

气血俱虚之大药。

川芎　白芍　当归　熟地　人参　白术　茯苓各一钱　炙甘草五分　姜、枣引。

补中益气汤

治疮疡元气不足，发热而烦。

黄芪二钱　炙草　人参　当归　白术各二钱　升麻　柴胡

陈皮各五分　麦冬　五味各六分　姜、枣引。

人参养荣汤

治气血不足未能收敛疮口。

白芍一钱半　人参　陈皮　黄芪　桂心　当归　白术　甘草各一钱　熟地　五味子　茯苓各八分　远志五分　姜、枣引。

内补黄芪汤

治大疮破后虚弱无力，精神短少，口干不睡。

黄芪　人参　茯苓　川芎　归身　白芍　熟地　肉桂　麦冬　远志各一钱　炙草五分　姜、枣引。

托里定痛散

大疮溃后血虚，疼痛难忍，服之极效。

归身　熟地　乳香　没药　川芎　白芍　肉桂各一钱　粟壳去筋膜，蜜炒，二钱。

参术膏

治大疮大脓后，气血大虚，急宜用此。

人参　白术　熟地等分　熬膏，每服三匙，好酒化服，任疮危险，势大多脓者，可保无变症；有力者愈后再服，须发变黑，返老还童。

以上各方治痈疽已溃至于收敛诸虚不足之症。

飞龙夺命丹

治一切疔肿、恶疮黑陷，毒气内攻者。

天南星　雄黄　巴豆去油，各一钱　黄丹　乳香　硇砂　信石各五分　斑蝥十六个，去头足　麝香少许　共为末，蟾酥和丸，如麦米大，服十丸，酒送下。

止痛当归汤

治脑、背各疽穿溃疼痛。

354

当归、生地、芍药、黄芪、人参、甘草、肉桂各五钱，煎服，痛止。

芙蓉外敷法

一切痈疽肿毒。

芙蓉花，或根，或叶，或皮烂捣，蜜调涂四围，中间留顶，干则频换，初起即觉清凉，痛止肿消；已成者即脓出；已溃者即敛疡，医秘之。

金银花酒

治一切痈疽恶疮，不问发在何处，或肺痈、肠痈初起便服，奇效。

金银花半斤鲜花，尤良　甘草两半　水二碗煎一碗，再入酒二斤，尽量服，外以花捣敷四围，又以花窨酒常服，永无疔疽之患，盖金银花散热解毒，疮科圣药。

回毒银花散

治脑疽，诸阴疮不起，色变紫黑者，急服。如服后不痛，不起疮头，流黑水，不治。

金银花连枝叶，二两　生黄芪四两　甘草一两　用砂锅重汤煮服。

束毒金箍散

治疔毒及一切疮毒走散作肿，以此箍之。

郁金蝉肚者　白及　白蔹　白芷　大黄各一两　黄柏五钱　轻粉一钱　绿豆粉三钱　为末，酸米浆调箍四边，夏月蜜水调。

阴阳二气丹

治脱疽，久服丹石、房术药物，食雪不知其冷，此孤阳独胜。

天冬　麦冬　元参同捣膏　五味子　黄柏　人中白各一两　青

355

黛 甘草 枯矾 辰砂 泽泻 冰片 共为细末，蜜丸，每服五钱，乳汁下，其功如神。

清神散

治脱疽、疔疮、发背，烦躁闷乱，谵言呕吐。

甘草节五钱 绿豆粉一两 劈砂①三钱 冰片五分 牛黄三分
为细末，每服一钱，竹叶、灯心汤下。

雌雄霹雳火

治脱疽及一切发背，初起不疼痛者并宜灸之。

艾绒二钱 丁香 雌黄② 雄黄各二分 麝香一钱 共研极细，搓入艾中作丸，豆大，放于患上灸之，无论痛痒，以肉焦为度。如毒已经走散，就红晕尽处排炷灸之。痛则至痒，痒则至痛为妙，后服治疗等疮。

脱疽

多生足指之间，初起黄泡，旋即紫黑，其痛彻骨，膏粱、色欲、房术纵恣者多生，是疽宜束毒金箍散、阴阳二气丹、清神散、雌雄霹雳火方见前。

瘰疬

有风毒、热毒、气毒之异，又有瘰疬、筋疬、痰疬之殊。风毒者，外受风寒，结核浮肿，宜防风解毒汤；热毒者，天时亢热所中或膏粱厚味而成，结核坚肿，宜连翘消毒饮；气毒者，四时杀厉之气感冒而成，耳项、胸腋肿成硬块，宜加味藿香散。瘰疬者，累累如贯珠，连接三五枚，其患得于误食虫蚁、鼠残不洁之

---

① 劈砂：朱砂异名。
② 雌黄：又名黄金石、石黄、黄石、鸡冠石、天阳石。出自《神农本草经》。性温辛，归肝、大肠经，功能解毒杀虫、燥湿祛痰、截疟，主治痈肿疔疮、蛇虫咬伤、虫积腹痛、惊痫、疟疾等。

物，先小后大，久方知痛，宜滋荣散坚汤；筋疬者，忧思暴怒，筋缩结核，生于项侧筋间，形如棋子，大小不一，宜益气养荣汤；痰疬者，项侧结核，外皮漫肿，或至缺盆高骨，形长坚硬作痛，名曰马刀初起，宜芩连二陈汤，已成气弱者不宜。又散肿溃坚汤、通治瘰疬方、夏枯草汤各方俱宜选用方俱见前；又冰蛳散亦妙见前。

疬串奇方

红梗芋头用竹刀去皮，切片生晒极干，研末，开水冲淡，服至三斤，无不暗消矣。

鼠瘘核痛

未成脓者，柏叶捣涂熬，盐熨之，气下即消。

头上疬疮

旧琉璃烧灰，菜油调搽，神效。

内消瘰疬秘传经验方

未溃者内消，已溃者易愈，外贴太一膏收口。

夏枯草八两　元参　青盐火煅，各五两　海藻　天花粉　生地　大黄　贝母　海粉　白蔹　薄荷叶　连翘　桔梗　当归　枳壳　焰硝　甘草各一两　酒为丸，食后临卧低枕白汤吞四钱，就卧一时妙。

项瘘瘰

猪喉下肉子七枚，瓦焙研末，每夜酒服一钱，忌酸、碱、油腻。

疬核名马刀，为瘰疬之根

桃树白皮切三指大一块，刮去外皮，留内一层贴核上，以绿豆大艾炷桃皮上灸之，觉热痛即止，勿令伤皮，明日又灸数次而核消矣。

又方

未溃者内消，已溃者能收口，一月而全愈。僵蚕半斤，水洗净石灰，晒干　晚米半斤，炒熟　研末，米糊为丸，一钱一颗，每日空心夏枯草煎汤送下。

集成白玉丹

治瘰疬破烂连及胸腋，臭秽难闻，三五载、十数载不愈者，药到病瘥，药虽至贱不堪，功则神丹莫并。

用新出窑矿石灰一块，滴水化开成粉，用生桐油调匀，干湿得中，先以花椒、葱煎汤洗净其疮，以此涂之，不数日全愈，真奇事也。

多年瘰疬

全蝎三两，去勾足，焙为末，捣油核桃肉为丸，绿豆大，日服二次，早晚各六分，烧酒送下，七日全愈。

项边瘰疬

核桃放铁刀上烧烟熏之。

又方

海带当菜食，自消。

又方

羊肚内皮烧灰，香油调敷。

瘰疬已溃

羊屎、杏仁各五钱，烧研末，猪骨髓调敷。

又方

墙上白螺蛳壳研末，日日敷之。

358

瘰疬汁出不止

鸭油调半夏末敷之。

项后结核，赤肿硬痛

生山药一根去皮，蓖麻子二个，同研贴之。

腮颊热肿

赤小豆末和蜜涂之，或加芙蓉叶末。

又方

丝瓜烧存性，研末，清水调擦。

防风解毒汤

治风毒瘰疬。

防风、荆芥、桔梗、牛子、连翘、甘草、石膏、薄荷、枳壳、川芎、苍术、知母各一钱，灯心引。

连翘消毒饮

治热毒瘰疬。

连翘　陈皮　桔梗　元参　黄芩　赤芍　当归　山栀　葛根　射干　花粉　红花各一钱　甘草五分，有痰加竹茹。

加味藿香散

治气毒瘰疬。

藿香、甘草、桔梗、青皮、陈皮、柴胡、紫苏、半夏、白术、茯苓、白芷、厚朴、川芎、香附、夏枯草各一钱，姜、枣引。

滋荣散坚汤

治一切瘰疬无分新久，未穿溃者。

川芎　当归　白芍　熟地　陈皮　茯苓　桔梗　白术　香附各一钱　甘草　海粉　贝母　人参　昆布各五分　升麻　红花各二

分　姜、枣引。

益气养荣汤

治筋疬。

人参　茯苓　陈皮　贝母　香附　当归　川芎　黄芪　熟地
白芍各一钱　甘草　桔梗各五分　白术一钱　姜、枣引。

芩连二陈汤

治痰疬马刀。

黄芩　黄连　陈皮　茯苓　半夏　甘草　桔梗　连翘　牛蒡
子　花粉各一钱　木香三分　夏枯草二钱　姜引。

散肿溃坚汤

治瘰疬马刀，坚硬如石，有余之症。

黄芩八分　白芍　当归　胆草　桔梗　知母　黄柏　昆布
花粉各五分　连翘　葛根　炙草　黄连　三棱　莪术各三分　柴胡
四分　升麻三分　水煎，加酒一杯。

夏枯草汤

治瘰疬马刀，不论已溃、未溃，日久成疬并效。

夏枯草二钱　当归三钱　白术　茯苓　桔梗　陈皮　生地
柴胡　甘草　贝母　香附　白芍各一钱　白芷　红花各三分　水
煎。

通治瘰疬方

陈皮　白术　柴胡　桔梗　川芎　当归　白芍　连翘　茯苓
香附　夏枯草　黄芩各一钱　藿香　半夏　白芷　炙草各五分　姜
引。

冰螂散

治瘰疬日久，坚核不消，及服汤药不效者，用此点落疬核。

360

大田螺五枚，去壳，线穿，日中晒干　白砒一钱二分，面裹煨　冰片一分　硇砂二分　田螺、白砒同为细末，加硇、片再研，凡用时先用艾炷灸核上七壮，起泡以小针挑破，将前药一二厘津唾调成饼贴灸顶上，以绵纸厚封，不令泄气，七日后，四边裂缝，再七日，其核自落，换擦玉红膏。

紫霞膏

贴一切瘰疬及诸色顽疮、臁疮。

明净松香一斤　铜绿末二两　麻油四两，熬至滴水不散方下松香，次下铜绿，熬至白烟将尽收用，用时汤内顿化，旋摊旋贴。

大红膏

治瘰疬痰疬未破者。

南星二两　银砂　血竭　硝石　潮脑各三钱　轻粉　乳香各二钱　猫头骨一具，煅灰　石灰一两，大黄二钱同炒，石灰红色去大黄　共为末，陈米醋熬稠，调药敷核，三日一换，敷后皮嫩微损者，另换紫霞膏贴之，其核自消。

瘰疬药酒方

年久串生满项，顽硬不破。

鹤虱草半斤　忍冬藤六两　野蓬蒿　野菊花各四两　五爪龙①三两　老酒十五斤，浸煮三支香久，初服尽醉，出汗为妙，以后随饮。

---

① 五爪龙：乌蔹莓异名，又名乌蔹草、五叶藤、五爪龙、母猪藤。为葡萄科植物乌蔹莓的全草。性寒，味苦、酸。功能清热解毒、活血散瘀、利尿，主治咽喉肿痛、疖肿、痈疽、疔疮、痢疾、尿血、白浊、跌打损伤、毒蛇咬伤。

三品一条枪

明矾二两　白砒一两半　雄黄二钱半　乳香一钱二分　砒、矾先研末，入小罐内，炭火煅红，无烟取出，约有砒、矾一两，加雄黄、乳香共研极细，面糊调稠，搓成线条，阴干，凡恶疮有孔者，插入孔内，无孔者用针放孔，早晚插二次，孔渐大，药条渐加，至十四日后，疔核、瘰疬、痔漏诸管自然落下，搽上玉红膏。

排脓散

治肠痈时时下脓。

黄芪、当归、金银花、白芷、山甲、防风、川芎、瓜蒌仁各一钱，水煎。后再一方治肠痈。

人中白散

治小儿走马牙疳，腐烂黑臭。

人中白煅红，一两　孩儿茶五钱　黄柏　薄荷　青黛各三钱冰片三分　为末，吹疳上，日六七次，涎流出为吉。

六味地黄汤 见集方门

四顺清凉饮

当归　胆草　黄芩　桑皮　车前子　生地　赤芍　枳壳各一钱　炙草五分　大黄　防风　川芎　黄连　羌活　柴胡　木贼各八分　水煎服。

荆防败毒散

治时毒，腮项肿痛，脉浮。

荆芥　防风　羌活　独活　前胡　柴胡　川芎　桔梗　茯苓枳壳各一钱　甘草五分　姜、枣引，寒甚加葱三枝。有力者加人参五分。

五利大黄汤

治时毒，焮肿赤痛，烦渴便秘，脉实有力者。

大黄　黄芩　升麻各二钱　芒硝　栀子各二钱三分　水煎。

连翘消毒汤

治时毒，疼痛，余肿不消。

连翘　川芎　当归　赤芍　牛蒡　薄荷　黄芩　花粉　甘草
枳壳　桔梗各一钱　升麻五分　水煎。

防风通圣散

治时毒，恶寒发热，燥烦口干，脉实。

防风　白芍　薄荷　川芎　桔梗　山栀　黄芩　白术　当归
连翘　荆芥　麻黄　滑石　石膏各一钱　甘草五分　芒硝钱半　大
黄一钱。

普济消毒饮

治时毒、疫疬传染，头面作肿。

黄芩　黄连各二钱　人参一钱　陈皮　元参　甘草　柴胡
桔梗各钱半　连翘　牛蒡　马勃　板蓝根　麻黄　僵蚕各五分　水
煎。另一方治时毒。

黄芪内托散

川芎　当归　陈皮　白术　炙芪　白芍　山甲　皂针各一钱
槟榔三分　水煎。

珍珠散

治玉茎皮损腐烂痛极及诸疮新肉已满，不能生皮者。

青缸红①如无，用靛花代之，五分　珍珠一钱，入豆腐内煮，研极细

---

① 青缸红：青黛异名。见《外科正宗》。

轻粉一两　共研极细末，掺疮上。

滋阴八物汤

治悬痈初起，悠悠作痛，状如莲子。

川芎　当归　赤芍　生地　丹皮　花粉　甘草节各一钱　泽泻五分　大黄便秘加一钱　灯心引。此疮生于谷道之前，阴器之后。又方见后。

铁布衫丸

治情不由己，事出不虞，重刑难免，当预服之，受刑不痛，可保身命。

自然铜煅红，醋淬七次　当归　无名异　乳香　没药　木鳖子用肉　地龙去头，晒干　苏木　等分为末，蜜丸如豆大，每服六丸，白汤送下。

凉血地黄汤

治血箭、血痣，血出如飞者。

黄连、当归、生地、山栀、元参、甘草各一钱，水煎。

炼金顶砒法

用铅一斤入小罐内，炭火溶化，投白砒二两于铅上，炼烟尽为度，取起，冷定打开，金顶砒结在铅面上，取下听用。

透骨搜风散
杨梅一剂散
九龙丹
升麻解毒汤
当归内托散
蛤蟆脱壳酒
搜风解毒汤
化毒散

五宝散

结毒紫金丹

天麻饼子

硫磺不二散

铅灰散

碧云散

以上各方俱载杨梅疮门

五味消毒饮

黄连解毒汤

疔毒复生散

七星剑汤

木香流气饮

解毒大青汤

人参补神汤

内托安神散

立马回疔汤

巴膏方

蟾酥丸搓条即为蟾酥条

以上各方俱载疔疮门

杨梅恶疮

朱砂一钱　百草霜二钱　黄纸包，烧烟熏鼻，口内含冷水，吐去服防风　荆芥　连翘　栀子炒　黄芩　车前　薄荷　川芎桔梗各一钱　滑石　当归各二钱　甘草五分　大便秘加大黄二钱，姜引。

王府秘传治杨梅疮方

大癞虾蟆一个，不用红眼者，轻轻拿住，恐走蟾酥，置圆口小瓶内，量能饮酒，一斤须折半斤可服，用物盖固其瓶口，加纸封固，不可出气，慢火煨煎，先将瓦瓶与酒共虾蟆称过，若煎干一半可住火，除去虾蟆，只取清酒温服，服后即将棉被覆暖取汗，汗干方可起动，勿坐当风处，若上部疮多，略吃些粥服，若下部疮多，空心服。如一服未全愈，再服一个，决全愈矣，且终身不发，屡用屡效。

专治杨梅积毒，名金蛇蜕壳

大虾蟆一个，黄色者　金花　银花各四两　陈醋一坛　将虾蟆、金银花捣烂，麻布包入坛内煮三炷香久，每日尽量饮，自愈。

又方治杨梅疮及蜡烛花①

轻粉五分研细，红枣五枚面裹火内烧，先起青烟，看黄云一起即取出，去皮、核同轻粉捣烂丸成，五丸用黄酒送下，过一时口内吐出青痰水，大肠泄出鱼冻样秽物二三次，服药后用土茯苓煎汤漱口，当茶吃，忌盐、醋、豆豉，此方效如神。

杨梅点药方

杏仁四十九粒，去皮尖　雄黄一钱　轻粉三钱　研末，猪胆调点。

又方

石膏煅　轻粉　黄柏各五钱　为极细末，掺烂上。

杨梅结毒

腐臭脓淋，诸药不效者。

细块矾红、明净松香各一斤，研极细，麻油调稠，先将葱汤洗净患上，擦上此药，油纸盖上，以布条扎紧，勿令血行，三日

---

①　蜡烛花：生于龟头的一种疮，因其形似蜡烛花故名。清·鲍相璈《验方新编·卷十九》："龟头生疮，甚至如蜡烛花。"

一换。

结毒紫金丹

治结毒日久，腐臭难闻，或咽喉、唇、鼻破坏，诸药不效者。

龟版酒炙焦黄，二两　石决明九孔者，煅红，童便淬之　朱砂各二钱
研极细，米饭为丸，每服一钱。筋骨痛，酒下；腐烂，土茯苓汤下。

治结毒硫磺不二散

发于咽内，腐烂，汤水难入者。

硫磺一钱　靛花五分　为末，凉水一盅调服，疼即止。

太医院刊行杨梅结毒恶疮历试万验

此症总不出气化传染、精化欲染二因，调养得法，轻者半年，重者一载乃可痊愈，若不依正治，欲求速效，误服轻粉、水银、火炼劫药，虽一时幸愈，而潜毒藏于骨髓，积久复成结毒，先从筋骨疼痛，皮色如常，将烂时色方红紫，腐臭不堪，自损形躯，害及妻子，可不慎哉。

疮初起，由外传染者，毒在表，急服透骨搜风散。

透骨草、生芝麻、羌活、独活、小黑豆、槐子、紫葡萄、白糖、六安茶、核桃肉各一钱，姜、枣引，水煎，露一宿，空心热服，被盖取汗，避风。

如体气厚实者，再服杨梅一剂散。

麻黄一两，蜜炙　威灵仙八钱　大黄七钱　羌活　白芷　皂刺
金银花　穿山甲　蝉蜕各五钱　防风三钱　山羊肉一斤　河水煮熟，取清汤二碗入黄酒一碗，将药煎至一碗，空心将羊肉淡食至饱，随即服药汤，盖被出汗，避风。

如疮初起，由内欲染者，毒在里，先服九龙丹。

木香、乳香、没药、儿茶、血竭、巴豆不去油　等分为末，生蜜调，旋丸如豆大，每服九丸，空心热酒送下，行四五次方食稀粥，肿甚者再一服，自消。

如服前药汗后无论外染、内染，体实者，再服升麻解毒汤。

升麻　皂刺各四钱　土茯苓一斤　用水八碗煮四碗，分四次服尽，每次加麻油三茶匙热服。疮在项以上加白芷，在喉加桔梗，在胸腹加白芍，在肩加羌活，在下部加牛膝，各四钱。

如体虚者，再服当归内托散。

人参　白术　木瓜　防己　金银花　天花粉　薏苡仁　白鲜皮滁州者佳　当归　熟地　白芍　川芎各一钱　土茯苓二两　威灵仙　甘草各五分　水煎二碗，作二次服。若毒盛倍加金银花、蒲公英、麦冬、苡仁、土茯苓各一两，常服以代茶。

如以后疮色淡白，疼减，内毒已解，用蛤蟆脱壳酒。

土茯苓五两　大虾蟆一个　好醇酒五斤　将两物浸酒内，封口，水煮二炷香久。次日饮之，以醉为止，再盖被出汗。余存之酒每日随量饮之，酒完疮愈，尽扫余毒，永无后患。

凡待从相近之人，欲免梅疮传染，宜服护从丸。

雄黄　川椒各五钱　杏仁百粒，炒，去皮尖　共为末，烧酒调白面为丸，每服钱半，白滚水下，决不传染。

杨梅疮成结毒，如结毒成肿，筋骨疼痛，先服搜风解毒汤。

土茯苓一两　白鲜皮　金银花　薏苡仁　防风　木通　木瓜各五分　皂角子四分　水煎，一日三服。气虚加人参七分，血虚加当归七分。忌牛、羊、鸡、鹅、鱼肉等发物、烧酒、房事。

如遍身破烂臭秽，体气实者，服化毒散。

生大黄一两　穿山甲炙，研　归尾各五钱　僵蚕三钱　蜈蚣一条
共研末，温酒调服，二钱，一日二服。

如体气虚者，服胰子汤。

猪胰子一两，切片　黄芪盐水炒　金银花各三钱　天花粉　贝母
去心，研　穿山甲炙，研　白鲜皮　青风藤　白芷　木瓜　皂刺
甘草节各一钱　当归　白芍各钱半　黄瓜蒌一个，道仁研　白色土茯
苓四两　河水四大碗　再加防己七分　鳖虱　胡麻二钱，炒，研　煎
汤二碗，两次服。

如结毒攻于口鼻，服五实散。

石钟乳四钱，似乳头下垂，似蜻蜓羽者真　朱砂一钱　珍珠二钱，豆
腐内煮半炷香，取出　冰片一钱　琥珀二钱　共研细末，药二钱加飞
罗面八钱和匀，每用土茯苓一斤煎水作五六次服，每次加五实散
一分。如鼻子腐烂，土茯苓内加辛夷三钱引。

如结毒久，面鼻烂损，服结毒紫金丹。

龟版二两，炙焦，白酒浆涂，再炙研　朱砂六钱　石决明六钱，九孔
者，煅红，童便淬一次　共研极细末，和米饭捣为丸，如粟粒大，
每服一钱，土茯苓汤下。

如结毒入头顶，头痛如破，服天麻饼子。

天麻　薄荷　甘松　白附子去皮　白芷　苍术炒　川芎　川
乌炮去皮　防风　细辛　生甘草各五钱　雄黄　全蝎各三钱　共为
末，白面糊为丸，如豆大，捻作饼子，每服二十饼，葱白煎汤送
下。外以碧云散向鼻孔吸之方见后。

如毒攻咽喉腐臭，服硫磺不二散。

硫磺二钱　靛花一分　研细，凉水调服。

如结毒筋骨疼痛，服铅灰散。

黑铅半斤，铜勺化开，倾入水内，取出再化，再倾，以铅化尽为度，将铅铺在三重纸上，纸下用灰收干水气，晒干，和硫磺各等分研细末，温酒调服一钱。

各种疔疮

白菊花连根、叶打烂取汁，冲开水服，渣敷即消。

羊毛疔

初起身发寒热，心坎、背心有红点如疹子形，用衣针挑破取出羊毛，再用雄黄末五钱，青布包扎，蘸酒于前心坎擦之，自疮外四围大圈之，渐圈至内，其毛即奔至后背心，再于背心照前擦之，其毛俱拔出，于布上埋之，内服五味消毒散。

金银花、野菊花、蒲公英、紫梢天葵子、紫花地丁香各二钱，煎加酒一杯，热服、盖被取汗。

治一切恶疮不敛

瓦松阴干为末，先以槐枝、葱白汤洗净，后掺之，立效。

治疗良方

菊花四两　甘草四钱　水煎二碗服，如疗有红丝，以灯草蘸油迎丝头连烧数次，并烧疮头多次。

唇上生疔

大腿弯中紫根上用针刺出血即愈。

消疔简便方

治疗疮及诸恶毒初起，但未成脓者。

白矾末三钱　葱白七茎　同打极烂，热酒陆续送下，再吃葱白汤一杯，被盖取汗，其痛若失。

红丝疗

生于手掌及指节或脉筋之间，形似小疮，渐发红丝，上透手膊，令人寒热，恶心呕吐，迟者红丝至心常能杀人。轻者于红丝尽处用灯草蘸油烧数点，疮上亦烧数点，服万灵丹汗散；重则用瓷锋于红丝头、尾处刺出恶血，仍照灯烧、汗散之法治之。

凡疗毒贵在初起即治，十全十活。初起项以上者，三阳受毒，切忌灸法，宜用后挑疗法；如项以下者，三阴受毒，即当先用灸法。

太医院刊行各种疗疮历试万验奇方

此疮或因贪嗜炒、炙、烧烤厚味，或误食瘟死六畜毒肉，或受四时不正疫气，有朝发夕死，随发随死，或三五日而死，或半月一月而仍死者，若不急治或药不对症，立判存亡，可不慎哉？

疗有五种颜色发于五脏歌

疗名火焰发心经，往往生于唇指中，心作烦时神恍惚，痛兼麻痒疱黄红。

毒发肝经名紫燕，此患多于筋骨见，破流血水烂串筋，指青舌强神昏乱。多生于手足、腰胁，初生紫泡，指甲多青。

黄鼓由于脾经毒，多生口角与颧骨，疱黄光润红色缠，麻痒硬僵兼呕吐。亦生腮、颧、眼胞上下及太阳正面之处。

毒发肺经名白刃，疱白顶硬根突峻，易腐易烂多损腮，咳吐痰涎气急甚。

从来黑靥发肾经，黑斑紫疱硬如钉，为毒极甚疼牵骨，惊悸沉昏目露睛。多生耳窍、胸腹、腰肾偏僻软肉之间，手足青紫。

凡治疗症贵乎早，三阴三阳更宜晓，在下宜灸上宜针，速医即愈缓难保。火焰疗、紫燕疗、黄鼓疗、白刃疗、黑靥疗，名五种疗。

内 治 法

初起宜服五味消毒饮汗之

金银花二钱　野菊花　蒲公英　紫背天葵子　紫花地丁香各一钱半　煎加酒半杯，热服、盖被取汗。

如发热，口渴，便闭，服黄连解毒汤。

黄连　黄芩　栀子各二钱　加生大黄一钱半　葱头五个　煎服。

如疔毒将欲走黄，服疔毒复生散。

金银花　栀子生研　地骨皮　牛蒡子炒　连翘　木通　牡蛎煅　生军　花粉　皂刺　乳香　没药各一钱　酒水各半煎服，不饮者少加酒引。

如已走黄者，急服七星剑汤。

苍耳头　野菊花　豨莶草　地丁香　半枝莲各三钱　蚤休二钱　麻黄一钱　好酒一斤煎至一碗，热服、盖被取汗。

如手足冷、六脉绝，乃毒闭元气，急服蟾酥丸，随服木香流气饮，脉即现。

木香五分　当归　白芍　川芎　紫苏　桔梗　枳实面炒　乌药　陈皮　半夏　茯苓　黄芪　防风　青皮各一钱　槟榔　枳壳　大腹皮　泽泻　甘草节各五分。若疮在下部加牛膝，此木香流气饮，姜、枣引，煎服。蟾酥丸须买现成法制者，如无，依方自制，方载后。

如烦燥谵语，乃毒内攻，服解毒大青汤。

大青叶、木通、栀子生研、桔梗、麦冬去心、元参、人中黄、知母、升麻、淡竹叶、熟石膏各一钱，大便闭加大黄，灯心十二根煎，食远服。

如溃破，五心烦热，乃余毒未尽，服人参补神汤。

人参　陈皮　茯苓　麦冬　当归　地骨皮　黄芪　白术　远志各一钱　柴胡　黄连　炙草各五钱　粳米一撮煎，食远服。

如针后出脓，虚弱惊悸，乃元气已伤，服内托安神散。

人参　麦冬　茯神　黄芪　白术　元参　陈皮各一钱　炙草　远志去心　石菖蒲　枣仁炒，研　五味子研，各五分　临服入朱砂三分，食远煎服。

如攻利大过，发热，脉虚大服补中益气汤。方见前篇。

如发汗后，汗不止，热不退，疮不疼，便不利，乃里虚，服八珍汤。方载前篇。方内加黄芪、麦冬二味。

外　治　法

疗发项以上，乃三阳受毒，用铍针刺入疮心四五分，挑断疗根，取出恶血，随用立马回疗丹插入孔内，外以巴膏盖之。

立马回疗丹

蟾酥酒化　轻粉　白丁香　硇砂各一钱　乳香六分　雄黄　朱砂　麝香各三分　蜈蚣一条，炙　金顶砒五分　为末，面糊搓如麦子大，插入疮孔一粒。

巴膏方

象皮　穿山甲各六钱　山栀子八十个　儿茶二钱　人头发两半　血竭一钱　硇砂三钱　黄丹飞过　香油四斤　桑、槐、桃、柳、杏枝各五十寸　上药用油煎枯，去渣，每油一斤入黄丹六两，慢火熬至滴水成珠，再入血竭、儿茶、硇砂等末，搅融倾入凉水内，扯千余遍拔去火气，收贮，用时不宜见火，重汤炖化，薄纸摊贴。本方加巴豆仁十五粒、木鳖子八个更妙。

如疔生项以下，乃三阴受毒，先当灸艾火以遏其毒势，亦须针刺出恶血，插入前药一粒，盖以巴膏。若旁肿硬，用针乱刺肿硬之处，多出恶血，否则走黄。

挑疔根法

先将针身横刮疔顶，皮开方直针入疔根，先出紫黑血，再挑刺至鲜血出，以知痛为止。随填拔疔散满疮孔，太乙膏盖之，过三四时拨去旧药，换以新药，若药干、无水、不痛者，此挑法未断疔根也。再深挑之，必要入药，知痛、有毒、水流乃止，至三四日后，疔顶干燥，以琥珀膏贴之，使疔根托出，换九一膏拔之，黄连膏抹之，外盖白膏生肌敛口。

拔疔散

硇砂　白矾　朱砂　食盐用铁锈刀烧红煅之　等分　择丁日午时研末，擦患处，化硬搜根。

蟾酥丸

蟾酥二钱,酒化　轻粉　铜绿　枯矾　胆矾　寒水石　乳香没药　麝香各一钱　朱砂三钱　雄黄三钱　蜗牛二十一个　共为末，称准，于端午日午时在净室中先将蜗牛研烂，同蟾酥和研稠黏，方入各药共捣极匀，丸如绿豆大，每服三丸，用葱白五寸令患者嚼烂，吐于手心内，男左女右，将药丸裹入葱泥内，用无灰热酒一茶杯送下，被盖出汗为度，甚者再用一服。如外用将药搓 作饼，随症可敷、可服，修合时忌妇人、鸡犬见之。搓条即为蟾酥条插于疮孔。

蜡矾丸方见前

碧云散

鹅不食草一两　川芎一两　青黛一钱　为末，患者口噙凉水，

374

以管吹药疼之左右鼻内，取嚏为效。

背发初起

羊油、猪油生切片，冷水浸贴，热即换。

又方

芭蕉根打碎涂之。

发背神方

苦参根洗净、捣烂，同鸡蛋清搅如糊，未溃者满涂之，已溃者四围涂，中心留顶，若经时药干，以井水扫润，有起死回生之功，勿以平常忽之。

发背膏药方

昔人欲得此方甚难，礼下于人，设法购求，方得到手，和药施送，无不立效。

滴乳香　净没药二味俱用箬包，烧红，砖压去油　鲜红血竭　白色儿茶　好银朱　杭州定粉　好黄丹各四两　好铜绿二两　共碾，无声听用，照疮大小用厚连四纸一块，以针多刺小孔，每张称药末五钱，麻油调摊纸上，再用油纸一块盖上，用线周围缝合，将刺孔一面贴疮处，以软绢扎紧，自然止痛化腐生新。过三日，将膏揭开，浓煎葱汤，将疮上洗净拭干，将膏药翻过，用针照前多刺小孔贴之，因药品甚贵，取其又得一面之药力也。无火之人，内服十全大补汤方载集方门。有火者本方去肉桂。至重者，用膏二张，百无一失，宝之。

又方

治发背、诸肿毒初发，焮热未破者。

陈粉子即隔年小麦粉砂锅炒成黄黑色，冷定为末，陈米醋调糊，熬如黑漆，摊布上，贴之，即如冰冷，疼痛随止。少刻觉痒干亦不可动手，久则自消、自脱，药易而功大矣。

脑疽、发背，一切恶疮初起方

采独茎苍耳草一根连叶用，细切，不见铁器，用砂锅入水二大碗熬至一碗，如疮在上部，饭后徐徐服，俟吐出，吐后再服，以药尽为度；如疮在下部，空心服，疮自破，出脓，以膏药贴之。京兆张公伯玉榜示此方传人，后昆弟皆登科甲。

发背、对口、一切痈疽大疮溃烂，有回生功效

宫粉一两　轻粉　银朱　雄黄　乳香　没药各二分半　共研极细末听用，先以好浓茶洗患处，后将獭猪腰子切开，掺末五分，于腰子上盖患处，待药如蒸，良久取去，一日一次，拔毒减痛，溃出脓秽，不可手挤。极重者七八次即愈，此方济人甚多。

吕祖治发背灵宝膏

桐庐一人，因母患发背百治不瘥，祈祷备至，一夜梦祖师曰：君至孝恪①，天命予救，拔迟即不可复疗，遂授此方得痊，留以传世。

瓜蒌五枚，取子去壳　乳香五块，如枣大者　共研末，以白蜜一斤同熬成膏，每服三钱，温黄酒化服。

治发背如神真秘方

狗牙取大者，炒黑，研细末，先以葱汤洗疮，再将好醋调前药敷患处，即愈。

悬痈生于谷道之前，阴器之后，又名海底穴，初生状如莲子，少痒多痛，渐加桃李，溃后成漏，沥尽气血变为劳瘵，不达者多。

---

① 孝恪：恪：音"客"，kè；恭敬，谨慎。孝恪，孝顺而恭谨。《续资治通鉴·宋真宗咸平六年》："左卫上将军信国公元祐，孝恪敏悟，帝所钟爱。"

大粉甘草四两长流水浸，火炙干，再浸再炙三次，切片。甘草三两、归身三两、水三碗，煎至稠，去渣再煎，稠厚为度，每服三钱，热酒化膏空心服。未成者消，已成者溃，既溃者敛。

治对口仙方

鲫鱼一尾，去鳞肠，捣烂入头垢五六钱，再捣极匀，蜜调，从外围入里面，留顶出毒气，二次全愈，立时止痛，内服三香定痛饮方载集方门则能起死回生矣。

又方

姜汁磨金墨，四边围住，以白梅、猪胆涂疮口，即愈。

又对口初起不论偏正

蛇蜕一条，煅灰，好酒调服即愈。

大麻风癫

黄柏末、皂荚刺灰各三钱，研匀，空心酒服。取下虫物并不损人，食白粥两三日，服补气药数剂，如肢肿用针刺出水，再服。忌一切鱼肉、发风之物。初起用万灵丹发汗。

必胜散

治麻风，血热秘结，脏腑不通。

大黄　槟榔　白牵牛各一钱　粉霜钱半　为末，每服一钱。生姜一两，赤砂糖三钱和末一钱临卧顿服，神效。或齿缝有血，贯众、黄连各三钱，煎水，加冰片少许，频频漱口。

人面疮

名孽疮，形似人面，有眉目口鼻，能饮食。

用新鲜猪肉三片纳在人面疮口，每日纳三片，七七四十九日，每日换膏药封口，自愈。

又方

日服贝母兼以贝母末揠①人面疮，食亦效。

应声虫

昔一人喉下胸膈之间有应声虫，诸药不能治，医者令读本草，读至青盐，虫不敢应，即服青盐，虫即化矣。

肺痈

多因七情、饥饱、劳役损伤脾肺而生者；亦有劳力内伤、迎风响叫、外寒侵入，不得发泄而生者。初则咳嗽，胸膈隐痛，项强不能转侧，是其真候；渐咳脓痰，黄色腥臭，脉洪，自汗，胸胁胀疼，形削声哑，咽痛，转为肺痿，危急之症。

大瓜蒌一个开一孔，内有子多少粒，数配杏仁去皮尖如数入瓜蒌内，将孔封固，黄泥包，煅红，无烟去杏仁，将瓜蒌子又配贝母如前数，研末，蜜调二钱，临卧时灯心汤漱净口服。

又方

薏苡仁略炒为末，糯米饮调服，或煮粥，或水服，当下脓血而安。

又方

橘叶绞汁一盏，服之，吐出脓血自愈。

肺痈奇验方

初起咳而两胸疼者即是，速服此方。

元参半斤　天冬四两　桔梗二两　炙草一两　水十碗，煎至二碗，入蒲公英、金银花各五钱，再煎一碗，食后即服，初起者自消，日久者即生肉，奇方也。

---

① 揠：音"轧"，yà，压。

又

肺痈唾浊，但坐不眠。

皂荚刮去皮弦，酥炙为末，蜜丸，以枣膏和汤服。

又方

绿橘叶捣汁一杯服，吐出脓血。

又方

薏苡仁三合，水煮，入酒少许，分作二服。

肺痈

吐脓，五心烦热，壅闷咳嗽，气急。

贝母　紫菀　桔梗各钱半　甘草　杏仁各七分　水煎，为末。白汤调二钱服亦可。

肺痈已吐脓血后宜服此方

炙芪、白芷、五味子、人参各等分为末，每服三钱，蜜汤下。

肺痈肺痿

治久咳，咯吐脓血，胸膈不利，声音哑嗌。

乌梅蜜拌蒸，取肉八钱，捣膏　罂粟壳去膜，蜜拌炒，为末，一两加蜜和为丸，每服二钱，乌梅汤下。

肺痈已成、未成，胸中隐痛，咯吐脓血

金色活鲤鱼一尾，约四两重　贝母一钱　将鲤鱼连鳞，只剖去肠肚，勿经水气，用贝母末掺在鱼腹内，线扎之，用上白童子小便半大碗，将鱼入内，重汤顿煮熟，食之，连童便分作二次食，其功最捷。

肺痈

吐出腥臭浊痰。

桔梗、蒌仁、升麻、米仁、桑皮、葛根、炙草、葶苈各一
钱，姜引。

流注

漫肿疼痛。

香附为末，酒和，量疮大小作饼，覆患上，熨斗熨药末，未
成者消，已成者溃。

附骨疽

多生于大腿之间，肿痛彻骨，阴寒水湿入骨之疾也方见前鹤
膝门。

鹤膝风

两膝作痛，久则膝愈大而腿愈细，乃败症也，非大防风汤不
能治。又治附骨疽皮色不变，大腿通肿疼痛。

人参二钱　防风　白术　附子　当归　白芍　川芎　杜仲
黄芪　羌活　牛膝　甘草各一钱。

脚肿酸痛，麻痹不仁

槟榔　紫苏　木瓜　香附　陈皮　大腹皮各一钱　木香三分
羌活五分　葱、姜引。

肠痈

小腹坚硬如掌而热，按之则痛，日浅未成脓，脉实而有力
者，大黄汤主之。

大黄　朴硝各一钱　丹皮　白芥子　桃仁去皮尖,各三钱　水
煎。若痈已成，时下脓血，排脓散主之方见前。

脏毒

蕴毒流注肛门，结成肿块，有内外、虚实之辨。脉数有力，
肛门突肿，肉泛如箍，此为外发，属阳，易治，四顺清凉饮、内

消沃雪汤主之，人中白散擦之；脉数虚细，肛门内藏，结肿刺痛如针，遇夜尤甚，属阴，难治，宜加味四物汤、六味熟地丸调治，脓出则安方见前后。

加味四物汤

当归、川芎、熟地、白芍、黄柏、知母、花粉、甘草，水煎余方见前。如脏毒已成，红色光亮欲作脓，不必内消，宜服内托黄芪散方见前。

臀痈

生于小腹之后，湿热结聚而成，必使毒气外发庶不内攻，初起宜内消沃雪汤。以膏贴顶，四围用如意金黄散敷之，兼用托药方见前。常有不知治法，内服败毒寒剂，外敷凉药，多致不救。

阴疮

妇人阴中突出如蛇，或似鸡冠、菌茄等样并治。

雄黄—钱　葱管藜芦①—钱　轻粉　鳖头焙黄色，各一钱　冰片一分　研极细。先以川芎、当归、白芷、甘草、龙胆草各二钱，煎汤洗浴患上，随后搽上药末，早晚二次，其患渐收。

妇人阴中作痒及内外生疮

杏仁去皮尖　轻粉　水银铅制　雄黄各一钱　为末，每用五分，枣肉一枚和末为丸，用丝棉包裹，留线头在外，纳入阴中，一日一换，四次而愈。

伤寒发颐

项之前后结肿疼痛，身热坚硬者。

柴胡　花粉　干葛　黄芩　桔梗　连翘　牛蒡　石膏各一钱

---

① 葱管藜芦：藜芦。清·杨时泰《本草述钩元》："黎黑色，其芦有黑皮裹之，故名，根际似葱犹葱之有须，俗名葱管藜芦。"

甘草五分　升麻三分　水煎。

如身微热，不红疼痛者宜

牛蒡子　桔梗　陈皮　花粉　黄连　川芎　赤芍　甘草　苏木各一钱　水煎。

小腹痛

小腹漫肿坚硬，初起宜灸法，次服养胃补托之剂，十全大补汤倍加参、芪、姜、附，误用克伐寒凉药，必至难治方见前，灸法亦见前。

鹅掌风

掌皮枯厚，不破裂不已。

白矾　皂矾各四两　孩儿茶五钱　柏叶半斤　用水十碗煎药，先以桐油抹患上，再用桐油纸捻熏之，然后入药水内熏洗。

时毒

感四时不正之气而成，头面、耳项发肿，寒热交作，荆防败毒散或万灵丹发汗以散之此治邪在表者；如鼻面渐次传肿，便秘口干为邪在里，五利大黄汤、四顺清凉饮下之；又头角、两耳前后结肿者，知母石膏汤、小柴胡汤和之；通用防风通圣散加牛蒡、元参；劳役、凶荒、沿门传染者，普济消毒饮、藿香正气散以安之；肿热甚，如意金黄散敷之方俱见前。

五瘿六瘤不论新久但未穿破者

琥珀一两　血竭二两　京墨　五灵脂　海带　海藻　南星各五钱　木香三钱　麝香一钱　为细末，每服一钱，蜜丸，金箔为衣，热酒送下。

痈大如盘，臭不可近

桐树叶醋蒸贴之，退热止痛，渐渐收口，秘方也。

多骨疽

疮口不合，骨从孔出。

掘地作坑，口小裹大，深三尺，以干鸡屎二升同艾及荆叶入坑烧烟，将疽就熏，用衣拥盖，勿泄烟气，半日当有虫出。

又方

当归　川芎　白芍　熟地　白术　山药　丹皮　山萸肉　炙芪各一钱　甘草　肉桂　五味子各五分　姜、枣引。

蟮拱头俗名脑猪

皆父精母血蓄毒而成。

愈而复发，三品一条枪插孔，化膜自愈方见前；如不敛口，用化铜旧礶为末，香油调搽。

小儿遗毒

秉受父母梅疮而成，发无定处。

用土茯苓汤调人中黄末，日数次，每次服三分，外以解毒紫金丹磨搽方见前。

简便良方卷之五补遗

补　遗

凡伤寒等大症，有必须重用人参方能有济者，无如贫家何能措办，无可如何？倘遇阴寒厥逆等症竟多用附子、肉桂、白术可耳。

阴寒直中肾经

面青鼻黑，腹中痛，欲死而囊缩，救之稍迟，则遍身青黑而死。

速用人参五钱　白术五两　附子一两　干姜五钱　肉桂六钱水煎急灌之。此症最重、最急，若不用此等猛烈大热重剂斩关直入，何以逐阴寒而追亡魄，祛毒气而夺阳魂？故人参犹可少用，而桂、附不可不多，况贫寒之家无力买参，故方中又特多用白术以驱驾桂、附，以成其祛除扫荡之功而奏返魄还魂之效耳。无人参以高丽参代之。

党参有力者必须用人参三钱水煎，三剂愈。

伤寒遍身发斑，或心窝内发斑，危症也

用升麻　荆芥　黄连　茯神各三钱　当归一两　元参三两　花粉五钱　甘草一钱　水煎。

伤寒结胸燥烦者，危症

用花粉五钱　枳壳一钱　陈皮五分　麦芽　天冬　桑皮　神曲各三钱　水煎一剂，若以大陷胸汤荡涤，于已汗、已下之后，多有速其死矣。

伤寒已汗、已吐、已下而身仍热如火

党参　茯苓　元参　当归　麦冬各五钱　　白芍一两　柴胡一钱
白芥子二钱　陈皮五分　水煎。

伤寒六七日，脉微，手足厥冷，燥烦

白术四两　附子一两　干姜五两　水煎一剂而生，凡有厥逆以
此方投之，无不神效。

伤寒变结胸　伤寒病在下，结胸病在上

瓜蒌一枚捶碎，入甘草一钱煎服，盖食结在胸，非大黄、芒
硝、枳壳、厚朴、槟榔之类可能祛逐，必得瓜蒌始能陷之。

翻胃变噎膈

熟地一两　山茱萸四钱　麦冬　当归各三钱　　五味子　元参
白芥子各一钱　牛膝二钱　水煎服。若翻胃初起只以逍遥散方见女
科加黄连一钱，服立止，但此必食入即吐之症用之神效。

治真寒假热之法

如人上部冰凉，下部火热，渴欲饮水，饮水下喉即吐，此真
寒现假热之象。

当用八味汤大剂主之。而人或不敢用，当以法治之。以一人
强有力者擦其两足心，如火之热后，用吴茱萸一两、附子三钱、
麝香一分为末，以少少白面同打为糊作膏一个，贴在两足心之
中，少顷必睡，睡醒其病自失矣，急以八味地黄汤服之。

治真热假寒之法

如人外身冰凉，内心火炽，发寒发热，战栗不已，此内真热
外现假寒之象。

当用三黄石膏汤加生姜汁乘热饮之。而人或不敢用，当以法
治之，用井水一桶，以水扑心胸，似觉心快扑之至二三十次，则

内热自止，而外之战栗不觉顿失。急以元参、麦冬、白芍各二两服之。

暴病中寒，脉微欲绝，四肢冰冷

急服生附子、干姜各五钱救之。

伤寒相舌秘法

凡见舌白苔者，邪火未甚也，小柴胡汤解之方见前。

舌黄色者，心热也，黄连、栀子以凉之。

舌黄而代灰色者，胃热也，石膏、知母以凉之。

舌黄而带红色者，小肠、膀胱热也，栀子以清之。

舌红而白者，肺热也，黄芩、苏叶以解之。

舌黑而带红色者，肾虚而夹邪也，生地、元参，又入柴胡以和解之。

舌红而有黑星者，胃热极也，石膏以治之，元参、干葛亦可。

舌白苔而带黑点，亦胃热也，仍用石膏以凉之。

舌红而有白点者，柴胡、黄连以解之，盖心、肝同治也。

舌黄而有黑者，肝经实热也，柴胡、栀子以解之。

舌白而黄者，邪将入里也，急用柴胡、栀子以解之，不使入里，柴胡乃半表半里必用之药。

舌中白而外黄者，邪入大肠也，必须五苓散以分水，水分则泻止矣。

舌中黄而外白者，邪在内而非外，在上而非下，柴胡、枳壳以和解之，五苓散亦可。

舌根黄而光白者，亦胃热而带湿也，石膏为君，而少加猪苓、泽泻。

舌黄而隔一瓣一瓣者，邪湿已入大肠，急用大黄、茵陈下之，不必用抵挡、十枣汤也。

舌红而开裂如人字者，邪初入心，石膏、黄连以解之。

舌根黑而尖带红者，肾中有邪未散，柴胡、栀子以解之。

舌根黑而舌尖白者，胃火乘肾也，石膏、知母、元参以解之，不必论其渴与不渴、下利不下利也。

舌根黑而舌尖黄者，亦邪将入肾，急用大黄下之，然须辨其腹痛与不痛，按之腹痛而手不可近者，急下之，否则只用柴胡、栀子以和解之。

舌纯红而舌尖独黑者，肾虚而邪火来乘也，不可用石膏汤，肾既虚而用石膏汤是速之死也，用元参一二两以救之。

舌有中心红晕而四边纯黑者，君相一火炎腾，急用大黄加生地一两下而救之。

舌有中央灰黑而四边微红者，邪结于大肠也，下之则愈，不应则死。

舌有外红而内黑者，火极似水也，急用柴胡、栀子、大黄、枳实以和利之，若舌又见刺，则火亢热之极矣，多用前药方可。总之，内黑而外白，内黑而外黄皆前症也，必须用前药治之。

舌有纯红而露黑纹数条者，此乃阴症，其舌苔必滑，必恶寒恶水，下喉必吐，倘现纯黑之舌乃死症也。

关隔症

上不得吐，下不泻最危最急，法当和解。

柴胡　郁金　茯苓　白芥子　花粉　苏子　荆芥各二钱　白芍五钱　甘草二钱　水煎服。

伤寒阳症

发斑，身热大渴，气喘，舌燥，扬手出身或中暑热，大渴，饮水数桶不止，汗如雨下，大喊狂呼，日重夜轻。

元参　麦冬各三两　升麻二钱　黄芩　生地各一两　防风　花

粉　青黛　生甘草各三钱　桑白皮五钱　苏叶一钱　水煎服，二剂。

气喘痰涎如锯非热也，乃下元寒极逼火上喘最危之症。

熟地四两　山茱萸　麦冬各三两　五味　牛膝各一两　附子肉桂各一钱　冰水泡，冷服。

真热

真热者，口干极而呼水，舌燥极而开裂、生刺，喉日夜痛而不已，身大热烙手而无汗也。

麻黄　黄连　黄芩　石膏　知母各三钱　半夏　枳壳各二钱甘草一钱　当归五钱　水煎服。

真寒手足寒久不回，色变青紫，身战不已，口噤出声而不可禁也。

附子三钱　肉桂　干姜各二钱　白术三两　人参一两　水煎服。或高丽参代人参亦可。

尸厥气闭、中邪、中恶、中风不语

生半夏三钱为末，水丸塞鼻孔中，则喷嚏不已，用水饮之，立止。

又方

尸厥气闭用瓜蒂七个，水二碗煎汤一碗，加盐少许灌之，即大吐浓痰而愈。或用皂角刺研末吹鼻，打嚏，吐痰如黄物者愈。

抬肩，大喘气逆，痰吐不出不得卧

柴胡　当归　黄芩　射干　甘草　半夏各一钱　茯苓　麦冬桔梗各二钱　水煎服。

中痰声响

白术　茯苓各三钱　附子　南星各一钱　半夏二钱　水煎服。下喉即痰净气清。有力者加人参。

388

气喘不能卧，吐痰如涌泉非外感乃肾寒也

用六味丸汤加附子、肉桂大剂饮之方见前。

心痛呼号，口渴

贯众　乳香　白芍　栀子各三钱　甘草五分　水煎服，十剂。

大吐

手足厥冷，少腹痛甚，以火热之少快，否则寒冷欲死。

附子一个　白术四两　肉桂一钱　干姜三钱　水煎服。

火热大泻火泻者，口渴，舌燥生刺，苔黄、黑色，腹痛手不可按，所以用大黄、黄连。

大黄　黄连　车前子各五钱　甘草二钱　水煎服。

心气痛，经年不愈

苍术二钱　白芍五钱　当归一两　肉桂　良姜各一钱　水煎服。

热邪来犯心包，按之转痛，呼号不能安席

白芍一两　栀子三钱　甘草一钱　陈皮五分　生地五钱　当归三钱　水煎服。

上焦热盛

吐痰如涌泉，面赤喉痛，不欲盖衣而下身冰凉此上假热而下真寒。

附子一个　熟地半斤　山茱萸四两　五味子　麦冬各一两　茯苓　泽泻　丹皮各三两　山药四两　水十碗，煎四碗，凉服，二刻内四碗全服。

痰结胃中

不能吐出，狂言，如见鬼状，时发时止，气塞胸膛。

牛肉五斤，水一大桶煎汤饮之，至不可食而止。以鸡翎探

喉，必大吐，吐出痰块黄色而顽，若不吐出，再饮之，吐尽病失，后以陈皮茯苓甘草白术汤徐徐饮之。

欠伸而两手不能下

将人抱住缚在柱上，又把木棒打去，病人自然把手遮隔而两手自下矣，后用当归一两　川芎　生地各五钱　红花五分　桃仁五个　甘草　大黄各一钱　丹皮二钱　水煎服，二剂。比有妇人亦得此症者，亦缚在柱上，令一人解其下衣，而彼怕羞自然以两手来遮隔，亦一时手下，亦以此汤治之可也。

中暑猝倒，心痛欲死难治之症

急用青蒿一两　黄连　白术各三钱　茯神　藿香各五钱　香薷　半夏各一钱　水煎服，有力者加人参二钱。

中暑忽倒

口吐白沫，将欲发狂，身如火烧，紫斑烂然多不可救。

急用元参　麦冬各三两　升麻　荆芥　黄连　黄芩各三钱　天冬　青蒿各一两　三剂可愈。

感暑霍乱，欲吐不能吐

白大米　茯苓各三钱　紫苏　陈皮　肉桂　香薷各五分　芍药五钱　藿香　花粉各一钱　白蔻一粒　水煎，冷服。

霍乱

腹痛，欲吐不能，欲泻不得，四肢厥冷，身青囊缩难救之症。

先以阴阳水探吐之，若不应，急用香薷　吴茱萸开水泡过　茯苓　白术　木瓜各三钱　附子五分　藿香一钱　服下即回生矣。此乃下虚寒而上感暑热之症，此方为治干霍乱之神方也，然必四肢冷，身青囊缩方可用此方。

中暑霍乱，上吐下泻

青蒿　茯苓各一两　干葛　香薷　陈皮各一钱　白术三钱　扁

豆二钱　煎服。

中暑

雷真君曰：中暑亡阳汗出不止，立时气脱者，死症也，用独参汤妙矣。而贫家何从得参，不若以当归补血汤救之。

用当归一两　黄芪二两　加桑叶三十片　水煎服。

痿废骨空，不能起立

元参　熟地各三两　麦冬　山茱萸各二两　水煎。

风懿症

奄忽不知人，不疼不痛，卧于床褥，终岁经年，此风湿症也。

用白术　芡实各五钱　薏仁一两　山药　党参　白芍　白芥子各三钱　前子　甘草　陈皮　柴胡各一钱　水煎服。

痛风症

乃中湿入于关节、骨髓之中，则痛不可忍，手足牵掣腰脊，伛偻，经年不能起床。

用薏仁　芡实各一两　茯苓三钱　车前子一钱　白术五钱　肉桂一分　水煎浓汁服。

痿症奇方

薏仁　熟地各三两　麦冬一两　五味子一钱　牛膝五钱　水煎。

水肿症

目突口张，足肿气喘。

用熟地　山药　苡仁各一两　山茱萸　茯神各五钱　车前子三钱　肉桂钱半　牛膝一钱　水煎。

治黄瘅

薏仁　车前子各三两　茵陈三钱　茯苓二两　肉桂三分　水煎

391

服，四剂。

治黄瘅内伤之湿

白术　茯苓　薏仁各一两　茵陈　栀子各二钱　陈皮五分　水煎，十剂愈。

火盛舌如芒刺，唇口开裂，大渴引饮

元参二两　麦冬一两　甘菊花　青蒿各五钱　白芥子　生地　车前子各三钱　水煎。

燥症，舌干肿大，溺血、便血

熟地　当归　白芍各一两　元参　沙参　麦冬各二两　车前子　生地各五钱　地榆二钱　水煎，二剂。

干燥火盛，大肠结粪如羊屎名曰肠结。

熟地二两　元参　当归各一两　生地　牛膝　麦冬　山茱萸　肉苁蓉各五钱　山药二钱　水煎，一连服数十剂，方改用六味地黄丸，庶有生机。

燥极口吐白血血未有不红者，今吐白血乃肾精所化成白沫也，不信将白血露一夜必变红矣。

熟地一两　山茱萸　山药　茯苓各五钱　麦冬一两　丹皮　泽泻各二钱　五味子一钱　水煎，一连二十剂。

燥极，一身无肉，嗌干，面尘，体无膏泽，足心热乃血干精涸也。

当归　白芍　麦冬各五钱　熟地一两　川芎二钱　牛膝三钱　桑叶三十片　水煎多服。

燥症咳嗽伤肺，吐血吐脓

金银花　麦冬　元参各三两　甘草　天门冬　桔梗各三钱　水煎。

392

心因寒气侵而痛手足温者为寒痛

良姜　白术　苍术　贯众各三钱　肉桂　甘草各一钱　水煎。

心因火气蒸而痛手足冷者为火痛

栀子三钱　甘草　半夏　柴胡各一钱　白芍二两　水煎。

又方

贯众　白芍　栀子各三钱　甘草一钱　水煎。

胁痛肝病也

白芍二两　熟地　当归各一两　白芥子　甘草各三钱　栀子一钱　山茱萸五钱　水煎服。

腹痛之最急者莫如绞肠痧

用马粪一两　黄土五钱　先将马粪炒黑，次将黄土微炒，用黄酒乘热服五钱，立时见效。

便血又尿血

用生地一两　地榆三钱　水煎服，二症俱愈。

腰痛又头痛此头痛非感冒头痛

用熟地一两　杜仲五钱　五味子二钱　煎服。

卒然见鬼　卒倒或感遇阴邪、尸气，不省人事

以瓜蒂七个煎水吐之，必吐痰倾盆，若仍见鬼，再吐之，以不见鬼为度，然后用白术一两　茯苓五钱　白薇一两　半夏　神曲炮姜各一钱　陈皮五分。

又方　治见鬼，感触邪气。

苍术三两煎水一碗饮之。

治痨虫、尸气此症感之日久，遂至生虫而蚀人脏腑，每至不救，得染不已，必至灭门，贻祸后世。

鳖甲醋炙　山药　熟地　沙参　地骨皮　山茱萸　党参各一斤　茯苓　白薇　白芥子各五两　鳗鱼即白鳝一斤　先将鳗鱼煮熟、打烂，和药末，米饭为丸，每日五更时服一斤，虫即化为水矣。

离魂症乃魂出外，自觉吾身之外更有一吾。

生枣仁　当归　白术各一两　茯神　麦冬各五钱　柏子仁　白芥子各三钱　远志　丹砂各一钱　龙脑五分　水煎服，有力者加人参。

翻胃朝食暮吐

熟地三两　山茱萸二两　肉桂　茯苓各三钱　水煎服。倘食下即吐之症，去肉桂加麦冬一两、五味子一钱服。

失血有从口鼻出，或从九窍出，或从皮毛之孔而出

熟地二两　荆芥一钱　三七根末三钱　当归　黄芪　生地各一两　水煎。

眩晕眼花神方

党参五钱　白术　当归　熟地　白芍各一两　川芎　山茱萸各五钱　半夏三钱　天麻一钱　陈皮五分　水煎。

梦遗神方

芡实　山药各一两　莲子五钱　茯神　枣仁各三钱　加人参尤妙，先水煎服，次加白糖为膏，常作点心食，神效。

水臌满身皆水，按之如泥，陷下而不即起为水臌。

牵牛　甘遂各二钱　车前子一两　肉桂三分　水煎服一剂，水流斗余止，可服二剂。

气臌乃气虚作肿，非水臌也，以手按之，皮肉不如泥，随手而起者，为气臌，先从胁肿渐至上身。

白术　薏仁　茯苓各一两　党参　山药各五钱　甘草　肉桂各

394

一分　枳壳　前子　萝卜子　神曲各一钱　水煎，上二症俱宜戒盐、酱三月，犯则难救。

虫臌惟小腹作痛而四肢浮肿，面色红而带点是也。

雷丸　神曲　茯苓　白矾各三钱　当归　鳖甲醋炙　地栗①粉各一两　车前子　五钱　水煎。

大怒而吐血倾盆

白芍　当归各三两　荆芥炒黑，三钱　柴胡八分　红花二钱　栀子三钱　甘草一钱　水煎。

喉咙忽肿痛生双蛾，饮食不下有实火、虚火之辨。实火清晨重，夜间反轻；虚火清晨轻，夜间重；实火，口燥舌干而开裂；虚火，口不甚渴，舌滑而不裂也，以此辨之。

实火方：山豆根、黄连、黄芩、半夏、柴胡、牙皂角、甘草、桔梗、花粉各二钱，水煎服。

虚火方：熟地　元参各一两　白芥子三钱　山茱萸　山药各四钱　五味子　肉桂各二钱　茯苓五钱　水煎。

狂症有因伤寒得之一时者，照仲景白虎汤以泻之，自愈。此得终年狂病而不愈或欲拿刀杀人，大怒大骂者。

党参　白术　茯神各一两　甘草　菖蒲各一钱　半夏　菟丝各三钱　附子二分　水煎。

呆病似癫非癫，似狂非狂　无非痰气为害，治痰即治呆也。

党参　白芥子　菟丝子各一两　白术二两　茯神三两　白薇丹砂研末，另入，各三钱　附子一钱　煎服。

---

① 地栗：荸荠。出《本草纲目·果部》。

厥症

忽然四肢冰冷，口不能言，眼闭手撒，喉中作鼾睡声，痰气极盛。

生半夏五钱　菖蒲二钱　党参　菟丝子各一两　茯神三钱　皂角灰　生姜各一钱　甘草三分　水煎服，有力者用人参。

汗如雨下不肯止，名曰亡阳

党参　麦冬　黄芪　熟地各一两　五味子二钱　当归　枣仁各五钱　甘草一钱　水煎。

中风卧床数年，手足不仁，不能起立行步

党参五两　白术八两　薏仁三百粒　附子　南星各三钱　茯苓　半夏各一两　水二十碗煎四碗，早晨服二碗，即卧以棉被盖之，再用后二碗晚服，亦盖之如前。不可轻去其被，一夜必将湿气、冷汗尽行外出，三日可步履矣。再用八味地黄丸四料，愈。即六味加桂、附。

水臌、气臌、血臌、虫臌经年不愈

茯苓五两　党参　大黄各一两　雷丸三钱　甘草一钱　萝卜子两半　白术五钱　附子二钱　水十碗煎二碗，早服一碗，大泻恶物；又以第二碗服之，又大泻，至黄昏而止。以淡淡米汤饮之，再用党参　茯苓各五钱　薏仁一两　山药四钱　陈皮五分　白芥子一钱　水煎服。切戒食盐三月，犯则无救矣。

又方

用甘遂、牵牛各三钱，水三碗煎至半碗，服之则泻下一桶。泻极用党参　茯苓各三钱　薏仁一两　山药五钱　芡实一两　陈皮五分　白芥子一钱　水煎服，亦忌盐三月。

痿症久不能起立

麦冬半斤　熟地一斤　元参七两　五味子一两　水十碗煎六碗，

早服三碗，下午服二碗，半夜服一碗，一连二日，必能坐起。后改用元参三两　熟地八两　麦冬四两　五味子三钱　山茱萸四钱　牛膝一两　水十碗煎二碗，早晚各一碗，十日能步，一月平复矣。

又方

元参一两　熟地三两　麦冬四两　山茱萸一两　沙参三两　五味子五钱　水煎服。十日可以起床，此方已曾屡验。

癫痫经年未愈 乃痰入心窍

党参□①两　南星　鬼箭　柴胡　白芍各三钱　半夏　菖蒲各一钱　附子　肉桂各一钱　水煎一碗，如不肯服即强灌之，彼虽怒不妨，再灌一剂而愈。

又方

柴胡　白芥子各五钱　白芍　茯神　菖蒲　南星牛胆制者佳，各三钱　半夏二钱　附子一钱　党参五钱　水煎服，必倦睡，虽睡一二日，断不可惊醒，听其自醒。

心痛暴亡非寒则火 手足冷者为火，手足温者为寒。

火症：用栀子、白芍各五钱，煎汤，下喉即愈。

寒症：党参　白术各三钱　附子　肉桂　良姜各一钱　熟地一两　山茱萸四钱　甘草钱半　水煎。

眼花猝倒

白术五钱　附子　半夏　南星　陈皮　白薇各一钱，有力者加人参　水煎，下喉即愈。

大汗如雨

黄芪三两　当归　麦冬各二两　桑叶十四片　五味子三钱　水

---

① 剂量脱失。

煎服，即止。

大渴不止

石膏二两　知母　半夏各三钱　糯米一撮　麦冬三两　甘草一钱　元参三两　竹叶百片　煎服。

大吐不止

陈皮二钱　砂仁三粒　此治有火之吐，倘寒吐加丁香二钱　干姜三钱　水煎。

又有肾火沸腾而食入即吐出者

六味地黄汤主之方见五卷。

又有肾寒之极，今日饮食，明日尽吐出者

六味地黄汤内加附子、肉桂，极效。

大泻不止

白术　茯苓各一两　肉桂五分　泽泻　猪苓各三钱　水煎，仍辨其火泻、寒泻而用药也。

更有肾经作泻，五更时痛下数次

亦用六味地黄汤方见五卷加附子、肉桂。

又有五更脾泻

宜四神丸，即白术、吴茱萸、肉豆蔻去油、红枣肉为丸。

乌鸦狗翻同治

其症头疼头沉，头扬眼黑，心胀恶心，发搐，先青指甲，后遍身俱青，上吐下泻，不能言语，小腹疼痛难忍，甚至脉退身凉，不急治则立毙。若牙关已闭，用箸撬开，仔细看舌根下，或有青紫泡，或有青紫筋根胀起，速用针刺去恶血，毒气从此而散。用雄黄末点之，再用滚白水涸雄黄饮之；或用炮药点之，并以炮药一钱，烧酒调服亦妙。避风出汗即愈，忌豆物、生冷物。

总之，此等翻症命名多端，形状亦属不一，总宜先看舌根有无紫泡，青筋异于平日者，有得速针去恶血，或用凉水一盆以手蘸打其两手腕、两脚腕见有青紫恶血浮起皮下者，亦用针刺去恶血，无不愈者，此治翻症之总诀也。

蚂蚁翻

手足皆麻木。

用盐水炒麸子遍身擦抹。

兔子翻

走荒不宁，如疯如痴，四肢冰冷。

急用鸟枪药和酒灌下，再以湿土置鼻前使闻土气。

哑吧翻

头著于地，不能言语。

用软鞋底蘸水轻轻打其顶门，若孕妇将顶上发分开，手沾凉水轻拍之。

蝼蛄翻

两乳傍似蝼蛄形，刺痒难忍。

用盐、醋炒麸子擦抹。

羊羔翻

其哼如羊声，口中吐沫。

用雄黄、白矾、蝉蜕、姜汁和凉水下。

马翻

喉喘，四肢俱凉。

用马嚼环上铁锈和黄酒送下。

地龙翻

其症就地乱滚，小肠疼痛，肚胀。

用油捻烧灰，黄酒送下。

柳皮疔

头疼，腹疼。

脐边有绿泡，刺破，用柳皮烧黄为末点之。

老鼠翻

或脖子上，或胸上起如鼠疮。

用猫前爪和石灰炒黄为末，和香油抹之。

蝤蜓翻

头疼腿肿，咽喉肿疼，口内麻木。

生姜汁和凉水饮之。

通治瘟疫时气神方

大黄　麦冬　白芍　滑石　花粉各三钱　元参五钱　柴胡
荆芥各一钱　石膏二钱　水煎。或加或减，宜相时而用。

又方

用贯众一二枚浸于水缸中，加白矾少许，人逐日饮之则瘟疫
之病不生矣。

辟瘟丹

红枣、苍术各一斤，时时烧之，瘟气自不能入。

又方

雄黄、苍术为末，时常烧之，能辟瘟疫邪气。

大头瘟

僵蚕二两　姜黄二钱半　蝉蜕七钱　大黄四两　为末，姜汁为
丸，每丸一钱，蜜水调服，肿处用靛青涂之。

治噎膈第一方

川贝母三钱，生用　石菖蒲三分　荷叶蒂三个　洋参三钱　紫苏

旁小梗一钱　麦冬一钱半，不去心　丹参三钱，不炒　水煎，加芦根汁一酒杯，再一滚，温服五剂。

第二方

用旋覆花三钱　半夏二钱二分　炙草二钱半　代赭石二钱半，不可见火，研如米大，不可过细，亦不可过粗　生姜四钱　水煎服，三剂。

第三方

用半夏四钱　高丽参一钱七分，切片　加白蜜四钱、水二碗半，水与蜜扬二百四十遍，煎前药，温服。二煎，水一碗，蜜二钱，如前法煎服，连服六七剂，停三日，再服六七剂，全愈。

简便良方卷之六眼科

眼　　科

眼眶破烂，畏日羞明

炉甘石二两　黄连五钱　冰片少许　先以炉甘石煅红，另将黄连用水半碗纳黄连于水内，却以烧红炉甘石淬七次，晒干，同研为细末，每以一二钱量入冰片再研极细，用井花水调，灯草蘸少许点破烂处及眼角，不宜入眼内。

目赤肿痛，昏暗羞明，鼻塞脑痛，外翳攀睛，眵泪稠黏

鹅不食草二钱　青黛　川芎各一钱　为细末，每用如豆大许，先噙水满口，嗜入鼻中，以泪出为度，宜频嗜以聚其力，凡目病俱可用。

风热上攻，头目昏痛，不能远视，迎风有泪

蕤仁去皮、壳、心，二钱　冰片二分　先以蕤仁压去油，和片研极细，再入白蜜一钱，每用簪角点内、外眼角。

眵多涩痛，眉骨酸疼，外翳如云雾、秤星、螺盖，羌活胜风汤主之。

柴胡七分　黄芩　白术各六分　荆芥　枳壳　川芎　白芷　羌活　防风　独活　前胡　薄荷各五分　桔梗　甘草各三分　水煎，热服。

目中红甚，痒痛难开；又治远年、近日内外障翳，攀睛胬肉，黄连羊肝丸主之。

402

黄连一两，去须为末　白羊肝一个　将羊肝以竹刀切片，去筋膜用竹刀不用铁刀者，肝乃木也，恐金克木，入擂盆中和黄连末研为丸，每服四五钱，茶清送下，忌猪肉及冷水。

睛珠痛甚不可忍者，当归养荣汤主之余治同上。

熟地　当归　川芎　白芍各一钱　羌活　防风　白芷各七分水煎服。

眼睫无力，常欲垂闭，升阳活血汤主之。

炙草　炙芪　当归　防风各一钱　蔓荆子　白芷各五分　柴胡升麻各七分　水煎，热服。

神水宽大渐散，昏如云雾中行，及内障，神水淡绿色、淡白色，千金磁朱丸主之。

磁石一两，吸针者佳　辰砂五钱　神曲末一两　先将磁石煅红、醋淬七次，研极细，再将辰砂研极细，更以神曲末水和作饼，煮浮为度，然后入磁、朱二味，搜匀，炼蜜为丸，每服一钱半，空心饮汤下。

目至夜则昏，虽有灯月，亦不能视

夜明砂另研，二钱　石决明醋煅，研，二钱　羯羊肝一两，生用，猪肝亦可　二味为末，以竹刀切肝为两片，以药铺于肝上，再以一片合之，用麻皮缠定，勿令药出，以米泔一碗，连肝入砂罐内，不犯铁器，煮至半碗，临卧连肝汁并服。

眼暴发赤肿疼痛

黄连　黄芩俱酒制　胆草　生地各五分　升麻　柴胡各七分水煎，午时前服。

大人小儿远年、近日一切风眼、气眼、睑生风栗、眼眶赤烂

石决明一两半，水煮一伏时　蝉蜕五钱　归身　炙草　川芎　防

风　茯苓　羌活各一两　苍术四两　蛇蜕炙，三钱　赤芍三两　上为末，每服二钱，米泔调下，茶清亦可。

倒睫拳毛，损睛生翳

蔓荆子　黄芩各钱半　黄芪　防风各八分　细辛二分　炙草五分　葛根钱半　水煎，热服。

目为物伤损

当归　白芍　熟地　川芎各一钱　藁本　前胡　防风各七①分水煎，热服。伤于眉骨者，加黄连；伤于额及耳者，加柴胡；伤于耳上角及脑者，加苍术；伤于耳后、耳角、耳前及伤于颊者，加龙胆草；伤于额角及巅者，加五味子。

亡血过多，睛珠疼痛

生地、熟地、天冬、川芎、牛膝、白芍、白术、炙草、防风、归身各一钱，水煎服。

小儿痘后，余毒攻目，红赤肿闭

草决明、白芒硝、升麻、防风、车前子、黄芪、大黄、羚羊角锉末，俱一钱，水煎服。

小儿疳眼流脓生翳，湿热为病

羌活　黄芩　胆草　青蛤粉各五分　蛇蜕　炙草　谷精草郁金各三分　麻黄一分半　升麻二分　共为细末，每服二钱，茶清调服。

远年双目不明

黑豆百粒　菊花五朵　皮硝六钱　水煎带热熏洗，三日换药，五十日复明。

---

①　七：底本原脱，今据光绪二年本补。

404

黄昏不见

羧羊肝一副不见水，不沾铁器，以竹刀切开，加谷精草末四两，入瓦罐内煮熟，不时服之，屡验。

治雀姑眼神方

石决明煅为末，三钱，猪肝一片或羊肝、鸡肝亦可，竹刀剖破，将石决明子入内，面包，煨熟，滚水送下，即愈。

目中生翳

鹅不食草嗜鼻、塞耳、再贴目，去翳神丹也。

目睛垂出至鼻，或便血疼痛，名曰肝胀

羌活二两煎汁服数盏。

胬肉攀睛

蛤粉滚水飞过　蕤仁　乳香去油　轻粉水飞过，各一钱　麝香一分　共为细末，新笔尖蘸凉水点之。

目疾内障

夜明砂淘净　蝉蜕　木贼去节　当归各一两　羊肝半斤　煮，捣烂和丸，名羊肝丸。

又方

生羊肝一具，去筋膜，黄连一两捣烂和丸，治肝经有热，目赤睛痛，及内障青盲，亦名羊肝丸。

赤眼肿痛

用鸡蛋清数个，白面调敷，干再换。

又

自己小便乘热抹洗，即闭目少顷，如此数次自愈。

又方

猪胆汁一杯和食盐、铜绿各五分点之。

又方

黄丹、蜜糖调贴太阳穴。

目赤生翳

古钱一文，食盐一匙同研极细，点之，翳自消。

烂弦风眼

鸡冠血点之三五度。

又方

青矾火煅出毒，研细末，汤泡，澄清点洗。

风眼下泪

腊月不落桑叶日日煎汤温洗。

又方

青盐点眼角，冷水洗数次。

目损睛破

牛口涎日点二次，避风。

烂弦风眼

大枣五个去核，入青盐在内，开水泡洗，冷蒸，热又洗。

又方

白矾、铜绿、花椒各等分，加槐树条六寸煎水，凉洗。

眼内生翳

大花蜘蛛一个，去头足，人乳和匀，饭上蒸三次，点眼即散去。

暴发火眼

牙猪①苦胆一个，白矾二钱入胆内，阴干，点之，仙方。

见风流泪

鲫鱼胆七个，人乳半杯，和匀，饭上蒸三次，露过，点眼角内，神效。

眼雾奇方

水皂角②根炖牙猪前蹄食。

又方

无根藤③熬水洗，忌蒜。

风火眼红

炉甘石为极细末，菜油调匀盅内，将盅覆于艾火上熏至黄色，临睡擦于眼上，次日温水洗净，药入眼无碍。

青盲内障

白羊肝一具 黄连二两 熟地二两 同捣为丸，每服一钱半，一日三服，久服自明。

目猝痒痛

乳汁浸黄连蒸过，频点，效。

---

① 牙猪：即公猪。清·西厓《谈徵·名部下·牙猪》："牙猪，牙即豭（jiā，公猪）之转音也。"
② 水皂角：即合萌。为豆科植物田皂角的地上部分，味甘、苦，性微寒，功能清热利湿、祛风明目、通乳，主治热淋、血淋、目赤肿痛、眼生云翳等。
③ 无根藤：为樟科无根藤属植物无根藤全草。性甘、微苦，性凉，有小毒，功能清热利湿、凉血止血。

又方

羌活　防风各三钱　荆芥　川乌　川芎各一钱　为末，薄荷水调服一钱五分。

浮翳遮睛

用书中蠹鱼研末点翳上，日二次。

又方

猪胆文火煎稠为丸，黍米大，日纳一粒于目中。

青盲不见

雄鼠胆、鲤鱼胆和匀，滴之。

眼目昏暗

每旦含黄柏一片，吐津洗眼。

又方

每早洗面时用炒盐擦牙，随以凉水漱出洗眼，仍以洗面水双手向眼浇七七四十九数，此法终身行之，永无目疾，且倍光明。

眼皮生珠

黄丹五钱，鲤鱼胆汁和如膏，点自消。

胬肉攀睛

杏仁去皮，二钱半　水粉五分　研匀，绵包，筋头点之。

又方

好梨一个，取汁浸黄连，汁少许，仰卧点之。

飞丝入目

磨好墨点之，以灯草展出。

又方

用白菜汁点之，丝即出。后再有二方。

杂物入目

以自己头发横拖目中，自出。

又方

鸡冠血滴少许，亦出。

治竹木入目

地蚕捣汁涂之，自出。

目不能远视

羊肝一具，去膜，细切，以葱子一勺炒为末，水煮熟去渣，入米煮粥食。

火眼肿痛

青矾炒，三钱　黄土六钱　共为末，井花水调作二饼，先用水洗眼净，次以纸贴眼上，将药饼贴纸上，令患者仰卧，清水润饼，干再润之，二三时痛止肿消。

眼暴发赤肿疼痛，流泪瘾涩

大黄末五钱，井水调涂两眉正中及两眼胞，干用水再润。

针眼

生于眼皮上如珠，由脾经风热，用盐汤热洗。

又方

鸡蛋清调熟明矾敷之，立消。

又

风热甚者多肿痛，洗之不消，用川芎、青皮、白菊花各二钱煎服，数服即效。

目中热痛属阳症者

黄连五分，人乳浸之，点入眼内。

天行赤热，老幼传染

连翘　牛蒡子　羌活　薄荷　大黄　赤芍　防风　归尾　栀仁　川芎各一钱　炙草三分　水煎热服。

火胀大，头浮肿，目赤肿痛，彼此传染

黄连　黄芩各三钱　白僵蚕一钱　鼠黏子　连翘　橘红　板蓝根　元参　柴胡　桔梗　甘草梢生用　马勃　升麻各一钱　上为末，半用汤调，时时服之，半用蜜为丸，噙化之。

目痛如针刺

滑石、甘草梢生用、大黄、木通、瞿麦、车前子、栀子、萹蓄各钱半，水煎，灯心饮。

大小雷头风

头如斧劈，目若锥钻，身犹火炙，痛极难忍。

丹麻、赤芍、甘草、荆芥穗、葛根、薄荷、黄芩、青荷叶、苍术各二钱，水煎，热服。

加味调中益气汤治气血俱虚，头痛，太阳穴痛，其效如神。

蜜芪　升麻各一钱　细辛三分　广皮四分　木香二分　川芎人参　炙草　蔓荆子　当归　苍术　柴胡各五分　水煎，热服。

药枕方治头风目眩

通草　防风　菖蒲　甘草　犀角锉末　羚羊角锉末　蔓荆子各三钱　细辛　白芷　藁本　川芎　白术　黑豆一升半　共为细末，以夏布囊盛满实，置在盒子内，其盒形如枕，枕时揭去盖不枕，仍盖之，低则再入前药，旬日一换，俟耳中雷鸣是药驱风之验也。

眉棱骨眼眶俱痛，不可忍者

乳香　没药各一钱　脑子五分,俱另研　赤芍　川芎　薄荷

410

芒硝　荆芥穗　郁金各五分　共为细末，口内噙水、鼻内搐之甚效。

瘀血灌精，赤肿涩痛

赤芍　归尾　黄连　大黄　生地　薄荷　黄芩　川芎各五钱为末，蜜丸，每服三钱，米汤下。

瞳神不见黑莹，但见一点鲜红、紫浊，病甚危急，一二日尚可治

细辛、赤芍、五味子、川芎、牛膝、石决明醋煅、生地、山药、知母、白蒺藜、归尾、防风各一钱，水煎服。

白珠不论上下、左右但见一片或一点红血色，似胭脂

桑白皮蜜制、炙草、丹皮、黄芩、花粉、桔梗、赤芍、归尾、瓜蒌仁去壳、油为霜，各二钱，为末，每服二钱，麦冬煎汤调服。

白睛忽变青蓝色

天麻、家菊花、川芎、归身、羌活、白芍、炙草各一钱，水煎服。

目痒极如虫行

川乌炮　荆芥穗各二钱半　羌活　防风各一两　为末，每服二钱，薄荷汤下。

目痒极抓至破烂，瘾涩难开

防风、花椒、胆草、甘草、细辛各二钱，水煎，带热洗目，日五七次。

目赤痛，胞胀如盂

牛蒡子、羌活、黄连、黄芩、薄荷、防风、连翘各一钱，水煎服。

白睛肿起状若鱼胞

元参、防己、升麻、羚羊角锉末、沙参、车前子、栀仁、桑白皮、大黄、火麻仁、杏仁去皮尖，各一钱，水煎服。

洗眼方治白睛肿痛，赤涩痒疼。

葳蕤去壳，打碎 桑白皮 青皮各一钱 元参 大黄 栀子仁各五分 青盐二分 另入竹叶十斤水煎，入盐热洗。

鹘眼凝睛如凶神之目，欲脱出之状

宜内服泻脑汤，外贴摩风膏。

泻脑汤

防风、车前子、木通、茺蔚子、茯苓、大黄、元参、元明粉、桔梗、黄芩各一钱，水煎，热服。

摩风膏

黄芪 细辛 当归 杏仁去皮尖 防风 松脂各一钱 白芷以上为末 黄蜡各一两 麻油四两 先将蜡、油溶化，入前药慢火熬膏，贴太阳。

眼睛肿胀突出

新汲凉井水沃眼中，频数换水，眼睛自入，更以麦冬、桑白皮、栀仁煎汤温服。

黄膜上冲

麦冬 茺蔚子各钱半 知母 元参 车前子 石膏 防风各一钱 黄芩 天冬 大黄各七分 水煎服。

赤膜下垂，皂角丸主之。

皂角丸

治内外一切障膜，此方能消膜除翳，治十六般内障。

412

山甲　蝉蜕　白术　元青石生用　谷精草　当归　茯苓　木贼　赤芍各一两　蛇蜕四条　连翘两半　刺猬皮蛤粉炒　胆草　菊花各两半　川芎五钱　獾猪爪三十枚，蛤粉炒　共为细末。一半入猪牙皂角二条，烧灰，和匀蜜丸，每服二钱，杏仁汤送下。一半入仙灵脾一两为末，和匀，每服二钱，用猪肝夹药煮熟，细嚼，连原汁汤送下，日进三服。

黑珠膏损，绽出黑颗，小如蟹睛，大如黑豆

远志、人参、桔梗、细辛、赤芍、防风、黄芩、甘草、羚羊角锉末，各五钱，为末，每服钱半，滚水调服。

实热蟹睛眼

地骨皮　元参　车前子　元明粉各一钱　芫蔚子二钱①　大黄　知母各钱半　水煎服。

胬肉攀睛性急暴悖，恣啖辛热之人，患此者多。

胆草、川芎、甘草、草决明、花椒、菊花、木贼、石决明煅、野麻子、茯苓、楮实子、白蒺藜各三钱，为末，每服二钱，茶清调下，日进三服。忌鱼、鸡、荞麦面等物。

吹霞散专点胬肉攀睛，星翳外障。

白丁香即麻雀屎，一钱　白及　白牵牛各三钱　研极细，无声放舌上，试过无滓，每日点三次。重者一月全愈，轻者朝点暮愈。

眼胞内生菌毒

用左手大指甲点于患处，右手以脱刃尖头齐根切下，血出不妨，随用翠云锭磨浓涂之，其血自止。

---

① 钱：底本原脱，今据光绪二年本补。

翠云锭

铜绿一钱，研末　杭粉五钱　轻粉一分　共研极细，用黄连一钱、白粳米百粒、水一杯，煎一半再熬，拣去黄连，然后入药末作饼，阴干，临用清水磨擦，兼治烂弦风及赤肿。

眼胞中椒粟成疮，肿痛

生地、苦参、薄荷、川芎、鼠黏子、连翘、花粉、防风、赤芍、当归、荆芥穗各钱半，水煎服。

洗药方治同上

川芎、当归、赤芍、防风、羌活各二钱，煎水，频洗。

搽药方治眼皮外生疮，溃烂疼痛

血竭、乳香、没药、轻粉、佗僧各钱半。

椒疮生于眼胞内，红而坚者

当归、大黄、栀仁、黄芩、红花以上俱酒洗，微炒、赤芍、炙草、白芷、防风、生地、连翘各钱半，为末，每服三钱，水煎服。

粟疮生于眼胞内，黄而软者

陈皮、连翘、防风、知母、元明粉、黄芩、元参、黄连、荆芥穗、大黄、桔梗、生地各一钱，水煎服。

目疣此症或眼皮上、下生出一小核是也。红而自破，不药自愈。若坚白不破，久则如杯、如拳而成瘤矣。

治法：初起小核时，即先用细艾如粟米大放患上，令患者仰卧闭目，以隔蒜片灸三四壮。又用紫背天葵子二两煮甜酒一壶，再用皂角子三粒炮热、研细，饮酒时搽疣上，自消。

胞上生毒俗号为偷针轻则自然消散，甚则出血流脓，有为漏之患，有吊败之凶。

薄荷　升麻　栀仁　赤芍　枳壳　黄芩　陈皮　藿叶　石膏　防风各一钱　炙草五分　水煎服。

敷药方治同上

生南星三钱　生地五钱　捣烂为膏，贴太阳穴，肿痛即消。

黑睛上生出碧绿、青蓝如豆形者

羚羊角为末　细辛　大黄　知母　五味子　芒硝各一钱　防风二钱　水煎服。

眼角或白睛上生出红颗如豆形者

大黄、赤芍、桔梗、元参、黄连、荆芥穗、知母、防风、黄芩、归尾各二钱，为末，每服三钱，茶清调下。

眼胞内或白睛上生翳，与玉粒相似，午前痛甚，午后消轻者

桑白皮、黄芩、地骨皮、知母、麦冬、桔梗各钱半，水煎服。

眼角白睛之间生出状如黑豆形者，痛如针刺

防风一钱　赤芍　川芎　连翘　炙草　牛蒡子各八分　水煎服。

近鼻、眼角之间生一漏，时流血水而色紫者

黄连一钱　苍术　白术　陈皮各八分　茯苓　半夏　枳壳　栀仁各七分　炙草三分　水煎服。

近太阳穴、眼角之间生一漏，时流血水，其色鲜红者

车前子　黄芩　木通　陈皮各一钱　淡竹叶二十片　茯苓　枳壳　栀仁　荆芥　苍术各八分　甘草三分　水煎，热服。

白薇丸治同上

白薇三钱　石榴皮　防风　白蒺藜　羌活各三钱　为末，米粉糊为丸，每服二钱，滚汤下。

时至黄昏两目疼痛，肿涩流青黑水，至日间稍可者

黄芪、麦冬、茯苓、防风、人参、地骨皮、漏芦、知母、远志、熟地各一钱，水煎。

两目日间流水色黄赤者以上二症专言其有时而发，有时而止，若长时流者，另有正名。

白芷　白芍　防风　牛蒡子　黄芩　栀仁　川芎　生地　归身　羌活　荆芥穗各一钱　大黄　炙草各五分　水煎服。

补漏生肌散以上诸症皆可治之

枯矾、轻粉、血竭、乳香各五分，研极细，对漏处吹点，先用明矾煎水洗之。

拳毛倒睫

荞麦烧灰一升，淋汁一碗　桑木烧灰一升，淋汁一碗　石灰风化者佳，二两，同二味熬干为末，听用　白砒三钱，煅，研末　明矾一两，煅，烟尽，研末　先以白砒、明矾用水十碗熬至一碗，方入风化石灰末，搅匀，用新笔扫眼弦睫上，吹数次，毛即落，勿入眼内。

起睫膏治同上

木鳖子去壳，一钱　自然铜制，五分　上捣烂为条子嗜鼻。又以石燕末入片脑少许，研，水调敷眼。

目皮翻转贴在外脸之上

桔梗　天麻　防风各五钱　五味子　全蝎去勾　乌风蛇　细辛　赤芍各一两　焙干为末，每服钱半，米饮下。

龙胆丸治皮翻贴脸，赤烂成疮

苦参、胆草、牛蒡子各一两，蜜丸，每服二钱，米饮下。

胎兔丸治小儿痘后余毒攻目，此方神妙。

胎兔去毛洗净，用阴阳瓦焙干为末，每用一两一钱　蔓荆子　菊花各一两，共为末　蜜为丸，白汤下。此方乃广陵甘棠镇王海明子痘后睛珠突出，偶一医见之告曰，此目有一药可治，但不知能得否，询之乃兔胎也，其父遍觅得之，服之果愈，推幼幼之心，故广具传。

清解散早服，治同上

谷精草一两　石决明煅，八钱　白菊花七钱　绿豆壳六钱　为末，每服二钱，用柿饼一个煎水一盅，空心食，柿饼原汁汤并服柿与蟹相反，不可同食。

补元散晚服，治同上

夜明砂淘净，一两，为末　蛤粉五钱，为末　每服二钱，用公猪肝一大片劈开夹药在内，线扎，米泔水煮，同汁俱服。

小儿疳病，眼生白膜、白翳，其效如神

雄鸡一只，一二斤者，取其背脊内血一块，即名鸡肺，将肺同后药共研辰砂三分　冰片三厘　共研细如膏，用无灰酒搅匀，炖滚，食之即愈。

消疳散治肝积眼疾，翳膜遮睛

使君子用白仁，去油　雷丸用色白者，红者不可用，以米泔水浸，苍术少许，将雷丸同苍术用火温之，用雷丸去苍术　各等分，研为细末，每岁用一分，再用鸡肝，男用雄女用雌，勿犯铁器，煮半熟蘸药食，三服见效。若翳厚加木贼烧灰、雄黄、珍珠末一钱。

小儿雀目，夜不见物

灸两手合谷穴各一壮，艾炷如小麦大，穴在手大指、次指合肉两骨间陷中者是。

暴发赤肿疼痛，寒热相争

升麻　桔梗各一钱　羌活　川芎　防风各钱半　干葛二钱　麻

黄　白芷各六分　蝉蜕七个　陈皮　甘草各五分　水煎，姜、葱引，二剂而愈。

小儿目中逆顺生翳，血灌瞳神

密蒙花、羌活、车前子、粉草、白蒺藜、黄芩、草决明、菊花、龙胆草各二钱，为末，每服二钱，食后饭汤送下。

小儿脑枕骨疼，闭目不开并赤目

川芎　薄荷各二钱半　茵陈　甘草各二钱　朴硝钱半　为末吹鼻，即开。

辘轳转动，眼目翻腾

钩藤五分　麻黄去节　炙草各三分　天麻　川芎　防风　全蝎去针　僵蚕一二钱　水煎，姜引。

小儿初生，目闭不开

以熊胆少许蒸水洗眼上，一日七次，如三日不开，宜服干地黄、赤芍、川芎、炙草、归身、花粉各一钱，为末，灯心汤调搽入口内。

明目地黄丸

治肾虚目暗不明。

熟地、生地、山药、泽泻、山茱、丹皮、柴胡、茯神、归身、五味子各二两，为末，蜜丸，每服三钱，盐汤下。

洞儿碧霄方

鹰眼一对炙干为末，研极细，以人乳汁再研，每点少许于瞳仁上，日三度，夜能视物。

又方点目能见妖魔

用鹚鸟眼汁注目中，能见妖物鬼神。

目涩痛

猪胆　黄牛胆　羊胆　鲤鱼胆各一杯　白蜜一两　胡黄连　青皮　川黄连各研末　熊胆各钱半　各药末与蜜并胆汁和匀，入瓷瓶内，以细纸对头牢紧，坐饭甑中蒸，待饭熟为度，滤去渣，每用如麻子大点于眼角，每日三次。

至夜则目涩好睡

取鼠目一对烧为末，水和频注目中，久则不睡。

坐起生花多因酒色亏损真元

车前子　枸杞　五味子各三两　当归身　熟地各五两　川椒去目　楮实子无黯者不用，各一两　菟丝子淘净，半斤　为末，蜜水煮为丸，每服三钱，酒下，盐汤亦可有力者加人参。

两额角痛，目睛痛，时见黑花，得之饥饱劳役

瓜蒌根二两　柴胡一两半　炙草　生地各四两　黄芩二两，一半酒浸，一半炒　为粗末，每服三钱，水煎，姜、枣引，临睡服。

摩顶膏治目前自见花，黄、黑、红、白，飞扬不定

白附子炮去皮、脐　木香各一两　龙脑五钱　青盐两半　明朱砂二钱半　牛酥二两　鹅脂四两　为末，熬膏，每用少许顶上摩之。

眼花见物

昔有人患心疾，见物皆如狮子形，伊川教之，若见其形即以手向前捕执之，见其无物，久久疑，疾去遂愈。

视物振动颠倒

半夏、归身、川芎、白芷、防风、天麻、枳壳、炙草、茯神、羚羊角锉末，各五钱为末，每服四钱，姜引，去渣。

视一为二，不痒不痛，眼见诸色

车前子　黄芩　羌活　细辛　元参各一两　白茯　防风　羚

羊角锉末，各二两　为末，每服一钱半，米饮调服。并服千金磁朱丸方见前。

视物易色如视赤如白，视白如红

蜜芪　归身　柴胡　连翘　炙草　生地各钱半　黄柏三分川芎　苍术　陈皮各五钱　水煎服。

益气聪明汤治内障，耳聋耳鸣，多年目暗。此方能聪耳明目，久服无障聋之患，又能令人精壮，身轻手足便捷，更治老人腰以下沉重疼痛如神，若其人体重、两足轻浮不知高下，更宜常服。

蔓荆子钱半　蜜芪　人参各五分　黄柏　白芍各一钱　炙草四分　升麻　葛根各三分　临卧水煎好，五更温服。

因食辛辣烤炙，瞳神散大

枸杞钱半　生地　黄柏　知母　麦冬　山萸肉　白芍　归尾各一钱　五味　白茯　独活各八分　水煎服，服后兼服磁朱丸。

因暴怒以致瞳神散大

白芍　陈皮　生地　黄柏　香附　知母　归身各一钱　枳壳茯苓各八分　生甘草五分　水煎服，服后兼服磁朱丸。

瞳神渐小如芥子

寒水石　黄柏　生地　知母　枸杞　黄连　茯苓各二两　独活八钱　草决明　当归　白芍各一两　为末，蜜丸，每服三钱，白汤下。

地芝丸治目能视远，知其有火，不能近视，责其无水，当滋肾水。

天冬　生地各四两　枳壳　菊花各三两　为末，蜜丸，每服五钱，茶清下。

六味地黄丸治目病水亏火旺，肝肾诸虚不足之症。

茯苓　丹皮各两半　泽泻一两　山药　山茱各二两　熟地四两

420

为末，蜜丸，每服三钱，盐汤下。

定志丸治目能视近，知其有水，不能远视，责其无火，宜补心火；并治心气不定，恍惚振悸，忧悲多梦，睡中惊魇，恐惧不宁，喜怒无时。

远志肉　石菖蒲各二两　人参无力者党参代之　白茯神各一两
为末，蜜丸，以朱砂为衣，每服钱半，临卧日三服。

补肾磁石丸治肝肾气虚血耗，目昏，远视无明，时见黑花。

石决明火煅　甘菊花　磁石煅红，醋淬　肉苁蓉各四两　菟丝子酒浸，烘干，一两　为末，用雄雀十五只即屋檐前麻雀，屎竖起者为雄，去毛、嘴、足，留肚肠，以青盐二两、水三升同煮极烂，水尽为度，取出杵烂如泥和药末为丸，每服三钱，酒下。

滋肾丸治神水枯结，热燥不清，并治尿闭。

黄柏　知母各三两　肉桂一钱　为末，水泛为丸，每服三钱，白汤下。李东垣治王善夫小便不通，服之如神，世医用五苓散，而秘反甚，非其治也。

调中益气汤治目睛两目紧涩，不能瞻视。

炙芪一钱　升麻　陈皮　甘草　人参　苍术　柴胡各五分
木香二分　水煎，临卧服。

目翳色白如鱼鳞

羚羊角锉末　细辛　升麻各二钱　炙草一两　为末，蜜丸，每服三钱，白汤下。

暴盲似祟，两目不见

当归身　白术　白茯　生甘草梢　白芍　柴胡各一钱　栀子丹皮各七分　水煎服。

目忽然失光，翳膜障蔽，熊胆丸主之。

熊胆　黄连　密蒙花　羌活各两半　蛇蜕　地骨皮　仙灵脾

421

木贼　胆草各一两　旋覆花　菊花　瞿麦各五钱　蕤仁三钱　麒麟竭　蔓青子各二钱　共为末，羊肝一具，煮其一半焙干杂于药中，一半生者去膜、打烂，入上药杵而为丸。每三钱，米汤下。饶州郭端友信佛，偶患目失明，忽梦皂衣人曰：汝要目明可服熊胆丸，次日其甥至，云昨得观音治目熊胆丸，偶与梦符，即依方修制，二旬而目复明矣，遂自书方至于部，以广其传。郭生自记其本末云。

青盲初起，服之如神

菟丝子　补骨脂　巴戟　枸杞　川牛膝　肉苁蓉各一两　青盐二钱，另入　共为末，用猪腰子一个切开半边，去内筋膜，入药一钱，将线缚紧，用陈酒蘸湿、炙熟，食之愈。

又方治青盲内障

白羖羊肝半斤，焙干　蕤仁　泽泻　菟丝子　车前子　防风黄芩　麦冬　地肤子　杏仁　桂心　苦葶苈　茺蔚子　细辛　白茯　青葙子　五味子　枸杞各一两　熟地两半　为末，每服三钱，温服下。张台卿尝苦目暗，京师医者令灸肝俞，遂转不见，因得此方，目遂明。一男子内障医治无效，因以余剂遗之，一夕灯下语其家曰：吾偶得有所见，如隔门缝见火者。及且视之，目中翳膜俱裂如线，后渐能视物，于是广其传。

青盲内障

蔓荆子　蜜芪　人参各一钱，人参无力者以党参代之　炙草八分白芍　黄柏各七分　水煎服。

雀目青盲

生地、茯苓、川芎、山药、蔓荆子、白菊花、防风、细辛、熟地各一钱，水煎服。

小儿每至夜不见物

夜明砂、晚蚕砂、谷精草、蛤粉各五钱为末，煎黄蜡为丸，每服钱半，猪肝一片切开，入药于内，线扎定，砂罐煮熟，先熏眼后食之。

瞳神欹侧

石决明醋煅　归身　犀角锉末　麻黄减半　楮实子　枸杞　防风各五钱　为末，曲糊为丸，每服钱半，茶清下。

迎风流泪

阿胶　马兜铃　紫菀　款冬花　糯米各一两　白蒺藜二钱半　炙草五钱　为末，每服二钱，水煎服。

枸杞酒治目视①不明，迎风流泪

枸杞一斤，打烂，浸酒七日　无灰陈酒十斤　仍用猪肝煮熟切片，蘸花椒、盐同食，每饮三杯。

迎风流热泪

羚羊角锉末　羌活　元参　车前子　山栀仁　黄芩　瓜蒌　胡黄连　家菊花各三钱　细辛一钱　为末，每服二钱，竹叶煎汤调下。

无时冷泪

甘菊花四两　巴戟三两　苁蓉二两　枸杞三两　为末，蜜丸，每服三钱，热酒下或盐水下。

麝香散治冷泪不止，嗜鼻。

香附　川椒　苍术各一钱　麝香五厘　为末，含水一口将药吹入鼻内。

无时热泪

当归　人参　柴胡　黄芩　白芍　炙草　大黄各一钱　滑石五分　水煎，姜引。

---

①　视：底本原脱，今据光绪二年本补。

椒地丸 治目昏多泪

熟地、川椒去目及闭口者、生地各一两，为末，蜜丸，每服钱半，盐、米饮下。江陵傅氏家贫，货纸为业，好接待游士，一日有客方巾布袍邀傅饮，曰目昏多泪，客教以此方服，未一月而目能夜视，享年近九十，聪明不衰。

烂弦血风眼

覆盆子叶不拘多少，晒干为末，人乳浸半日，取汁点目中，即仰卧，不过三日，视物如少年。宋宗室赵太尉乳母苦烂弦风眼近二十年，有卖药老妪过门云：此眼有虫，其细如丝，乃入山取此药，咀嚼之而留汁滓，存于竹筒内，以皂纱蒙乳母眼，滴药汁渍眼弦，转盼间，虫从纱中出，共数十条，后眼弦肉干如常，又用以治人，无不愈者。

烂弦眼生虫

覆盆子叶为末，一钱　干姜烧灰　生矾各半分　枯矾一分　研细，蜜调，用绢片做膏药贴眼上，一夜揭起，虫自出，粘在绢上，次晚又将肥猪肉切片贴眼上，一宿即愈。

敷烂弦眼方

炉甘石煅，一两　飞丹五钱　枯矾二钱半　朱砂一钱　铜绿二钱为细末，先以荆芥、陈茶叶煎水洗患处，乘湿将药敷上，二三次立愈。

口眼㖞斜，仪容不正

羌活、白附子、防风、秦艽、胆星、白僵蚕、半夏、木瓜、甘草、黄松节即茯神心木，各二钱为末，水煎，姜引，加酒一杯。

头眩眼黑，目不敢开 并治头痛

天麻　炙芪　人参　苍术　橘皮　泽泻　白茯　炒曲各五分白术一钱　半夏　麦芽各钱半　黄柏二分　干姜五分　水煎服。太阴痰厥头痛非半夏不能疗，眼黑头旋非天麻不能定。

眼目偏视肝虚风邪所致

槐子仁二两　酸枣仁　蔓荆子　覆盆子　柏子仁　白蒺藜　车前子　牛蒡子　茺蔚子各一两　为末，蜜丸，每服二钱，白汤下。

室女月水不行，逆上冲眼，红赤生翳

归身、川芎、柴胡、桃仁去皮尖、香附、乌药、青皮、红花、陈皮、苏木、赤芍、元参各钱半，水煎，加酒一杯，热甚加黄连。

肥人酒色太过，红筋侵目，白膜伤睛

白蒺藜　菊花　石决明　生地各一钱　楮实子　槐角子　五味子　归尾各五钱　防风　荆芥各二钱半　炙草一钱　川芎三钱　蕤仁去油，七钱　为末，羊肝一具，滚水略煮，共前药捣丸，每服三钱，薄荷汤下。

目被打损

白芍、川芎、归身、荆芥、熟地、防风各二钱，水煎，再入生地汁半杯服。外又再以生地黄一两、杏仁二十粒去皮尖，研为细末，水调，绵纸摊药敷在眼上，令干。

黑神散治同上

熟地、蒲黄、归尾、干姜、赤芍、肉桂、甘草梢各一钱，以童便、生地黄汁调服先将药为末。

眼因撞刺生翳，疼痛无时，经久不安，或复被物击兼为风热所攻，转加痛楚

柴胡一两　犀角末三钱　赤芍　归尾　大黄各五钱　连翘　甘草梢各二钱半　上为末，每服三钱，水煎服。

打损眼胞，赤肿疼痛

芙蓉叶、生地各一两，捣烂，敷眼胞上；或为末，以鸡蛋清调敷。

飞丝及风吹沙土入目

孙真人治法：用盐与豉置水中浸之，视水其物立出。

稻芒麦芒入目

以新布敷眼上，将蛴螬从布上摩之，其芒自着布上蛴螬即地蚕。

又方

大麦煮汁洗之。

灰土入眼中

用新笔蘸水取之自出。

飞丝入目

以好墨研浓，点之立出。

又方

新笔轻轻拭之，亦出。

又方

火麻子一合打碎，井花水调一碗，浸搅，却将舌浸水中，涎末自出，立效。

加味六味地黄丸 滋阴固精，明目，不寒不热，平和之剂，久服延年。

生地八两　茯苓　山萸　山药各四两　丹皮　泽泻各三两　枸杞　菊花各六两　五味二两半　蒺藜五两　除地黄膏另入，余为细末，蜜丸，每服三钱，盐汤下。

烂翳方

虎掌草根烧灰点之。凡胬肉攀睛点之亦效。

老障翳膜难退

须用此药点除，如畏痛者勿点。明矾二两　人言①七分　番硇砂一钱　研细，如瓦罐内火煅，先文后武，罐留一孔，烟尽为度，倾地上，出火毒，加银朱一分二厘，再研点之。

目赤肿不能开，睛痛热泪如雨

紫荆皮、白芷、生黄柏、大黄、赤小豆、南星、寒水石、姜黄各三钱为末，生地黄汁调，敷眼四围。

又方

生南星　薄荷各五钱　荆芥　百药煎各二钱　为末，井水调贴眼角上，自然清凉。

风热眼肿痛

黄连、大黄、朴硝、黄丹各二钱为末，苦参煎汤，再加蜜同调，敷眼四弦，甚妙。

洗烂弦风赤眼方其效如神，此药人家不可少，无目病则以施人，价廉工省，济人甚便。

苦参四钱　五倍子　荆芥穗　防风　黄连各二钱　铜绿五分为末，薄荷汤为丸，每丸钱半，以热水化开洗眼，每日三次，立效如神。

又方

皮硝一斤滚水泡化，澄清去滓，好红枣一斤去核，入硝汁内浸一日，取晒干，又浸、又晒，以汁尽为度。将枣儿一个装黄连末三分，将枣仍合住，勿另泄气，用时取枣一个，投白汤内泡

---

① 人言：即砒霜。因原产信州（今江西上饶），故又名信石，后隐"信"为"人言"。

之，不时洗眼极妙。

应散治内外障翳，昏涩多泪及暴赤眼，一切目疾并皆治之，每日嗜鼻。

踯躅花、白芷、当归、雄黄另研、附子炮、鹅不食草各一钱，为末，入麝香少许和匀，含水一口嗜鼻，去尽浊泪、眼涕为度。

火眼赤肿及头痛牙痛

焰硝一两　青黛　薄荷叶　川芎各五钱　为末，含水一口，将药吹鼻内，浊涕热泪去尽为度。

神仙拈痛散治一切暴发赤眼疼痛，尽夜不止。

生明矾研极细，鸡蛋清调匀，搽于肿痛之处，如干再搽，其痛即止。

出版说明

中医古籍文献是中医药学继承、发展、创新的源泉，然而，中医古籍文献的整理研究工作，特别是对珍本古医籍全面系统的挖掘、整理研究工作一直较为薄弱。所以，《中医药事业发展"十一五"规划》明确提出："系统开展文献整理研究，重点对500种中医药古籍文献进行整理与研究。"基于此，我社策划了"100种珍本古医籍校注集成"项目，重点筛选出学术价值、文献价值、版本价值较高的100种亟待抢救的濒危版本，珍稀版本以及中医古籍中未经整理排印的有价值的，或者有过流传但未经整理或现在已难买到的版本，进行点、校、注的工作，进而集成出版。

珍本古医籍整理出版是中医药继承创新的基础，是行业发展的必需。对中医古籍文献的整理出版工作既可以保存珍贵的中医典籍，又可以使前人丰富的知识财富得以充分的研究与利用，广泛流传，服务于现代临床、科研及教学工作。为了给读者呈献最优秀的中医古籍整理作品，我社组织权威的中医文献专家组成专家委员会，选编拟定出版书目；遴选文献整理者对所选古籍进行精心校勘注释；成立编辑委员会对书稿认真编辑加工、校对。希望我们辛勤的工作能够给您带来满意的古籍整理作品。

"100种珍本古医籍校注集成"项目得到了国家中医药管理局、中国中医科学院有关领导和全国各地的古籍文献整理者的大力支持，并被列入"十二五"国家重点图书出版规划项目。该项目历时两年，所整理古医籍即将陆续与读者见面。在这套集成付梓之际，我社全体工作人员对给予项目关心、支持和帮助的所有领导、专家、学者表示最真诚的谢意。

中医古籍出版社

2012年3月